U0687759

伟 / 著

区域协同理念下医疗卫生设施分布格局的影响及优化研究

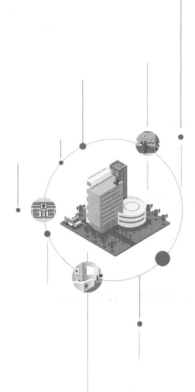

湖南大学出版社·长沙

内容简介

本书遵循"需求分析与趋势凝练→理论梳理与方法构建→特征提取与影响分析→措施比对与策略制定"的研究思路,围绕医疗卫生设施分布格局的特征评估、影响分析、优化策略,选取华中地区(湘、鄂、豫三省)为案例地,兼顾区域协同视角下医疗卫生设施布局均衡、平疫适应、能力提升多个目标,基于1980—2019年医疗机构POI、城乡建设用地、人口空间分布等多源时空数据,运用医疗卫生设施分布格局均等性的空间评估模型、韧性的情景模拟模型等时空数字化建模分析方法,开展空间评估单元精细化、医疗卫生设施体系化、多空间层级协同配合、多维发展目标融合方面的综合研究,为同步改善省、市、县多级医疗卫生设施分布格局合理性和科学性提供系统、精细的决策支持。

图书在版编目(CIP)数据

区域协同理念下医疗卫生设施分布格局的影响及优化研究 / 韩宗伟著. -- 长沙:湖南大学出版社,2024.12. -- ISBN 978-7-5667-3795-3

Ⅰ. R199.2

中国国家版本馆CIP数据核字第2024A4Z132号

区域协同理念下医疗卫生设施分布格局的影响及优化研究

QUYU XIETONG LINIANXIA YILIAO WEISHENG SHESHI FENBU GEJU DE YINGXIANG JI YOUHUA YANJIU

著　　者:韩宗伟

责任编辑:周紫燕

印　　装:长沙市雅捷印务有限公司

开　　本:787 mm×1092 mm　1/16　　印　　张:15.75　字　　数:360千字

版　　次:2024年12月第1版　　　印　　次:2024年12月第1次印刷

书　　号:ISBN 978-7-5667-3795-3

定　　价:78.00元

出 版 人:李文邦

出版发行:湖南大学出版社

社　　址:湖南·长沙·岳麓山　　邮　　编:410082

电　　话:0731-88822559(营销部),88821315(编辑室),88821006(出版部)

传　　真:0731-88822264(总编室)

网　　址:http://press.hnu.edu.cn

版权所有,盗版必究

图书凡有印装差错,请与营销部联系

前　言

　　新世纪以来，我国公共卫生事业取得了长足发展，但目前仍面临众多挑战，主要包括：首先，受制于地区医疗卫生事业发展的不平衡不充分问题，人民群众日益提升的对高质量公共卫生健康服务需求难以满足，其中重要表征是医疗设施、人员空间分布的不均衡等；其次，汲取此前新冠疫情防控的经验及教训，平疫结合的医疗卫生设施规划布局成为新常态，基于重大传染疾病防控对医防卫生及应急设施布局规划提出了全新的要求；最后，依托日趋完善的轨道交通网络，高质量医疗卫生设施服务于偏远地区成为可能。在新时代区域协同理念下，围绕上述发展趋势，结合区域医疗卫生系统的系统性、动态性、层级性等特征，构建医疗卫生设施分布格局，使其达到在空间分布上均衡合理、在功能上满足平疫转换的要求、在能力上满足高质量多样化需求，是当前国土空间规划体系下医疗卫生专项规划需要解决的核心问题。目前相关研究多聚焦于较大的评价单元、某类具体的医疗卫生设施、孤立的空间层级、单一维度发展目标，在整体性、综合性、精准性方面稍显不足。

　　结合现实需求和已有研究不足，本书秉持区域协同理念，遵循"需求分析与趋势凝练→理论梳理与方法构建→特征提取与影响分析→措施比对与策略制定"的研究思路，围绕医疗卫生设施分布格局的特征评估、影响分析、优化策略，选取华中地区（湘、鄂、豫三省）为案例地，兼顾区域协同视角下医疗卫生设施布局均衡、平疫适应、能力提升多个目标，基于较长时间序列1980—2019年医疗机构POI、城乡建设用地、人口空间分布等多源时空数据，运用医疗卫生设施分布格局均等性的空间评估模型、韧性的情景模拟模型等时空数字化建模分析方法，开展了空间评估单元精细化、医疗卫生设施体系化、多空间层级协同配合、多维发展目标融合方面的综合研究，以期为同步改善省、市、县多级医疗卫生设施分布格局合理性和科学性提供系统、精细的决策支持。

　　在特征评估方面：湘鄂豫医疗卫生设施布局存在明显的空间异质性，且发展不平衡不充分的问题较为严峻，研究时段内分布格局由"通廊连片式"向"多中心散点式"演变，聚集中心与城镇发展格局和交通节点地区布局重合度高；湘鄂豫医疗卫生设施布局的均等性总体上处于0.7~0.8中等水平，各区域的布局均等性等级随着城市扩张交替转化，新增建设用地内的均等性略优于原有区域的，跨越行政区的八方位区域内均等性差异由大到小依次为湖南省、湖北省、河南省；当前，湘鄂豫医疗卫生设施布局的韧性排位靠前的地区，多为经济和社会发展水平较好的城市，筛选出对医疗卫生设施布局韧性贡献大的医院452家。

在影响分析方面：省会城市及交通枢纽城市对优质医疗卫生设施产生了集聚效应，这些区域内医疗卫生设施的服务外溢作用明显，而周围区域医疗卫生设施服务能力发展相对滞后，具体表现为湘鄂豫医疗卫生设施服务能力强的区域主要集中于省会城市附近呈环状分布，以及铁路交通沿线区域呈带状分布，这些区域就医便捷性高于其他地区，应急处置能力更高，并且医疗卫生服务外溢量较高；医疗卫生设施级配水平与城市行政等级、人口规模等关联性较强，具体表现为医疗卫生设施布局均等性、人口分布、城乡建设用地关系密切，三者发展的同步性逐渐增强且协同发展趋势明显，另外医疗卫生设施布局均等性、服务能力、就医便捷性之间相互牵制，相互联系的高等级区域多分布于省会城市、各市州中心城市等经济社会发展水平较好的地区，而周边区域内三者联系等级呈圈层式递减。

在优化策略方面：提出多尺度的设施布局优化策略，在宏观尺度上，依托三省以省会为中心的放射状高铁网络布局，优化区域医疗卫生设施布局；在中观尺度上，依托城市快速公共交通系统，构建区域协同圈和应急防疫圈。具体而言，结合上述特征评估和影响分析结果，通过研究发现，沿省域放射状轨道交通线路，临近轨道交通站点区域配置医疗卫生设施，有利于这些区域承接医疗卫生资源优势区的服务外溢功能，进而达到扩大医疗卫生设施服务覆盖范围及提升就医便捷性的目的；在顺应空间差异、适配平疫需求、激活资源禀赋三个目标导向下，明确了区域、省域、市域各层级医疗卫生设施分布格局优化策略需要注重供给与需求的匹配程度，架构出依托核心医疗卫生设施的多中心区域协同网络，明晰了区域协同网络核心引领区、中继协同区、补充辅助区的主要功能定位，另外还提出快速交通导向的医疗卫生设施 60 min、30 min、15 min 区域协同圈和应急防疫圈，并建立了医疗卫生设施布局优化的区域—省级—城市层级传导机制。

本书为新时代医疗卫生设施分布格局的研究提供了多层级精细化的研究视角，针对医疗卫生设施布局特征，基于多源数据开展了系统性、整体性、异质性的影响要素分析，丰富了医疗卫生设施布局治理的决策依据；另外，本书所开展的大范围、长时序、多维度的区域医疗卫生设施分布格局研究方法，为应对区域医疗卫生系统存在的系统性、动态性、层级挑战，破解区域医疗卫生事业不平衡不充分的发展瓶颈提供了经验借鉴。

本书由教育部人文社科项目（24YJCZH085）、铜仁学院博士科研启动基金项目（trxyDH2303）、贵州省教育厅高校人文社科项目（2024RW289）、贵州省教育厅高校工程研究中心项目（黔教技〔2023〕045 号）、贵州省高校哲学社会科学实验室试点建设项目（黔教哲〔2023〕07 号）、铜仁学院研究生课程案例库建设项目（2023yjscxjh003）、铜仁学院乡村振兴研究中心资助。

目　　录

第1章 绪 论

1.1 研究背景

随着现实发展环境的变迁、医疗服务需求的演进、宏观政策导向的发展，医疗卫生设施不平衡不充分的分布格局与人民群众广泛的健康安全需求之间的矛盾越来越被重视。在新时代区域协同理念下，针对具有系统性、动态性、层级性等特征的医疗卫生设施分布格局，因地制宜并精确地调节，以使其达到均衡合理的状态、适应平疫转换的要求、满足能力提升的需要，是当前新国土空间规划体系在医疗卫生领域保障人民群众健康安全、提升人民群众健康福祉、增强人民群众获得感的过程中需要持续关注的重点内容；也是各地区在完善人民群众身体健康和生命安全的物质空间保障进程中，正努力解决的现实问题。

1.1.1 客观环境：医疗卫生设施分布格局的环境在变迁和发展

提升医疗卫生设施分布格局的科学性、合理性是关乎人民群众身体健康和生命安全的一项重要议题。当前，医疗卫生设施分布格局面对的现实环境正不断变迁和发展，如交通网络更加完善、人口流动更加广泛、异地就医更加普遍、传染病疫情暴发频繁等。

（1）交通条件方面。《2021年铁道统计公报》显示，全国铁路旅客发送量完成26.12亿人，高速铁路营业里程达到4万千米，全国铁路网对20万人口以上城市覆盖率达到99.1%，"八纵八横"高铁网对50万人口以上城市覆盖率达到89.9%。截至2020年，中国高速公路通车里程16.10万千米，高速公路对20万以上人口城市覆盖率超过98%。这些交通条件为人口流动、物资转运等提供了更加便捷迅速的方式，也为地区之间交织叠加的经济社会组织关系不断发展和医疗卫生服务范围的进一步拓展创造了条件。

（2）人口流动方面。在"创新、协调、绿色、开放、共享"五大发展理念的指引下，各地区在追求高质量的经济社会发展进程中，人们的生活环境与生活方式快速变化，形成了许多顺应新时代发展环境的人口流动趋势，例如异地工作、生活、养老、就医的机会增多[1-3]，依托快速交通系统的商务旅行盛行[4]，企业跨区域开展经营活动日趋频繁[5]等。

第七次人口普查数据显示，截至 2020 年 11 月 1 日零时，中国跨省流动人口为 1.25 亿人，省内流动人口为 2.51 亿人[6]。

（3）就医规律方面。人口流动带来了医疗卫生服务需求的迁移，患者的活动范围更加广泛。使得一定区域内按行政单元非均衡配给的医疗卫生设施难以满足不断增长的就医需求，在人口流动和不均衡配置的医疗卫生设施等因素的驱动下，跨区域就医成为当前较为普遍的现象。2017—2019 年二级和三级医院收治的省外就医出院患者数占本年度医院出院患者总人数的比例分别为 5.00%、5.07%、5.54%，2017—2019 年二级、三级医院省外就医患者占所有收治患者的比例在逐年增加，本省异市患者占比分别为 9.35%、9.52%、9.94%（如图 1.1 所示），呈逐渐增加的趋势，三级医院省外就医住院患者主要来自周边省（自治区、直辖市）[7]。2019 年北京市医疗机构诊疗人次数超过 2.6 亿人次，其中外地来京患者约占三分之一[8]。2020 年端午期间，武汉部分医院的外地就诊患者占门诊量的 40% 左右[9]。国家医疗保障局发布的全国医疗保障事业发展统计公报或快报中，2018—2020 年全国异地就医人口和市场规模在逐步增加（如表 1.1 所示）。2020 年基本医疗保险参保人异地就医合计达 8238 万人次，住院费用跨省异地就医直接结算定点医疗机构数量增加到 44413 家[10]，2020 年底跨省异地就医住院费用直接结算服务已覆盖全国[11]。跨区域就医现象从侧面反映出地区之间医疗卫生设施配给的不平衡，也从需求侧层面为医疗卫生设施的区域协同发展创造了广阔的市场空间。要改善医疗卫生设施跨区域交叉利用的合理性和按需分摊的科学性[12]，医疗卫生设施布局均等性和供需匹配性还存在很大的提升空间[13]。

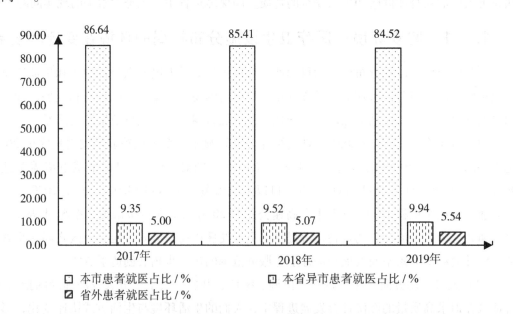

图 1.1　2017—2019 年中国二级、三级医院收治的患者来源分布

资料来源：参考文献[7]。

表 1.1 2018—2020 年全国异地就医统计信息

年份	定点医疗机构数/家	直接结算人次/万	参保人员异地就医人次/万		医疗费用/亿元		住院费用/万元		次均住院费用/元	
			职工医保	居民医保	职工医保	居民医保	职工医保	居民医保	职工医保	居民医保
2018	15411	131.80	3656	2876	1085	1965	971	1906	17670	14016
2019	27608	272	4372	5418	1339	3022	1197	2900	19328	14887
2020	44413	300.23	4831	3407	1338	2623	1188	2505	19507	16319

注：异地就医包括省内跨市异地就医和跨省异地就医。

资料来源：国家医疗保障局发布的 2018—2020 年全国医疗保障事业发展统计公报或快报。

（4）疫情风险方面。人类历史上发过多次传染病大规模流行的疫灾，根据龚胜生团队统计，中国从春秋时期到 1949 年的 2700 多年间至少有 893 个年份发生了疫灾事件，平均不到 3 年就有 1 年发生了疫灾[14]。在中国疾病预防控制中心公布的 2014—2019 年中国大陆需关注的 345 次突发公共卫生事件中，传染病类事件有 272 次。传染病疫情暴发的频率越来越高，对经济社会的负面影响越来越大，发病率和死亡率维持在一定范围内波动且居高不下（如表 1.2 所示）。

表 1.2 2014—2021 年中国甲乙丙类传染病发病率与死亡率分布

年份	发病率/（例/10 万）		死亡率/（人/10 万）	
	甲、乙类	甲、乙、丙类	甲、乙类	甲、乙、丙类
2014	235.85	289.71	0.53	0.54
2015	223.59	470.35	1.21	1.22
2016	215.67	506.58	1.31	1.33
2017	222.06	509.54	1.42	1.43
2018	220.50	559.41	1.66	1.68
2019	219.99	733.57	1.79	1.81
2020	190.42	413.63	1.87	1.88
2021	193.46	442.16	1.57	1.57

注：甲、乙类传染病要求强制或严格隔离治疗，丙类传染病需要监测隔离治疗。

资料来源：国家疾病预防控制局。

截至 2022 年 5 月 17 日 17 时，全球确诊新冠患者为 21793043 人[15]，彼时全球新冠疫情防控形势严峻复杂[16]。2020 年 1 月 22 日，武汉市武昌医院被确定为新冠患者定点收治医院的第一天，接诊人次相比平时激增 30 倍，达到 600 诊次，后续问诊量峰值高达每天

1000 诊次[17]。2022 年 5 月 17 日,百度新冠疫情实时大数据报告中,新冠感染新增确诊人数前十的国家为澳大利亚、阿根廷、意大利、法国、日本、美国、韩国、德国、新西兰、巴西,这些国家拥有较为完备的医疗卫生设施体系,但因缺乏充足的应急准备仍然抵挡不住疫情的袭扰。面对危害程度不断升级、暴发频率越来越高、波及范围更加广泛的传染病疫情危机,不断增强各地区的处置能力,同时减少或避免疫情风险对公共卫生安全的威胁,成为新时代医疗卫生服务发展进程中的新常态[18-20]。改善医疗卫生设施分布格局的任务重要而艰巨。

1.1.2 现实需要:区域协同的医疗卫生设施利于保障健康安全

医疗卫生设施的区域协同有利于医疗卫生设施满足区域内多种类型不断变化的医疗卫生服务需求,并保障人们的健康福祉[21],是一定区域内医疗卫生设施有序组织、均衡分配、稳定运行的结果[22-24],具体体现在相应区域内医疗卫生设施之间的协同方面,以及这些设施与外部发展环境的协同方面。

(1)医疗卫生设施之间形成区域协同格局,有利于防控频繁暴发的传染病疫情。传染病疫情一般呈现出灾害频度高和灾损幅度大的特征,对公众健康安全的威胁程度往往超过疫情发生地医疗卫生设施体系的应急保障能力,因此需要其他地区的支援,进而形成医疗卫生领域的区域协同现象并达到控制传染病疫情的目的。例如,新冠疫情期间全国驰援武汉、全国驰援上海、全省驰援省内某地级市等跨省域、跨市域的区域协同[25,26]。传染病疫情的风险程度和暴发地点往往处于不断变化的状态且具有不确定性,而医疗卫生设施是应对传染病疫情的重要防线[20]。为保障公众的身体健康和生命安全,需要对传染病疫情潜在风险进行积极主动的规划干预[27]。通过调控和优化医疗卫生设施分布格局,促进医疗卫生设施之间形成稳定的区域协同格局,可为更加精细化、网络化、常态化应对越来越频繁且具有不确定性的传染病疫情提供保障。另外,医疗卫生设施之间通过区域协同形成由多中心节点构成的网络式医疗卫生设施体系,有利于构筑联防联控、群防群控的物质空间基础,克服医疗卫生设施体系结构在传统的单中心组织模式下应对传染病疫情能力不足的弊端,进而使医疗卫生设施体系能够更好地应对传染病疫情风险。

(2)医疗卫生设施与外部发展环境协同发展,有利于维系医疗卫生服务的稳定性。在京津冀协同发展、粤港澳大湾区建设、长三角一体化发展、成渝地区双城经济圈融合发展等国家战略的带动下,城市群、都市圈、城镇发展带等不同空间尺度下区域协同发展的趋势愈发明显。为促进医疗卫生设施体系的发展适应当前及未来城镇体系的协同发展格局,以及顺应未来更加智能、高效、精细的城市治理要求,医疗卫生设施需要与外部发展环境协同发展。然而,区域的协同发展进程中流动更加频繁的人口、物资等要素,为传染病疫情的跨区域传播创造了条件。传染病疫情会导致医疗卫生服务的诊疗救治能力在空间上的布局发生变化,进而对人们获取日常医疗卫生服务的便捷性和连续性产生不利影响。医疗卫生设施的风险应对能力在不同时空维度上存在制约与共生、耦合协同、动静互补的关系，具有明显的多层级时空网络格局特征[28]。医疗卫生设施与外部发展环境协同性的高低会影响传染病疫情风险的防控效果，进而影响医疗卫生服务运转的稳定性。例如，新冠疫情暴发期间，由于医疗卫生设施与外部环境的协同性不足，划定封控区、管控区、防范区等疫情防控措施的实施会使一定区域内医疗卫生服务供给的连续性、可及性、覆盖能力降低[29-32]。为维系医疗卫生服务运转的稳定性，保障各类型医疗服务持续有效供给，医疗卫生设施与外部环境形成区域协同发展格局，并维系相对稳定的协同秩序成为必然选择。

1.1.3 政策导向：完善医疗卫生设施布局符合国家的战略需要

中国医疗健康领域目前的发展目标是促进以治病为中心转向以人民健康为中心，努力将健康融入所有政策，进而全方位、全周期维护和保障人民健康安全。在此发展背景下，医疗卫生设施配置的总量规模和人均指标不断被提升，然而人们追求高质量医疗卫生服务的广泛需求和有限供给之间的矛盾依旧突出，区域之间医疗卫生设施的配给水平仍然存在不平衡不充分的现实问题[33]。受医疗卫生设施的分布格局静态化、金字塔化、阶层分化，以及社会阶层固化的影响，高等级医疗卫生资源对基层医疗卫生资源和患者就医选择产生了"虹吸效应"[34]，优质医疗卫生设施的接诊负担过重，患者的就医的通勤时间成本较高[35]。为解决上述问题，以及应对更加频发的传染病疫情风险，完善医疗卫生设施分布格局，建立并落实医疗卫生设施的共建共享机制，提升医疗卫生设施区域协同治理水平，已成为中国健康卫生事业发展的重要内容。

（1）国家出台一系列政策，为医疗卫生设施适应新时代发展需求指明了发展方向。目前医疗卫生服务领域可参考的政策工具（详见附录A）出自不同的职能部门，涉及卫生健康、发展改革、应急管理、自然资源、住房和城乡建设、交通等领域，旨在指导医疗卫生设施的发展实现资源总体规模达标、全局配给均衡、集约高效运转、区域协同联动等目标，为医疗卫生设施规划布局提供了系统而全面的政策指引和发展依据。这一系列顶层设计和行动安排均不同程度体现了"区域协同"的发展理念，为医疗卫生设施的区域协同营造了良好的政策环境。例如，《"健康中国2030"规划纲要》指出，要把握健康领域发展规律，转变服务模式，构建整合型医疗卫生服务体系，推动健康服务从规模扩张的粗放型发展转变到质量效益提升的绿色集约式发展；依托现有机构，建设一批引领国内、具有全球影响力的国家级医学中心，建设一批区域医学中心和国家临床重点专科群，推进京津冀、长江经济带等区域医疗卫生协同发展，带动医疗卫生服务区域发展和整体水平提升。《2022年新型城镇化和城乡融合发展重点任务》指出，要建设紧密型县域医共体，增强县级医院综合能力，通过对口帮扶、远程医疗、专科联盟等方式，推动城市优质医疗卫生服务向县域下沉；支持合作共建产业园区，促进教育医疗卫生服务共享，健全重大突发事件联防联控机制。《新冠肺炎定点救治医院设置管理规范》[36]要求距离设置定点医院城市车程大于1小时，且区域内没有足够负压救护车的县（区），要指定县（区）内1家能力强的综合医院作为定点医院；车程在 1 小时以内，且有足够负压救护车的县（区），可不设置常规定点医院，该规范从规划布局和现实需求层面，强调了新建或改扩建医疗卫生设施与区域内已有医疗卫生设施的协同关系。

（2）提高医疗卫生设施配给水平，蕴含了保障人民健康安全的重要战略价值。人民安全是国家安全的基石，发展卫生健康事业始终处于基础性地位，医疗卫生服务体系与国家整体战略有着非常紧密的联系，对保护人民健康、保障国家安全、维护国家长治久安发挥着重要的支撑作用[37, 38]。医疗卫生服务领域治理能力和治理水平在不断提升的进程中，完善医疗卫生设施体系及其配套保障，并形成更加健全的公共卫生防护网络，已经成为医疗健康领域高质量发展的核心内容之一。习近平总书记在 2020 年 9 月 8 日全国抗击新冠肺炎疫情表彰大会上指出，要建设平疫结合的重大疫情防控救治体系。2022 年 1 月国家卫生健康委印发的《医疗机构设置规划指导原则（2021—2025 年）》[39]指出，医疗机构的设置以千人口床位数、适宜床位规模数等指导性和预期性指标体系（详见附录 B）进行宏观调控，具体指标值则由各省、自治区、直辖市根据实际情况确定。为群众提供安全有效、方便实惠的医疗卫生服务，把人民健康放在优先发展的战略地位，努力全方位全周期保障人民健康，是党的十八大以来明确的中国新时代卫生健康工作的重要任务。"十四五"时期，中国在医疗健康领域的主要发展目标是基本公共服务均等性水平明显提高，卫生健康体系更加完善，突发公共事件应急能力显著增强。到 2035 年，建成健康中国，并使基本公共服务服务实现均等化[40]。

（3）推动优质医疗设施区域均衡布局，是提升区域协同发展水平的重要举措。把促进优质医疗卫生设施均衡配置作为实现医疗卫生领域区域协同发展策略中一项重要手段，在提升医疗卫生服务质量和推进健康中国建设等国家顶层设计的具体实践中能够发挥积极作用，有利于形成地区之间医疗卫生设施良性互动、医疗卫生服务水平差距逐渐缩小的区域协同发展格局。当前，中国的经济社会主要矛盾已经转化为人民日益增长的美好生活需要和不平衡不充分的发展之间的矛盾，卫生和健康事业的发展中仍然面临医疗卫生服务供给与需求不匹配的复杂问题[41]，如发达地区与欠发达地区的不均衡、大城市与乡镇的不均衡、优质综合医疗设施与基层医疗设施的不均衡等，人们对美好健康生活的向往和医疗卫生设施配给水平在空间上不协调[42-44]。十三届全国人大五次会议发布的政府工作报告提出要增强区域发展平衡性协调性，并要深入实施区域协调发展战略，各地区同步改善医疗卫生设施布局结构的合理性和均衡性刻不容缓。医疗卫生服务供给多基于确定空间位置和具有一定布局特征的医疗卫生设施实现，以保障公众的健康安全和经济社会的健康发展。通过区域之间医疗卫生设施的分工协同，可以使一定区域内具有不同资源环境承载能力以及规模大小的城市之间以及城乡之间的发展关系更加协调，并在医疗卫生领域达到发挥比较优势、加强薄弱环节、均衡资源配给的目标。

1.1.4 机遇挑战：新时代医疗卫生设施规划布局进入新的阶段

医疗卫生设施的规划布局是在综合考虑当地流动人口、交通条件、疫情风险、就医规律等现实环境状况下开展的，对各类医疗卫生服务需求的响应具有一定的预设性和保障性[45-47]。促进医疗卫生设施规划布局适应具有不确定性演变特征和异质性格局特征的外部发展环境，并满足医疗服务供需均衡、资源利用集约高效等多元发展目标，构建稳健的医疗卫生设施分布格局对新发展时期满足人民群众的高品质健康生活需要至关重要[48,49]，新时代医疗卫生设施规划布局面临的机遇和挑战并存。

（1）机遇是新时代医疗卫生设施的规划布局拥有更加完善的发展条件。便捷的交通网络与人口流动拓展了医疗卫生服务的覆盖范围和服务人群，医疗卫生设施的规划布局有了更广阔的发展空间和更精确的依据。医疗改革逐渐进入深水区，不断壮大的高等级优质医疗卫生设施具备了开展"一院多区"的建设能力，为促进优质医疗资源下沉到基层等相对薄弱地区奠定了越来越扎实的物质空间基础，将优质医疗资源配置在可达性更高的交通枢纽所在地附近成为一种可能的选择。通常单中心的体系结构在应对物质性、社会性、功能性缺陷时更容易崩溃，并且崩溃后更难实现区域功能的分离与续接，应引导构建多中心的职能体系[50]。因此，医疗卫生设施的分布格局可趋向于形成扁平化、多中心化、网络化的空间框架，有利于提升区域医疗卫生服务水平和增强区域内人民群众的安全感和经济社会的稳定性，以及缩小区域之间医疗卫生服务差距的目标。在考虑均等性的前提下，满足个性化、多元化的医疗卫生服务需求成为新时代医疗卫生设施规划布局的必然要求，医疗卫生设施的规划布局拥有了更加广阔的发展空间。

（2）挑战是新时代医疗卫生设施的规划布局需要同时满足多种新需求。快速的人口迁徙、紧密的区域联系、便捷的交通往来等因素促使公共卫生风险的区域性、动态性特征越来越明显[51]，加之人口老龄化、区域间经济发展水平存在差异等因素的影响，不同空间位置上产生了差异化的医疗卫生服务需求，而有限配给的医疗卫生设施要保障区域内多类型医疗卫生服务供给公平可及、系统连续，对医疗卫生设施的规划布局而言具有一定的挑战性[42,52]。一些优质医疗资源集中区，特别是省会城市及有高水平医院所在的城市，其优质医疗卫生设施（如三甲医院）会吸引医疗卫生服相对务薄弱地区的患者就医，异地就医现象影响了本地患者就医的便捷性[53]。原本按特定行政单元内人口规模配置的优质医疗设施需要应对更大范围的医疗需求，使得优质医疗卫生设施接诊压力增大负担过重，而非优质医疗卫生设施利用效率不高。因此，在改进医疗卫生设施布局结构时，需要同时兼顾本地及区域的需求，亟须将省域医疗卫生设施的分布格局由省会城市一家独大拓展为几个区域中心"多点开花"。另外，在传染病疫情诱因愈发复杂的背景下，建设包容、安全、有抵御灾害能力和可持续发展的人居环境越来越被重视[54,55]，促进被动的风险应急向主动的风险预防转变，持续提升医疗卫生设施平疫适应性是必经之路[56]，也是常态化疫情防控的重要目标。因此，为尽快将平疫适应的策略落实到当前较为完备但仍具有脆弱性的医疗卫生设施体系中，需要系统探索医疗卫生设施体系平时和疫时服务供给能力变化过程和规律，并针对性地进行规划和引导。

1.2　研究目标与意义

1.2.1　研究目标

中国特色社会主义进入新时代，经济社会的转型升级逐渐深入，各地区致力于形成区域协同发展格局已经成为重要趋势。医疗卫生领域的发展越来越注重公平、安全和区域协同，改善人民健康生活品质和提高社会健康水平进入新发展阶段。医疗卫生设施是保障人民群众生命安全和身体健康的重要基础，经过长时期积淀形成不平衡不充分发展的医疗卫生设施分布格局，在新时代发展需求下的特征、影响和优化有待被重新认识和理解，以便于为进一步提升医疗卫生设施分布格局的合理性和科学性提供决策支撑。为此，本研究的研究目标主要有三点，具体如下：

（1）理清响应不确定性医疗需求的医疗卫生设施分布格局特征。医疗卫生设施是承载人类疾病防控和救治功能的基本空间功能单元，不仅要应对日常医疗服务需求，还有可能要应对应急医疗服务需求。在常态化疫情防控背景下，应急医疗卫生设施需要在平时就做好布局准备，以应对不确定的传染病疫情风险，而应对平时日常医疗需求的医疗卫生设施也需要做好布局准备，以使其在传染病疫情发生时能够保障日常医疗卫生服务供给的连续性和便捷性。上述医疗需求多种多样且具有不确定性，而医疗卫生设施分布格局往往相对固定，为利用这些分布格局相对固定的医疗卫生设施，响应多类型且具有不确定性的医疗需求，需要分析并确定历史发展进程中，积淀的医疗卫生设施分布格局特征及其时空演变规律，进而从中获取各地区医疗卫生设施分布格局的历史发展经验。

（2）适应医疗卫生设施布局差异，构建多空间层级区域协同网络。人们越来越强的健康意识和不断发展的经济社会环境，使得人们更加注重医疗卫生服务的质量，并且对优质医疗卫生服务的需求越来越高。传统的按行政单元配置的优质医疗卫生设施因数量有限且比较集中，难以充分满足人们对优质医疗卫生服务的需求，进而造成省域、市域、县域等不同空间层级上，医疗卫生设施供给与需求之间存在差异，跨行政区域获取优质医疗卫生服务的现象随之产生，说明各地区之间医疗卫生设施形成区域协同网络具有客观条件。适应不同地区之间医疗卫生设施的布局差异，构建出多空间层级的医疗卫生设施区域协同网络，以提升医疗卫生设施分布格局的地域适应性。

（3）统筹协调多维度发展目标要求优化医疗卫生设施分布格局。新时代医疗卫生领域的高质量发展需求对医疗卫生设施布局均等性、韧性、平疫适应性等维度提出了更高要求。各地区医疗卫生服务受多种因素的影响而存在发展不平衡不充分的问题，使得医疗卫生设施分布格局在各维度要求的强度参差不齐。为实现和促进各地区医疗卫生设施协同发展，调节医疗卫生设施分布格局是重要环节。通过统筹协调复杂多样、参差不齐的各维度要求，制定出地域适应性更强的医疗卫生设施分布格局优化策略。

1.2.2 研究意义

医疗卫生设施的分布格局蕴含了复杂的人地关系，是受到长时期多种关联因素综合作用的结果，客观反映了地区之间医疗卫生服务的发展水平等特征，是开展医疗卫生服务规划、建设、管理等相关工作中需要关注的重要内容。然而，医疗卫生设施体系经过数十年的建设已基本完备，但仍存在优质医疗资源过于集中、医疗卫生服务水平空间分布不均衡等问题；另外，按照日常医疗需求为主建设的医疗卫生设施体系，在突发重大疫情的冲击下表现出脆弱性特征，如预防控制和应急医疗救治能力不足，应急响应网络不健全等缺陷。从国土空间层面管理和优化医疗卫生设施的要求更加突出协同性，准确系统地认识和利用医疗卫生设施分布格局特征，促进医疗卫生设施区域协同并形成科学合理的分布格局，能够在促进人人享有健康福祉方面发挥重要作用[57-59]。因此，开展区域协同理念下医疗卫生设施分布格局的特征、影响、优化研究，不仅可以丰富医疗卫生设施分布格局的研究视角，还可以为保障人民健康安全、提高医疗服务水平、改善区域健康公平等方面提供精细的时空数据支撑和决策参考。

理论意义是为医疗卫生设施分布格局研究提供多层级精细化的研究视角。传统的医疗卫生设施分布格局研究中，对医疗卫生领域具有复杂性、综合性、动态性特征的人地关系进行拆解，进而围绕特定空间层级和短时段内的单一特征、局部影响、适用策略等方面展开，难以全面地展现医疗卫生设施分布格局中关联要素空间互动规律和地区之间的异质性。本研究基于多个学科领域均有涉及的区域协同理念，从时空维度对医疗卫生设施分布格局进行多层级、精细化的综合研究，克服以往研究在时段长度、范围大小、空间尺度方面的局限性，以期获得更加注重系统性、动态性、层级性的研究结果，增强医疗卫生设施分布格局对不断变化的外部环境适应性，丰富城乡规划学科中医疗卫生设施分布格局的研究视角。

实践意义是为促进医疗卫生设施形成区域协同发展格局提供布局规划参考。各地区之间医疗卫生设施突破时空限制开展合作并使供给侧与需求侧动态平衡，有利于解决各地区医疗卫生设施配置不平衡不充分的现实问题，是医疗卫生设施区域协同的重要价值所在，也是医疗卫生领域深入实施区域协调发展战略的需要，其中的关键在于多元化、差异化地提升各地区医疗卫生设施分布格局的合理性和科学性。本研究结合区域协同理念，研究医疗卫生设施分布格局的特征和影响，以及两者的联系，并基于此为同步改善各地区医疗卫生设施分布格局合理性和科学性，提出国土空间规划视域下分层级、有侧重、全覆盖的医疗卫生设施布局优化策略，为促进医疗卫生设施形成区域协同发展格局提供布局规划参考，也为在医疗卫生设施布局规划研究中破解不平衡不充分的发展与人民对健康安全需求的矛盾提供经验借鉴。

1.3　研究思路与研究内容

1.3.1　研究思路

本书围绕区域协同理念下医疗卫生设施分布格局的特征、影响、优化，按照"需求分析与趋势凝练→理论梳理与方法构建→特征提取与影响分析→措施比对与策略制定"的思路（如图 1.2 所示）开展研究工作。各环节的具体内容如下：

（1）需求分析与趋势凝练。通过对客观环境、现实需要、政策导向、机遇挑战等方面的选题背景资料调研和综合分析，梳理医疗卫生设施分布格局发展的时代背景，凝练区域协同理念下医疗卫生分布格局的现实需求和发展趋势，并确定本研究的研究重点和切入视角，即医疗卫生设施区域协同发展需要均衡布局、平疫适应、能力提升。

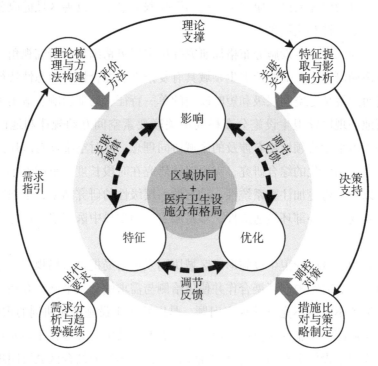

图 1.2　研究思路结构图

（2）理论梳理与方法构建。以现实需求和发展趋势为导向，收集整理相关研究成果，并对已有相关研究及其经验和不足进行分析和总结，通过多学科理论的交叉融合，基于地理空间的数字化建模分析技术，提出医疗卫生设施分布格局时空特征评估和社会影响分析方法。其中，特征评估聚焦于历史和现实特征规律提取方法，影响分析聚焦于社会影响及关联因素的相互关系识别方法，进而为本研究明确理论依据和技术路线。

（3）特征提取与影响分析。以华中地区湖南省（湘）、湖北省（鄂）、河南省（豫）为案例地，利用评价体系融合多源时空数据，定量化、精细化地分析医疗卫生设施分布格局的时空特征和影响，探究这些特征和社会影响相互之间的空间联系差异，以及与客观发展环境的关联关系，并剖析其中的影响规律，理清案例地医疗卫生设施分布格局的演变特征、空间差异、发展基础及具体问题。

（4）措施比对与策略制定。结合医疗卫生设施分布格局的区域差异和普遍规律，围绕该领域的时代发展要求和需求，通过定性分析和定量模拟，探索构建适应地区差异的医疗卫生设施多空间层级区域协同网络，并制定统筹多维发展目标的医疗卫生设施分布格局分级分区优化策略，为同类型大范围医疗卫生设施布局规划调控和区域协同发展提供决策参考。

1.3.2 研究内容

本书的研究内容主要由五个部分组成。第一部分为医疗卫生设施分布格局发展需求及理论方法研究，该部分为本书的基础内容，对应本书的第1章绪论、第2章国内外相关研究进展及述评、第3章理论基础与研究方法；其余三部分为区域协同理念下医疗卫生设施分布格局的特征研究、影响研究、优化研究，是本书的核心内容，分别对应本文的第4章区域协同理念下医疗卫生设施分布格局的时空特征、第5章区域协同理念下医疗卫生设施分布格局的影响、第6章区域协同理念下医疗卫生设施分布格局的优化；最后一部分是第7章结论。具体研究内容如下：

（1）医疗卫生设施分布格局的发展需求及理论方法研究。分析医疗卫生设施分布格局的客观环境、现实需要、政策导向、行业背景，确定新时代医疗卫生设施分布格局的发展需求和要求（即均衡配给、平疫适应、能力提升）。进而以这些实际需求和要求为导向，收集整理并分析总结国内外相关文献资料，获取医疗卫生设施分布格局与区域协同理论研究和实践研究成果的关注重点、发展动态、内在逻辑、不足之处。在此基础上，开展研究的相关概念界定和理论依据梳理，进而针对医疗卫生设施分布格局的时空特征（即核密度、均等性、韧性）和社会影响（即服务能力、就医便捷性、应急水平），分别提出两者相关评价指标的测度方法，以及两者相互关系的分析方法，为后续案例研究的开展提供理论基础和方法支撑。

（2）区域协同理念下医疗卫生设施分布格局的时空特征研究。围绕新时代医疗卫生设施分布格局的发展需求和要求，采用理论研究部分提出的定量化、空间化评估方法，选取湖南省、湖北省、河南省为案例地，系统评估区域协同理念下医疗卫生设施分布格局时空特征发展脉络和现状本底条件差异，揭示能够响应不确定性医疗需求的医疗卫生设施分布格局均等性和韧性在时间维度和空间维度上的分布规律，为后续分析各指标关联规律和影响的数据基础。

（3）区域协同理念下医疗卫生设施分布格局的影响规律研究。聚焦医疗卫生设施分布格局在经济社会发展进程中能够发挥的作用，采用理论研究部分提出的定量化、空间化分析方法，分析案例地医疗卫生设施分布格局的社会影响（即医疗卫生服务能力、就医便捷性、应急水平）及其空间分布差异，进而结合已获取的医疗卫生设施分布格局特征（即均等性、韧性），解析特征指标和社会影响指标之间在数量上和空间上的相互关联规律，以及各指标自身的影响因素。这些影响因素主要包括医疗卫生服务供需全过程中，提供服务的医疗卫生设施形成的布局特征、服务需求侧的人口分布、获取服务的便捷性、承载服务全要素的建设用地布局四类影响因素等。通过充分挖掘医疗卫生设施分布格局在现实发展环境中长期积淀形成的客观发展规律和特征，理清医疗卫生设施分布格局中蕴含的影响规律，为后续优化医疗卫生设施分布格局提供定量化、综合性的科学依据。

（4）区域协同理念下医疗卫生设施分布格局的优化策略研究。基于医疗卫生设施分布格局特征及影响在空间上的关联规律和异质性，规划模拟医疗卫生设施分布格局调节强度的作用效果，确定各调节措施在不同发展水平地区的作用规律，并结合医疗卫生设施分布格局背后的影响规律，制定具有地域适应性的医疗卫生设施分布格局优化策略。

1.4 技术路线与研究区概况

1.4.1 技术路线图

本文的技术路线如图1.3所示。

1.4.2 研究区范围

研究范围是中国七大地理分区之一——华中地区，由河南、湖北、湖南三省份全境（45个市州）组成，是中部崛起战略惠及的重要区域。要做好民生领域医疗卫生服务工作，对于认清并遵循各省医疗卫生服务发展脉络的需求广泛。区域内国土面积 56.47×10^4 km^2，地形占比由大到小依次为山地、丘陵、盆地、平原，气候环境为温带季风气候和亚热带季风气候。另外，三省东部均毗邻沿海地区，而西部则靠近中国经济社会发展水平的分界线胡焕庸线，是东部沿海地区和中西部地区过渡带、长江开放经济带和沿海开放经济带结合部，具有独特的区位优势。

1.4.3 研究区典型性

湖南省、湖北省、河南省三省在传染病疫情风险、空间发展格局、医疗资源配给、患者就医规律等方面均具有一定的特色，在全国范围内有一定的代表性，具体如下：

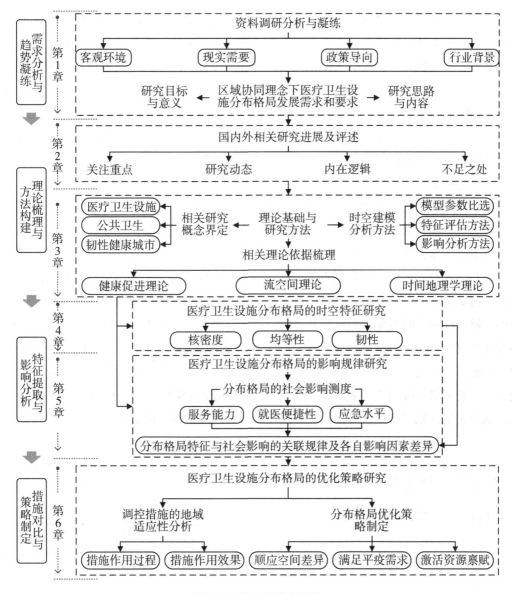

图 1.3 研究的技术路线

（1）从传染病疫情风险看，湘鄂豫受到的威胁较大。湖南、湖北、河南处于特殊的自然地理环境，在过去将近 2200 年以来（公元前 220 年~公元 1949 年）三省所在区域内发生传染病疫情的年数在 181~258 年之间，处于同时期中国其他省份的中等水平[14]。1958—2013 年期间，华中地区（湖南、湖北、河南）的自然疫源性疾病病例报道居全国首位[60]。自 2019 年新型冠状病毒（以下简称"新冠"）疫情暴发以来，新冠疫情在中国反反复复，给经济社会的平稳发展和人民群众的健康安全造成了巨大的影响。截至 2021 年 11 月，在中国 34 个省级行政区中，湖北、河南、湖南各省的累计新冠感染人数均位于前 14 位。由于传染病疫情扩散规律和影响因素在不同的自然环境和社会环境中呈现出复杂多变的特征，传染病疫情的防治工作一直是一项长期且艰巨的任务。在快速的城镇化进程中，医疗卫生服务水平和能力得到大幅度提升，但在不断扩大的城市面积、快速增长的城市人口、逐渐破碎的自然生态等动态变化的环境下，医疗卫生服务体系还存在诸多薄弱环节需要弥补。例如，医疗卫生设施体系配给的均等性、医疗卫生服务设施功能组团对流通系统的适应性、医疗卫生设施体系的平疫情适应性、医疗卫生设施支撑环境的协同性等[61]，湖南、湖北、河南亦是如此。湖南省、湖北省、河南省三省需要进一步围绕区域协同理念下医疗卫生设施分布格局开展研究，并以此建立传染病疫情防控的长效机制，从国土空间规划层面为医疗卫生领域的发展赋能，最大限度地减少疫情风险对区域经济社会发展造成的影响。

（2）从空间发展格局看，湘鄂豫具有明显的方向特征。湖南省、湖北省、河南省所构成的区域内，拥有众多能够通达全国的交通干线，使该区域具有承东启西、连南望北的独特交通枢纽作用，如表1.3所示。三省省会及部分市州是《中长期铁路网规划》[62]中"八纵八横"高速铁路网络格局中的重要节点。国家层面的宏观交通网络格局，为湖南省、湖北省、河南省各领域的合作共赢，以及各省与周边区域医疗卫生服务的协同发展提供了重要的物质基础和空间载体。而有研究表明，在人口密度较高的地区，以及人口流动性较强的交通枢纽城市和交通要道沿线，往往会形成传染病疫情高发区[14]。上述交通区位优势明显的地区，如何规避和应对快速交通系统带来的潜在传染病疫情风险扩散风险，并借助便捷的交通网络系统构成的宏观空间发展格局，拓展和延伸优质医疗卫生资源的服务范围，成为相应区域经济社会可持续发展进程中亟待解决的现实问题。

表1.3　湖南省、湖北省、河南省承东启西、连南望北的交通枢纽作用

交通走向类型	高速铁路通道名称	涉及城市	具体作用
纵向	京哈-京港澳通道	郑州、武汉、长沙	贯通京津冀、中原、长江中游、珠三角等城市群
纵向	呼南通道	郑州、南阳、襄阳、常德、益阳、娄底、邵阳、永州	贯通呼包鄂榆、郑州大都市区、长江中游、北部湾等城市群
横向	陆桥通道	郑州	贯通东陇海、中原、关中平原等城市群
横向	沿江通道	武汉	贯通长三角、长江中游、成渝等城市群
横向	沪昆通道	长沙	贯通长江中游及长三角
横向	厦渝通道	长沙、常德、张家界、怀化	连接长江中游、成渝等城市群

资料来源：参考文献[62]。

（3）从医疗资源配给看，湘鄂豫均处于全国前列。河南、湖北、湖南三省人口和2019年城市建设、医疗、交通情况如表1.4所示[63, 64]。研究区的人口总量、经济体量、

医疗卫生设施规模、交通运输能力均处于全国前列，为洞悉医疗卫生设施分布格局的合理性提供了丰富的数据样本；医疗卫生设施的人均水平相对较低而医疗卫生设施的利用程度较高，说明现有医疗卫生设施的服务能力潜力较大，为探索研究区域内医疗卫生设施服务能力的提升路径创造了可能性。研究区域内基本医疗卫生服务体系经过多年的发展已经非常完善，医疗卫生设施数、床位数及人均床位数均处于全国的中上游水平，总量上数据比较可观，但区域之间存在发展不平衡不充分问题，并且从医院病床的使用率可以看出，各地区医院这类优质医疗资源承载的服务负担较重，且服务压力差异较大，由大到小依次为湖北省、河南省、湖南省。如何在湘鄂豫当前医疗卫生资源布局的基础上，促进医疗卫生设施布局均衡和供需匹配，更好地落实国家推动优质医疗设施区域均衡布局的系列政策要求，还有待深入研究。

表 1.4 湘鄂豫三省第七次普查人口及 2019 年城市建设、医疗、交通情况

指标	河南		湖北		湖南		总和或均值*
	数量	全国位次	数量	全国位次	数量	全国位次	
第七次全国普查人口/万人	9936.55	2	5775.25	9	6644.48	6	22356.29
地区生产总值/亿元	53717.8	5	45429	8	39894.1	9	139040.9
建成区面积/km²	2944	6	2661	8	1856	11	7461
医疗卫生设施数/个	70735	4	35479	9	57232	5	163446
卫生机构床位数/万张	64	1	40.65	8	50.63	6	155.28
每万人医疗机构床位数/张	66.41	16	68.04	17	73.19	18	69.21*
每万人拥有执业（助理）医师数/人	26	20	26	20	28	15	26*
医院数/个	1974	4	1034	16	1616	7	4624
医院病床使用率/%	88.1	6	92.3	2	83.7	11	88.03*
入院人数/万人	2021.72	1	1368.76	7	1616.18	5	5006.66
高速等级公路里程/km	7000	5	6900	6	6800	7	20700
铁路营业里程/km	6500	7	5200	12	5600	9	17300
客运量/万人	109297	3	87432	8	101428	5	298157
货运量/万吨	219024	7	188133	11	189740	9	596897

注：依据文献[63,64]整理获得，带 * 数据为对应指标的均值。

资料来源：依据相关统计年鉴数据整理。

（4）从患者就医规律看，湘鄂豫异地就医规模较大。湖南省、湖北省、河南省高速交通的不断完善，为全国范围内的省外就医患者提供了便捷，同时也使各地省外就医患者的获取医疗卫生服务的目的地喜好呈现出一定的积聚规律，具体如表 1.5 所示。2017—2019年高铁通车里程数在逐年增加；各省二级、三级医院收治的省外就医患者数总体上呈逐年增加的趋势；无论是二甲医院还是三甲医院，其收治的省外就医患者数在全国省外就医患者总数中所占比例的位序均处于所有省份的中上游水平，是省外就医患者流入较多的省份；从 2019 年常住居民选择省外三甲医院就医的患者去向来看，省外就医的患者中，广东 11.1%、北京 10.8%、湖北 8.7%、河南 1.3% 的患者倾向于到湖南治疗，香港 29.2%、河南 17.5%、湖南 8.1% 的患者倾向于到湖北治疗，山西 12.4%、新疆 8.6%、湖南 1.0% 的患者倾向于到河南治疗；而从选择省外二甲医院就医的患者去向来看，广东 23.6%、广西 14.2%、湖北 10.2%、河南 2.8% 的患者更倾向于到湖南治疗，香港 42.8%、海南 13.1%、湖南 8.9%、河南 5.3% 的患者更倾向于到湖北治疗，北京 20.90%、新疆 15.90%、湖北 14.8%、湖南 4.7% 的患者倾向于到河南治疗[7]。湖南省、湖北省、河南省三省均有属地患者到其余省份就医，且相邻省份跨区域就医患者比重较大，亟须建立并落实优质医疗资源共建共享机制，以提升医疗卫生设施区域协同治理水平。

表 1.5　2017—2019 年湘鄂豫高铁通车里程数与省外就医患者占比

年份	地区	高铁通车里程/km	省外就医患者占本省患者比例/%		省外就医患者占全国总省外就医患者数比例/%		省外就医患者数/人次	
			三级医院	二级医院	三级医院	二级医院	三级医院	二级医院
2017	湖南省	1026	5.31	2.03	2.38	7.00	117823	109656
	湖北省	835	3.25	1.97	4.02	6.26	199030	97971
	河南省	1217	7.11	1.55	1.89	7.26	93388	113725
2018	湖南省	1396.4	5.24	1.87	2.48	7.81	136803	124305
	湖北省	1033	3.30	1.99	3.88	6.58	214019	104796
	河南省	1118	7.06	1.41	1.98	7.55	108993	120196
2019	湖南省	1892	5.10	1.95	2.44	8.03	145999	139532
	湖北省	1611	3.32	2.15	3.55	5.17	212855	89850
	河南省	1841	6.27	1.27	2.20	8.26	132041	143517

资料来源：就医数据来自文献[7]，高铁数据来自新闻报道。

1.4.4　研究区代表性

首先，在理论技术层面。本研究旨在将传统研究中"基于空间"和"基于人"的两种研究范式相结合，探究医疗卫生设施布局情况，选择湘鄂豫这类存在医疗服务联系，并且行政边界相邻的大范围区域作为案例区，有利于从空间层级性、区域协同性、人员流动性等空间维度开展深入研究。

其次，在规划政策层面。针对国家关于医疗卫生资源要均衡布局，且地区之间要协调发展的政策导向，从国土空间规划视角探索这些政策具体落实的措施，选择湘鄂豫这一具有独特区位优势的区域开展相关研究，对类似发展水平的地区促进医疗卫生设施规划布局更加均衡合理，具有较强的借鉴意义。

最后，在现实需求层面。中国大部分区域医疗卫生设施配给水平还比较偏低，对医疗卫生资源的需求量较大，选择湘鄂豫这类医疗卫生资源配给水平整体上处于中等水平的地区作为研究区域，在全国范围内具有一定的代表性，能够较为客观地反映中国大部分地区对医疗卫生资源需求的真实情况。

1.5 本章小结

本章通过系统梳理中国当前经济社会发展进程中医疗卫生设施分布格局所处的客观环境、发展的现实需要、宏观的政策导向、面临的机遇与挑战，结合选题背景明确了医疗卫生设施分布格局新发展阶段的需求和要求，确定本研究的研究主题为区域协同理念下医疗卫生设施分布格局的特征、影响、优化。进而以实际需求和要求为导向，阐明本研究的研究目标、研究意义、研究思路、研究内容，并设计出本研究的详细技术路线。

第2章　国内外相关研究进展及述评

2.1　医疗卫生设施分布格局中关联要素的作用

区域内发挥疾病预防控制和医疗救治功能的医疗卫生设施体系能够高效运转，与静态的医疗机构布局、物资运输通道、空间功能分区、健康保障配套等要素，以及动态的健康服务供给、医生患者流动、生活医疗物资分发等要素联系紧密，所涉及的要素总体上可划分为人、物、地三类，这些关联要素共同构成了复杂的医疗卫生服务流通系统。吴良镛先生在研究复杂动态系统时，提出对复杂系统的有限目标求解是解决现实问题的重要出路[65]。为使静态的医疗卫生设施分布格局能够适应医疗卫生服务流通系统中三类关联要素人、物、地的相互影响规律，理清医疗卫生设施分布格局中这些要素所能发挥的作用是基础。其中，"人"的迁移轨迹可用于架构和管理医疗卫生设施网络，"地"的复合用途可用组织协调于医疗卫生设施功能，"物"的聚散规律可用于优化统筹医疗卫生设施的配置水平。

2.1.1　"人"的迁移轨迹与医疗卫生设施网络的架构管理

人口活动轨迹在引导和管理城市运营方面正发挥着重要作用，城市空间承载了人类的大部分活动，城市的孕育和发展、组织和分布是在人类的长期活动下形成的，与此同时，城市的形态、结构、布局等又会影响人类活动的空间模式[66]。流动性是人类活动的普遍外在表现，主要包含6个维度的特征，即动力、速度、节奏、路线、感受和摩擦[67,68]，厘清这些特征，为深入研究人口迁移模式和城市空间组织之间时空链接机制创造了条件。

在时空大数据、交通地理、城市地理、城市空间结构等理论的支持和发展下，系统全面认知一定区域内空间结构和组织网络成为可能，进而可实现区域内中心区和腹地的有效识别[69]，为区域内的城市运营和管理提供了重要依据，并且丰富了优化路径。另外，在不同的空间尺度和时间尺度上，个体或群体的出行轨迹或出行模式具有内在相似性特征，遵循一定的重复规律[70]，例如中国主要的省域间日常人口流动空间格局多呈现出"菱形钻石+凸点格局"的状态，核心城市周边人口交流强度高且联系紧密[71]，湘鄂豫之间的人口流动在省际接壤的城市之间较为突出，主要沿京广线方向分布。识别区域内人口流动的主要空间规律和特征，可为相关医疗卫生设施供给与需求关系的优化提供重要参考。

"人"的迁移在宏观层面反映了群体的普遍需求，在微观层面反映了个体的多元需求，而体现迁移过程的路径分布规律（如迁移轨迹的空间布局特征、出行轨迹的时间或距离长短、迁移目的地布局与出发地布局的空间对应关系等）则反映了人们为达到某种出行目的（如获取服务或提供服务）而表现出的选择喜好，一定程度上刻画了高质量供给和多元化需求在空间上存在的异质性特征，甚至是两者在空间上错位的现象。人口迁移的核心动力机制可抽象为节点、通道、引力、势能[72]，人类迁移轨迹的相关研究已延伸到城市运营管理中城镇群尺度的融合发展策略[72]、都市区尺度的国土空间动态管控[73]、社区尺度的开放社区规划[74]、个体尺度的居民健康影响机制[75]等多个方面，人口迁移的主要通道与交通系统有着紧密的联系[71]。由此可见，通过将人类活动轨迹作为纽带，链接人口迁移模式和城市空间网络组织（如图2.1所示），并挖掘其中的时空关联机制，是实现城市精细化运营和品质提升的重要环节之一。

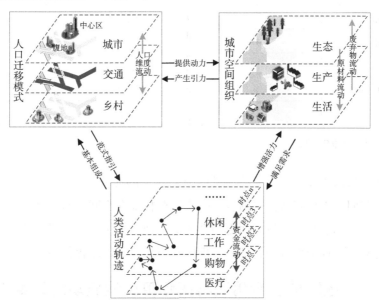

图2.1 人类活动轨迹、人口迁移模式、城市空间组织之间关系示意

对于医疗卫生设施规划布局而言，无论是供给侧还是需求侧，都需要考虑人的迁移活动。不同地域医疗卫生服务的需求满足过程和供给方式选择，给医疗卫生设施规划布局创造了新的发展机遇，也带来了如何克服本土医疗卫生设施体系短板的挑战。例如，患者就医时是选择就近就医还是更远一些的高等级医疗卫生设施就医，甚至是跨市域或跨省域就医，一定程度上体现了区域内医疗卫生设施的"规模数量"和"服务品质"在空间上的差异，进而影响了患者就医的便捷性，使患者就医时对时间成本与治疗效果的权衡结果不尽相同；传染病疫情防控期间，疫情较轻地区的医护人员驰援疫情较重地区的传染病患者

救治工作中，是就近调遣医护人员还是全国范围内调遣医护人员，反映了被驰援区域内应急医疗卫生设施网络在特定情境下的应对能力和发展水平，也会对医疗卫生服务应急设施体系响应风险的及时性和人员物资调配的便捷性产生一定的影响。

据国家卫健委统计，截至 2020 年 2 月 12 日，全国各地支援湖北省医护人员达到了 21569 人，共 189 支医疗队；截至 2020 年 4 月 8 日，全国各地支援湖北省的疾控人员有 957 人，具体人员分布如表 2.1 所示。来自全国各地的驰援力量，为湖北省控制住新冠疫情甚至是全国范围内的疫情发挥了极为重要的作用。

表 2.1 2020 年 4 月 8 日全国各地支援湖北省疾控队伍人员分布

被支援地	人数	被支援地	人数
鄂州市	27	随州市	18
恩施州	74	天门市	9
黄冈市	53	武汉市	472
黄石市	15	仙桃市	11
荆门市	30	咸宁市	26
荆州市	49	襄阳市	67
潜江市	12	孝感市	39
神农架林区	4	宜昌市	28
十堰市	23	总计	957

资料来源：国家卫健委官网。

综上所述，聚焦医疗卫生服务活动过程中"人"的迁移轨迹蕴含供需关系空间分布特征、就医交通时间成本分布特征等内容，探索这些特征在空间上对医疗卫生设施规划布局的作用和影响，有利于从需求侧层面更加系统深入地剖析医疗卫生设施规划布局的短板和不足，进而为有针对性地架构和管理区域内医疗卫生设施网络提供决策支撑。

2.1.2 "地"的复合用途与医疗卫生设施功能的组织协调

城市建设用地复合功能与用地类型之间相互依存且互相影响，两者的互动过程在用地空间和位置需求的双重驱动下进行，使得同一类供需关系映射在空间上呈现出聚集特征，而不同类型的供需关系映射在空间上呈现出一定程度的交叉重叠现象，从而造就了一定区域内复杂的功能空间网络。用地类型的人为划分是区域内土地复合功能发挥作用的基础和导向，而区域内土地复合功能的形成和发展则会不断影响用地类型的空间结构并产生新的结构。区域内功能空间网络精准细致的组织和高效有序的运转是公共服务、医疗卫生、综合防灾、立体交通等安全保障系统综合作用的结果，其中医疗卫生服务主要为区域内的各类人群，包括各安全保障系统的工作人员提供健康安全保障，对于促进区域内经济社会的健康可持续发展具有重要意义。

　　有限且唯一的国土空间载体为各类安全保障系统的运行提供了必要的空间支撑，但往往受各类因素的限制而配置不全面。特别是医疗卫生服务关联用地的保障问题，在人口规模及人口流动强度不断增加的背景下尤为突出。例如，武汉市区各类型医疗卫生设施所提供服务的建设情况差异较大，其中急救设施、专科医院等重点应对突发公共卫生事件设施的建设力度较低[76]，保障公共卫生安全的医疗卫生服务供给能力还有待提升。2021年7月1日颁布实施的《综合医院建设标准》（建标110-2021）中，对不同规模床位数的综合医院床均用地做出了具体规定，相比于旧标准适当提升了小规模综合医院的用地标准，同时对1200床以上大规模综合医院的用地标准也做出相应的规定，如表2.2所示。

表2.2　不同规模综合医院床均用地标准

建设规模	用地标准
200 床以下	117 m^2/床
200 床~499 床	115 m^2/床
500 床~799 床	113 m^2/床
800 床~1199 床	111 m^2/床
1200 床~1500 床	109 m^2/床

　　注：新建综合医院建筑密度不宜超过35%，容积率不宜超过2.0；改建、扩建项目容积率可根据实际情况及当地规划要求调整。

　　资料来源：《综合医院建设标准》（建标110-2021）。

　　医疗卫生服务关联用地足量且成体系的布局，是促进区域医疗卫生服务可持续发展的前置条件，也是区域内各项功能空间网络中维护人与自然生态、人与建成环境、人与人之间健康共处的关键防线。当依托地类划分确定的城市功能布局出现问题时，将很难通过医疗机构组织本身功能的优化从根本解决城市公共卫生安全问题，即解决结构性的问题需要用优化结构的方法，而功能性的问题则宜使用完善相关功能的方法，各类问题的解决路径有其一定的适用范围。因此，需要通过调节和优化医疗卫生服务用地资源的配置格局，合理链接和组织协调区域内医疗卫生服务功能空间，从医疗卫生服务的角度维护好区域内医疗卫生服务功能空间的正常运行秩序，避免出现因医疗卫生设施布局均等性局部不足而威胁区域内城市的治理效果和安全运行的情况。

　　为顺应医疗卫生服务的现实用地需求以及国土空间利用要集约高效且可持续的发展趋势，需要将各类型安全保障用地统筹考虑，在以往医疗卫生用地注重保障平时服务的基础上补充和完善"疫"时服务的应急用地需求，以预防控制空间、医疗救治空间、服务支撑空间、平疫转换空间等具有明确安全功能导向的专门型或复合型功能用地为基准，以战略留白空间等未明确未来具体安全保障用途的预留型用地为补充，形成区域内能功能空间网络下医疗卫生服务用地空间关联模式（如图2.2所示），依托医疗卫生设施体系功能空间组织和边界范围的统筹协调，促进区域内复杂功能空间网络系统中各类安全保障子系统形成互利共生的局面[77]，进而使医疗卫生服务领域的区域协同发展中获得用地空间的保障。

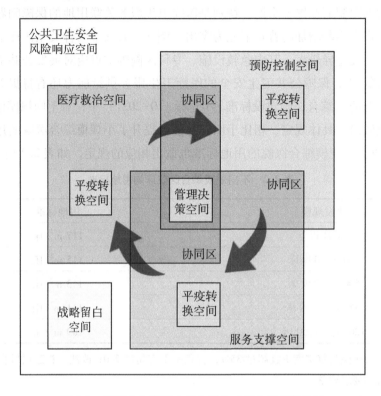

图 2.2 区域内各类医疗卫生服务功能空间关联模式

2.1.3 "物"的聚散规律与医疗卫生设施配置的优化统筹

公共服务资源作为满足某种需求相互作用的集散地，不仅是空间和地点的集合，也是行为、相互作用、以及特定经济社会活动运行的场所[78]。依据哈格斯特朗 1970 年提出的时间地理学理论[79]，公共资源配置的科学内涵是对照与人特定需求相关的空间异质性和时间错位性特征，改善资源的聚散程度，使其格局与人类活动相关的特征达到更佳的匹配度，以满足人的需求并减少人移动过程中受到的限制。由此可见，区域内公共服务资源配置（如综合服务设施选址、生活医疗物资储备与转运、公众健康安全政策制定等）的初衷是最大程度满足区域内人的生理和心理需求。

当前，政府职能由"管理者"向"服务者"的转变，促使区域内资源配置的参与主体更加多元，涵盖了政府组织、市场组织、社会组织，使得相关资源的配给形成了市场运作与政府兜底交织重叠的新发展格局。市政、商业、医疗、教育、防灾、仓储、生命线系统等公共服务资源的配置经过年多的积淀和完善，在空间上呈现出不同的聚散规律，对建成环境的发展造成了一定的影响，从而形成了具有空间异质性的发展格局。周而复始，资源配给完备度较高的区域因人口趋向于向环境好的区域发展而使响应区域内的人口不断积聚，逐渐吸引了更多资源和政策的倾斜，使得部分资源局部区域内利用效率不高而部分区域内超负荷运行的现象时有发生，最终造成不利于更大范围内均衡发展以及人与自然和谐共生的局面。因此，公共资源这一类"物"在空间上的聚散程度，对于调节区域内相关资源的配置水平将发挥越来越重要的作用。

在生态文明建设中人与自然需要和谐共生的发展理念指引下，为使相关人造资源的配置对自然环境的影响降到最低，并适应人的时空行为特征且达到相对公平的状态，高效精准地配给资源成为新的发展趋势[80]。以需求为导向的发展思想已成为新时代国土空间规划体系改革的重要依据之一，学者们研究资源的配给时，通常从服务的均等性、设施的可达性、区域的活力等方面展开[81,82]。自然资源部在2020年8月发布的《市级国土空间总体规划编制指南（试行）》明确提出，要将与人民工作生活、休闲娱乐、健康医疗等密切相关的设施建设成为更加完善、可达的网络体系，促进城乡生活圈向层级适宜、类型多元、功能复合、安全韧性的高质量水平发展。这为公共服务设施中重要组成部分——医疗卫生设施的发展指明了方向，即医疗卫生设施需要结合区域本底条件（如已有医疗资源的配置水平及其在空间上的聚散程度）统筹配置，且在数量和质量上需要同质均衡地布局。

医疗卫生服务体系的运转离不开发挥防控、救治、支撑等作用的相关设施相互协同配合。医疗卫生服务体系的"防控—救治—支撑"核心要素集的空间聚散程度，与宏观层面区域医疗卫生服务体系架构的系统性、中观层面城市医疗卫生服务重要网络节点的稳定性、微观层面的街道医疗卫生设施应对基层多元化医疗需求的能力有着紧密的联系。若医疗卫生服务体系"防控—救治—支撑"相关联的核心资源配置不均衡甚至不足，成为区域内各项资源布局中的短板，则可能引发区域内健康安全的水桶效应。因此，将医疗卫生设施的分级且均衡配置作为重要手段，基于现有医疗资源统筹配置"防控—救治—支撑"三大体系（如图2.3所示），并完善各类资源的功能定位和相互之间的联动机制，是保障区域内医疗卫生设施布局韧性和提升医疗卫生设施利用效率的重要途径。

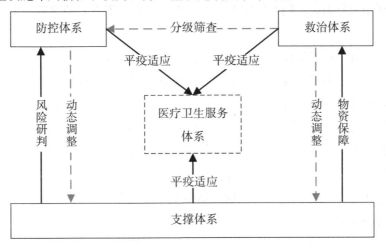

图2.3　"防控—救治—支撑"核心要素集联动模式

2.2 医疗卫生设施分布格局的特征评估

评估作为一项制度化的工作，已经融入国土空间规划的全过程统筹中，主要涉及规划前的现状底数梳理、规划中的备选方案比选、规划后的实施监测和运营管理[83,84]，其中准确全面的现状底数梳理是一项重要的基础性工作。医疗卫生设施分布格局特征作为医疗卫生领域现状底数的重要内容，对其进行科学系统评估是医疗卫生设施相关规划贯彻国家战略意图、落实行业规范标准、满足地区发展需求的重要依据和关键突破口。由于受到流动人口、交通条件、疫情风险、就医规律等多重因素的综合影响，医疗卫生设施的分布格局在均等性、韧性、平疫适应性等方面呈现出不同的特征。

2.2.1 医疗卫生设施布局均等性

医疗卫生设施布局均等性对于医疗卫生设施规划而言，是实现医疗卫生设施区域协同的重要依据和关键突破口。该均等性主要表现为医疗卫生设施在空间上均衡配给和合理布局，以及国民健康服务公平可及、系统连续，与医疗设施的可达性、医护人员的充沛性、诊疗床位的均等性、财政投入的稳定性息息相关[85]。随着人口不断向城市集聚，人们对医疗健康服务的需求和医疗卫生设施的空间配给之间矛盾日益凸显，医疗卫生设施布局的不均等问题逐渐成为制约城乡高质量均衡发展的短板。改善区域性医疗卫生条件，增强医疗卫生服务供给水平及其空间溢出效益，能够为新型城镇化高质量发展提供重要的基础支撑[86]。科学认识和掌握医疗卫生设施布局均等性水平及其演变规律和发展趋势，制定符合地区发展实际的医疗卫生设施均衡布局策略，对提升医疗卫生服务质量具有重要现实意义，不仅有利于充分满足人们对健康生活的需要，也有利于更好地保障人们的身体健康和生命安全[87]。

国内外学者就医疗卫生设施布局的均等性主题，围绕其区域差异与演变趋势，从区域健康均等性、医疗卫生设施可达性、医疗卫生服务供需格局等视角开展了丰富的研究。早在20世纪70年代，英国政府就社会健康差异问题的研究发现，不同阶层的健康水平与社会经济环境关系密切[88]，后续学者们的研究中同样总结出类似的结论[89-91]。这类研究引起学者们对医疗卫生设施布局均等性过程中各环节细致深入的探索，涵盖医疗卫生设施布局均等性内涵界定[92]、评估指标体系构建[93]、影响因素挖掘[94]、关联作用发挥[95]、空间格局与动态演变[96-98]等关键环节。这些研究从城乡规划学、人文地理学、行政管理学、卫生经济与药物经济学等学科视角切入，为改善公共服务的区域均等性水平提供了战略决策依据，也为细化医疗卫生设施布局均等性实现路径指明了方向。

医疗卫生设施布局均等性的相关研究中理论视角、维度分解、样本选择、时间跨度、区域尺度、指标甄选等有较大的差异，不断发展中的医疗卫生设施布局均等性研究主要呈现出三大特征：①研究区域方面，涉及国家、省、市、县单一空间尺度单元或多元空间尺度单元，主要围绕特定行政边界内的医疗卫生设施增量补给展开；②研究内容方面，以满足人们的复杂多样的医疗卫生服务需求为目标，涵盖了总体发展战略方向的确定，以及宏观、中观、微观各层级精细化的管理和医疗卫生设施空间配置策略的制定等；③研究方法方面，涵盖了面板数据统计特征分析和时空异质特征演变分析等，通过准确评价和测度医疗卫生服务水平的发展趋势，并挖掘服务对象的时空动态变化特征，为制定医疗卫生设施布局均等性措施提供科学参考。

然而，现有的研究仍然存在有待深入探索的内容，主要涉及时空尺度、位置数据的精细程度、未来交通格局的适应性等方面，具体如下：①时空尺度方面，医疗卫生设施差异化配给需求对测度医疗卫生设施布局均等性水平的空间尺度提出了更加精细的要求，现研究多基于行政边界的大空间尺度分析医疗卫生设施布局均等性水平的短时序演变特征[93,99,100]，而从小空间尺度分析医疗卫生设施布局均等性水平长时序空间变化态势的研究尚不充分；②数据的精细程度方面，人口增长会带动医疗卫生服务需求和承载各类需求的建设用地的发展，促进"人—地—服务"关系协调是引导各类服务均等化发展的关键，这对厘清医疗卫生设施布局均等性水平与建设用地、人口分布关系的演变规律提出更加系统的要求[101]，已有研究多采用统计年鉴内公共卫生资源的面板数据，从全域层面刻画医疗卫生设施布局均等性水平[93,99,100]，区域内部的差异难以体现。为更加细致地展现区域内医疗卫生设施配置的可能性和医疗卫生服务的满意度，采用医疗机构位置数据测度医疗卫生设施布局均等性水平的区域内部差异，以及上述均等性与城市扩张、人口增长协同耦合程度的研究还有待深入；③未来交通格局的适应性方面，城市的发展往往具有方向性[102-104]，各省域范围内以省会城市为中心的放射状高速铁路网络布局会使城市网络地带性和廊道效应更加明显[105]，这为基于城市网络的空间结构开展医疗卫生设施跨区域合作配给创造了新的机遇，进而克服以往按行政等级分级配置医疗卫生设施时，对不断变化的人口分布和人口规模等城市本底情况和发展中的医疗卫生服务格局适应性不足，资源总量及总体人均指标基本达标而区域之间依旧不平衡不充分的弊端，如高等级医疗卫生设施集中于相对发达的区域，但由于其服务半径的限制而难以辐射到全省，使区位上处于劣势的欠发达地区或边远地区获得医疗卫生资源的水平较低，对跨行政区的医疗卫生设施协同作用研究还不充分。

2.2.2 医疗卫生设施布局韧性

联合国减灾署的"让城市具有韧性"计划、洛克菲勒基金的"全球100个韧性城市"计划等，促进了韧性城市规划建设与相关研究在全球范围内的发展。中国也提出在"十四五"时期要建设韧性城市，旨在提高城市在抵御灾害、减轻灾害损失、调配救灾资源、从灾害中恢复等方面的能力[106]。在中国国土空间规划体系改革的背景下，"加强城市应对灾害的能力，构建安全健康的韧性城市"等相关表述，出现在许多城市（如北京、上海、长沙、武汉、成都等）新一轮国土空间总体规划中。随着世界各国危机意识的不断增强，韧性发展思想与医疗卫生领域相关规划结合得越来越紧密。

具有韧性的医疗卫生设施布局可对城市功能控制效果、建筑基础设施服务效果、经济社会恢复效果、组织机构响应效果等多个维度产生积极作用。在工业化、城镇化、信息化、现代化和全球化浪潮中，医疗卫生设施需要应对暴发次数越来越频繁的传染病疫情，而这些疫情往往都具有诱因多样、扩散广泛、危害复杂、新发不断等典型特征[107]，对医疗卫生设施布局的韧性水平提出了更高的要求。由于公众生命健康及财产安全、社会经济受影响程度、防控人力物资投入规模等，均与医疗卫生服务在传染病疫情防控中的韧性水平有着密不可分的联系，若医疗卫生设施布局韧性不足而使传染病疫情处理不当，进而可能严重影响地区的经济发展，以及社会的安定和谐[108]。为充分满足疫情常态化防控工作的需要，医疗卫生设施在应对疫情风险中灵活应变、在多领域协同中刚柔并济、在全过程治理中精准施策已经成为重要的发展趋势，即开展更具有韧性的医疗卫生服务布局，以适应复杂多变、易发频发的传染病疫情和不断发展的经济社会环境。

依据美国、欧盟、中国等国家在公共卫生领域的实践经验，准确评估医疗卫生设施布局韧性水平，对于促进医疗卫生设施布局韧性发展和提升区域内公共卫生安全保障水平能够发挥积极作用[109-112]。医疗卫生设施布局韧性评估的初衷是在外界灾害扰动的全过程中，认知被评估设施体系所表现出某种能力的变化过程，其中包含了医疗卫生设施个体的韧性特征，以及由这些设施组成系统的韧性特征。然而，评估医疗卫生设施布局韧性水平所要考虑的维度越来越多，使得医疗卫生设施布局韧性特征获取的准确性面临挑战，主要有以下两个原因：布局韧性的外部影响因素复杂，医疗卫生设施布局韧性的外部影响因素逐渐被外延拓展为更加复杂多元的耦合系统，所涉及的内容也更加广阔，涵盖了工程设施、经济社会、科技信息和公众参与等诸多方面[113-116]，医疗卫生设施所处的城市空间和建成环境具有动态演变和不断发展的特征；布局韧性内部子系统的关系复杂，传染病疫情暴发过程中所涉及的要素可主要划分为灾害本身、致灾因子、孕灾环境、承灾体四个子系统[117-119]，而各子系统的相互影响比较复杂且彼此之间的关系具有不确定性。

无论防范何种程度的传染病疫情风险，对医疗卫生设施布局韧性特征的准确评估是后续更加精确制定和实施应对措施的重要前提。随着传染病疫情防控成效对经济社会的影响越来越大，有关医疗卫生设施布局韧性这一议题，受到越来越多的关注，已有的研究和实践为测度和识别医疗卫生设施布局韧性奠定了重要基础。医疗卫生服务中诊疗救治、应急管理、服务支撑等各要素往往都会涉及时间、能力、变化等信息，这为测度医疗卫生设施布局韧性水平提供了数据基础。通常测度韧性的手段有定性和定量的方法，定性的方法多以构建概念模型或者通过架构理论框架实现，为定量测度韧性提供了理论基础[120]。医疗卫生设施的韧性与时间密切相关，且设施功能水平在时间维度上呈现出连续变化的过程，蕴含了一定的函数关系。

学者们对相关设施韧性的度量运用了数理统计中常用的求面积策略，即计算设施能力水平的变化曲线与时间轴围合的面积，或者计算设施能力水平的变化曲线与正常情况下设施能力水平线之间围合的面积来表征设施系统的韧性，也衍生出了上述面积与正常情况设施能力曲线与时间轴围合面积的比值作为韧性的衡量标准[113,121-124]，如图2.4所示。为使抽象的概念便于理解，学者们将设施防控灾害过程中功能水平的变化过程进行了划分，即抵御、吸收、恢复三个阶段[125,126]，分别指向灾害发生前的计划和准备过程，灾害发生时的应激过程，以及灾害响应后的复原过程。最后一个阶段也可进一步细分出适应过程，即经过灾害事件后，设施系统通过一系列的韧性改进措施使其能够更加适应灾害风险[127,128]。

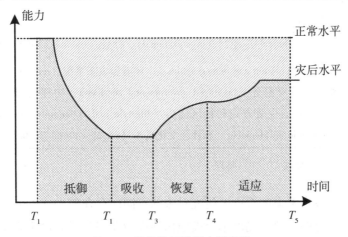

图2.4　设施的韧性测度示意图

资料来源：依据文献[113,121-124]绘制。

韧性不仅仅表征了服务设施在某个时间点上的能力特征，也表征了服务设施在整个外界扰动中的能力演变规律[129]。无论是服务设施个体，还是由这些个体组成的系统，在应对公共卫生风险时，各自所发挥的功能水平常常会表现出抵御能力（normal performance，NP）、吸收能力（stable performance，SP）、恢复能力（post-disaster performance，PP）三个维度的特征[125]，NP、SP、PP三者之间的时空关系，决定了设施系统应对公共安全风险的功能韧性大小。

抵御能力、吸收能力、恢复能力各维度具体含义如下：抵御能力，是系统正常功能水平遭到破坏或连带影响后，达到灾后功能水平，但仍能够发挥作用的现象，NP和PP之间差距越小耗时越长，则系统的抵御能力越强；吸收能力，是指系统遭到破坏或连带影响后，以自身功能的变化为代价吸收了部分负面影响，经过一定时间达到平稳功能水平，而保障系统持续稳定运转的能力，NP与SP之间的差距越小，耗时越短则系统的吸收能力越强；恢复能力，是指系统遭到破坏或连带影响后，系统的功能水平从NP到PP再到SP的整个变化过程，变化幅度的多寡和耗时长短可表征系统的恢复能力，单位时间内幅度越小则恢复能力越强[56,120]。

本研究收集的文献中关于韧性理论框架以及各自所考虑的维度如表2.3所示，其中4R模型最为基础。基于对韧性概念可开展不同视角的探索和延展，如考虑脆弱性与韧性关系而开发的 DROP 理论模型[130]、基于系统功能损失测算的韧性测定模型[121] 等，进而构建出新的理论方法模型。

表 2.3　韧性的定性测度理论框架

理论框架	考量维度
HVC	威胁（hazard）、易损性（vulnerability）、后果（consequence）
PICS	物质（physical）、信息（information）、认知（cognitive）、社会（social）
4R	鲁棒性（robustness）、冗余性（redundancy）、资源性（resourcefulness）、和快速性（rapidity）
TOSE	技术（technical）、组织（organizational）、社会（social）、和经济（economic）
PEOPLES	人口（population and demographics）、环境和生态系统（environmental ecosystem）、有组织的政府服务（organized governmental services）、物理基础设施（physical infra-structure）、生活方式和社区能力（lifestyle and community competence）、经济发展（economic development）和社会文化资本（social-cultural capital）

资料来源：依据相关文献[116,131,132] 整理。

上述模型中，各自考虑的维度因研究对象的不同而存在较大的差异，同时对数据的完备性也较严格，研究的视角从测度单个设施韧性逐渐发展为研究设施系统的韧性，甚至是关联设施系统之间的韧性。针对传染病疫情等公共卫生事件的防控研究，主要围绕疫情在高密度城市环境中的传播特征以及防疫工作中城市的规划建设问题展开，多关注医疗诊治[133,134]、卫生服务绩效[135,136] 等方面的内容，对预防公共卫生安全风险的医疗卫生服务空间格局设计缺乏足够的重视[137]。因此，医疗卫生设施体系无论是由先期准备的各类型医疗卫生设施组成，还是后期临时改扩建或新建的医疗卫生设施组成，在面对传染性极强且从未遇见过的病毒疫情时，空间上和时间上都有可能面临巨大的挑战和压力。无论采取"用时间换取空间"和"用空间换取时间"两种策略模式中任何一种应对传染病疫情，都对医疗卫生服务在功能上的完备性、在空间上的协同性、在抗疫中的及时性等方面都有非常高的要求，这为从时空视角制定和优化医疗卫生设施布局韧性策略提供了重要依据。

实践应用中主要从医疗卫生设施体系功能单元、功能模块、功能系统三个层面体现医疗卫生设施的韧性建设内容，具体如下：①在医疗卫生设施体系功能单元层面的韧性建设，主要围绕定点医院、方舱医院、集中隔离场所、检验检疫点等应急空间的预留和平疫结合的建设模式开展相关工作，以实现多类型、可替代性应急设施或备用空间的常态化配置；②在医疗卫生设施体系功能模块层面的韧性建设，聚焦于公共卫生风险分级、分类、分区响应过程中医疗卫生设施的规划和组织，以期实现多层级、精细化的医疗卫生设施动态调控目标；③在医疗卫生设施体系功能系统层面的韧性建设，主要围绕各类型医疗卫生设施供给与需求在空间上的匹配性和协同性开展相关工作，以期形成整合型、多元化的医疗卫生设施供给模式。

已有的理论探索和实践应用成果尚存在以下需要深入拓展的内容：①医疗卫生设施的韧性多从其工程属性出发，而对医疗卫生设施的社会属性考虑不充分。医疗卫生设施的韧性研究起源于对医疗卫生设施结构和功能的探索，所考虑的工程属性是医疗卫生设施属性的一部分。医疗卫生设施的建设往往是为人服务，因而医疗卫生设施还具有社会属性，该属性对工程属性所考虑的功能有着深远的影响，例如在相关医疗卫生设施的使用率、工程的投入与其产生的社会价值等方面的影响，如果医疗卫生设施的韧性能力不能被充分发挥，进而可能造成医疗卫生资源的隐性浪费。②医疗卫生设施韧性在时间维度上的测度方法已十分充分，但综合时间和空间维度的测度方法还有待深入。医疗卫生设施系统中各个要素具有不同的韧性特征，而在应对风险时各自的功能作用往往在时间维度和空间维度都会相互影响，但韧性曲线较多关注时间维度上的变化，而较少考虑空间上的影响，还需进一步挖掘这些韧性规律在空间上的分布特征，从而为区域之间开展医疗卫生设施布局韧性发展方面的合作提供决策支持。

在多元大数据、人工智能等信息技术快速发展的背景下，医疗卫生设施布局韧性的实时情景模拟与动态优化成为可能[138-142]。有学者提出建构"城市—社区—建筑"的多尺度空间防疫韧性理论框架，并以综合大数据的智能化平台监控、反演和预警传染病疫情的暴发与传播情况[143-145]。这为更加细致地研究医疗卫生设施的韧性水平提供了新的视角，同时也为医疗卫生设施布局韧性的优化提供了理论依据。经梳理相关文献资料发现，增强医疗卫生设施布局韧性的实践应用中，围绕医疗卫生服务的战略空间留白、后备资源布局、防治功能协同、分级分类建设等类型的策略，开展了有关规划布局、建设实施等实践环节的相关工作，具体内容如表 2.4 所示。

表 2.4　医疗卫生设施布局韧性建设的实践案例

实践环节	案例来源	策略类型			
		战略空间留白	后备资源布局	防治功能协同	分级分类建设
规划布局	国内	《北京市医疗卫生设施专项规划（2020年—2035年）》预留市级紧急医疗设施建设备用地	北京城市副中心防疫医疗专项规划（编制中）中制定防疫设施的储备清单、应急选址、场地要求	《公共卫生防控救治能力建设方案》提出医疗卫生资源要实现预防和医疗协同发展	《"十四五"全民医疗保障规划》提出建设整合型医疗卫生服务体系和分级诊疗体系
规划布局	国外	新加坡秉持平疫结合的思想设立公共卫生防范诊所计划（PHPC）	美国《可替代性护理场所改造指南》提出临时应急空间建设指南	日本《区域综合支援中心业务手册》中依托生活圈建立预防与医疗体系	英国国民医疗卫生服务体系的内部市场制改革明确各级各类分工

续表

实践环节	案例来源	策略类型			
		战略空间留白	后备资源布局	防治功能协同	分级分类建设
建设实施	国内	《武汉市疫后重振规划（三年行动规划）》中医疗卫生设施提升行动规划	武汉、广东建设平战结合综合医院，以及将大型场馆设施改造后应急备用	建设国家医学中心和区域医疗中心，发挥优质医疗资源的辐射带动作用	实施优质医疗资源扩容和区域均衡布局策略，以及城市健康风险的适应性规划响应
	国外	新加坡将分布在社区的私人诊所作为"传染病监测哨点"	美国在全国部署和建设替代性护理场所，如应急野战医院	日本建设社区综合护理系统，综合护理、医疗等服务	英国建设社区医院、区综合医院、区域与跨区域专科医院三级体系

为构建更加韧性的医疗卫生设施体系，国内外已经开展了许多提升设施韧性的对策研究和实践应用[146]。经梳理相关文献发现主要有以下三种类型：从考虑管理的系统性出发，围绕公共安全管理体系，开展了健全风险评估体系、完善风险防控措施、整合协调关联机构、健全相关应急准备等方面的研究[147-149]；从考虑应对灾害的手段出发，围绕公共安全应急响应与救援体系，实行了异构传感器集成共享监测[150,151]、多源情报数据处理分析[152]、应急救援设施选址[153]等措施；从考虑风险防控的全过程正常运转出发，围绕公共安全服务支撑体系，开展了公共安全体系用地空间结构优化、城市公共设施的合理布点、城市生命线的科学分布、以及城市避难空间有效使用等方面的研究[154,155]，以保障设施体系更加韧性并维持其处于运转效能高效合理的状态。

2.2.3 医疗卫生设施分布格局平疫适应性

通过调节医疗卫生设施的功能衔接关系，促进医疗卫生设施体系平时和急时所需功能混合布局和各类型医疗卫生设施要素互联互通，改善医疗卫生设施分布格局对平时医疗需求和疫时医疗需求的适应性（以下简称"平疫适应性"），有利于在医疗卫生领域完成增强健康安全保障、提升投入产出效益、节约国土空间资源、减少资金人力成本等多目标要求。习近平总书记强调防范化解重大风险要统筹发展与安全，树立"全周期管理"意识。医疗卫生设施布局的平疫适应性涉及医疗卫生领域规划、建设、管理全过程，建立和实施平疫适应的医疗卫生设施全生命周期管理模式，有利于提升医疗卫生设施的防疫应急能力和更好地保障公共卫生安全。学者们已经在理论探索层面，围绕公共卫生风险防控体系、应急响应机制、医疗供给与储备等方面，提出了医疗卫生设施分布格局平疫适应的概念框架和宏观发展方向[156,157]。

以医疗卫生设施分布格局平疫适应性为主题的现有研究呈现出如下规律：①涉及的内

容方面，主要围绕医疗卫生服务软件、硬件要素的现状问题和改善措施展开，例如，兼顾各类要素的"平时—疫时"双重需求及关系，健全和优化的联防联控机制，统筹规划医疗救治、技术培训、物资储备、应急留白等设施空间等[158-160]；②关注的对象方面，多聚焦于应急医疗物资的管理体系和供应链[161,162]、提供专科或应急医疗卫生服务的设施选址与布局[163-165]、公共卫生安全应急情报共享体系[166]；③研究的方法方面，多以文献调研、问卷访谈、逻辑归纳、数理分析等传统方法为主[167,168]，随着信息与通信技术的快速发展，时空模拟、智能体模型等大数据分析方法逐渐被引入到医疗卫生设施平疫适应性的研究中[169,170]。

医疗卫生服务体系中各级各类医疗卫生设施的所有制形式、隶属关系、服务对象不尽相同，改善医疗卫生设施布局平疫适应性是一项系统而复杂的工程。王欣宜和汤宇卿借鉴应急空间选址适宜性评价经验[171]，从转换空间规模、可操作性、实施效率、运营效果、周边影响、交通组织、设施配套、疫后复原八个方面，系统论述了应对突发公共卫生事件的平疫结合型医疗卫生服务的运行机制，并构建出平急转换适宜性评价指标体系，为确定国土空间体系中不同层级医疗卫生服务的平疫转换空间规模和布局提供技术参考[172]。吴林芳等从居住空间组织急空间转换的维度，探讨了平疫适应模式下城市街区、住区、组团三级医疗卫生服务转换策略，为提升与完善基层对突发公共卫生事件的应急处理能力提供了经验借鉴[173]。

随着时代的发展，以及人们对疫情防控经验的不断积累和总结，实际建设中相关医疗卫生设施的类型和组织形式呈现出更加多元的发展趋势。医疗卫生、国土空间规划等相关领域围绕建设和布局传染病疫情防控工作所必需的医疗卫生设施明确了具体要求。例如，将综合能力强、救治水平高、不同人口数量城市的定点医院建设规模应符合相应的床位总数要求（如图2.5所示）；方舱医院要具备大空间、大容量、临时性的特点，其选址、建设和改造需遵循安全可靠、转换快捷、易于恢复的原则；新冠肺炎患者应及时转送至方舱和定点医院，以最大限度提高床位使用率。另外，为从根源上杜绝疫情防控期间健康码为"黄码"的重点人群（如孕妇、血液透析患者、心脏病患者等）就诊难的问题，国家卫健委提出各地要设置"黄码医院"（即疫情期间保障急危重症患者救治而甄选的医疗机构），以满足封控区、管控区等风险人员的医疗需求，及时完善了医疗卫生设施体系平疫适应性不足等薄弱环节。传染病疫情防控工作主要涉及四类医疗卫生设施，即永久性救治医院、应急救治医院、临时收治医院、方舱庇护医院，它们各自的特征如表2.5所示。

传染病防治需求导向下具有平疫适应性的医疗卫生设施建设的实践案例和建设经验，为既有设施在疫情发生时改扩建为具有防疫能力的医疗救治设施，以及新建同类型设施中考虑预留防疫功能所需的空间提供了丰富的经验参考。其中，为使专门响应突发疫情的传染病医院利用率更高，在无疫情时将这类设施的功能转换为能够提供日常诊疗服务的设施，即改善传染病平疫适应性的方式和目标。另外，在疫情防控工作压力快速增加的情况下，为克服防疫所需的医疗救治设施不足问题，以及避免防疫体系负担过重而威胁到整个公共卫生安全体系的稳定性，临时改变具有其他功能的空间用于防疫工作以补充应急防疫能力，即改善综合医院、临时救治或庇护场所等设施平疫适应性的方式和目标。

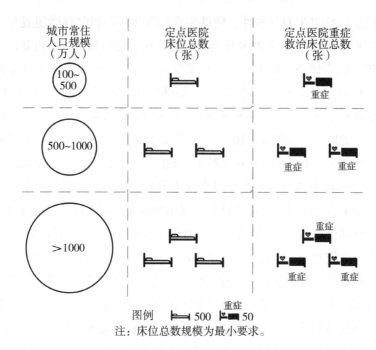

图例 ▭500 重症 ▭▬50

注：床位总数规模为最小要求。

图 2.5 不同人口规模城市新冠患者定点收治医院的床位总数配置要求

资料来源：依据文献[174]绘制。

表 2.5 传染病疫情防控中医疗卫生设施的平疫适应性特征

设施类型	平疫适应性特征	典型案例
永久性救治医院	在平时部分区域或全部作为普通专科医院或综合医院使用；在有疫情时通过设备调整、空间分隔、管理方式切换等措施，快速转换为可收治传染病患者的定点救治空间[21]	武汉同济航天城医院、武汉市常福医院、武汉云景山医院、武汉黄陂区人民医院、南京公共卫生医疗中心、德国"严重传染疾病能力与治疗中心"常设工作组
应急救治医院	在传染病确诊及疑似患者不能全部得到隔离治疗时，将不具备传染病收治能力或收治能力不足的综合医院或机构临时进行改造，用于专业收治未得到隔离治疗的病人[175]	武汉市第八医院、德国荷兰乌德勒支应急医院、美国纽约安慰号医疗船
临时收治医院	传染病患者快速增长并对区域内极限收治能力产生威胁时，突击新建的应急型定点救治空间，完成收治任务后关闭进入备用状态或被拆除	北京小汤山医院、武汉火神山医院、武汉雷神山医院、美国休斯顿帐篷医院
方舱庇护医院	将平时会展中心、体育场馆、库房、厂房等大型场所改建为医疗设施，用于隔离大批传染病轻型和无症状患者，同时提供医疗照护、疾病监测和转诊[176]	武汉国际会展中心方舱医院、香港四处方舱医院、国家会展中心（上海）方舱医院、英国伦敦ExCel会展中心南丁格尔医院、巴西圣保罗帕坎布体育场医院

资料来源：依据文献[21,175,176]及相关报道整理。

目前，具有平疫适应性的各类型医疗卫生设施在各地多采用单点集中式的建设方式，以节约土地资源和达到规模效益为目的。截至 2022 年 4 月 25 日，中国已经建成或正在建设具有一定规模的方舱医院有 400 家，床位总数约 56 万余张[174]，平均每个方舱医院的床位规模达到 1400 张左右。为避免医疗卫生应急体系发展中注重局部环节的绝对优势而忽略整个体系存在的短板和漏洞，致使公共卫生应急体系依旧脆弱的不利局面发生，在提升医疗卫生应急体系全局的整体水平而非局部的绝对优势节点目标下，需要将单点集中式建设的相关医疗卫生设施串联成多点分布式的网络结构。

传染病防治需求导向下具有平疫适应性的医疗卫生设施建设的实践案例和建设经验，为既有设施在疫情发生时改扩建为具有防疫能力的医疗救治设施，以及新建同类型设施中考虑预留防疫功能所需的空间提供了丰富的经验参考。其中，为使专门响应突发疫情的传染病医院利用率更高，在无疫情时将这类设施的功能转换为能够提供日常诊疗服务的设施，即改善传染病医院平疫适应性的方式和目标。另外，在疫情防控工作压力快速增加的情况下，为克服防疫所需的医疗救治设施不足问题，以及避免防疫体系负担过重而威胁到整个公共卫生安全体系的稳定性，临时改变具有其他功能的空间用于防疫工作以补充应急防疫能力，即改善综合医院、临时救治或庇护场所等设施平疫适应性的方式和目标。

目前，具有平疫适应性的各类型医疗卫生设施在各地多采用单点集中式的建设方式，以达到节约土地资源和达到规模效益的目的。截至 2022 年 4 月 25 日，中国已经建成或正在建设具有一定规模的方舱医院有 400 家，床位总数约 56 万余张[174]，平均每个方舱医院的床位规模达到 1400 张左右。为避免医疗卫生应急体系发展中注重局部环节的绝对优势而忽略整个体系存在的短板和漏洞，致使公共卫生应急体系依旧脆弱的不利局面发生，在提升医疗卫生应急体系全局的整体水平而非局部的绝对优势节点目标下，需要将单点集中式建设的相关医疗卫生设施串联成多点分布式的网络结构。

2.3　医疗卫生设施分布格局的社会影响

医疗卫生设施规划布局多在市域、县域等空间尺度上从选址、规模、结构等维度展开，借助人口分布、人口学变量（如性别、年龄）、医疗机构间互动程度（如技术人才的培训交流、患者转诊）等因素的作用机制，提出医疗卫生设施分布格局优化策略和区域协同路径[177-180]。医疗卫生设施规划布局主要完成的任务是，通过空间政策手段对医疗卫生设施体系进行适当的资源重组与整合、结构调节与改造、功能转换与新增，以期提升区域内医疗卫生设施配给的整体水平和均衡性，并解决地区之间医疗卫生服务发展不平衡不充分的问题，保障每个公民都能够平等、有效、稳定地获得医疗卫生服务。医疗卫生设施的配给水平直接关系到人民群众的生命安全和身体健康，开展更加科学合理的医疗卫生设施布局是增强人民群众获得感、幸福感、安全感的重要途径[181-183]。

国内外医疗卫生设施的分布格局在不同经济社会发展阶段产生了不同的社会影响。健康城市在世界卫生组织（WHO）和联合国儿童基金会（UNICEF）在 1978 年发表《阿拉木图宣言》，提出基本医疗卫生服务，并强调 2000 年实现全民健康覆盖[184,185]。联合国千年发展目标（2000—2015 年）和可持续发展目标（2015—2035 年）均围绕卫生健康领域的发展，分别提出了降低儿童死亡率、改善孕产妇保健、对抗艾滋病和其他疾病，以及确保健康的生活方式、促进各年龄段人群良好的健康福祉等阶段性目标[186-188]。这些国际倡议推动了全球范围包括中国在内的许多国家，对医疗卫生设施分布格局社会影响的重视，各国正致力于让不同区域、不同人群享有良好医疗卫生服务，医疗卫生设施分布格局的社会影响所涵盖的内容越来越丰富，特别是在民生福祉方面。

以人为本的发展思想越来越被凸显，医疗卫生设施分布格局在提高人民健康生活品质、完善人民身体健康和生命安全保障能力、增强城市应对多元医疗卫生需求的能力等方面发挥的作用越来越重要。均衡区域之间医疗卫生设施配给水平、提升医疗卫生服务平疫结合水平等医疗卫生设施分布格局的社会影响，彰显了医疗卫生设施分布格局在提升医疗卫生服务质量并促进人人能够享受到健康公平的权利等方面能够发挥重要作用[189]。为更加科学合理地缩小地区之间医疗卫生服务能力差异、增强医疗卫生服务应急水平等，学者们围绕均衡医疗卫生服务能力、提升医疗卫生服务应急水平等医疗卫生设施分布格局的社会影响开展了广泛研究。

2.3.1 均衡医疗卫生服务能力

医疗卫生服务能力不仅受当地医疗卫生设施的影响，也会受到邻近区域或者更远区域内医疗卫生设施的影响，与医疗卫生设施的供给侧和需求侧联系紧密。在医疗卫生设施供给侧方面，国内外学者们开展了异地就医保障政策制定[190]、跨区域医疗卫生设施调配与共享[191,192]、分级诊疗协同与医疗联合体建设[193,194]、应急医疗空间的设计和配置[195]等研究工作；在医疗卫生设施需求侧方面，国内外学者们开展了患者就医意愿的影响机制[196-198]、非理性医疗行为与就医距离关系[199]、应急医疗需求预测[200]等研究工作。学者们从特定视角深入剖析了医疗卫生设施供给侧和需求侧的发展规律，为促进医疗卫生服务高质量发展奠定了理论基础。从马斯洛需求层次理论中的生理需求和安全需求出发，医疗卫生设施的配给适应地区发展规律并形成更加均衡的分布格局，是促进医疗卫生能力提升的重要环节。在"健康中国"战略背景下，医疗卫生设施需要不断满足人民群众对健康生活日益增长的新期待，并将发展模式从"总量增补"转向"精准协同"，这对医疗卫生设施适应现实客观供需关系，以及通过医疗卫生设施的合理布局实现地区之间医疗卫生服务能力均衡发展和医疗资源利用集约高效目标提出了更高的要求。

依据 Nancy Fullman 等在著名医学期刊《柳叶刀》上发表的关于 1990 年、2000 年和 2016 年全球 195 个国家和地区医疗卫生服务可及性及质量指数排名研究可知，各地区医疗卫生服务不平等的变化时间和程度存在差异，如图2.6所示。1990—2016年间，国家级以下的地方级别之间，医疗卫生服务可及性及质量的差异由大到小依次为中国、印度、巴西、墨西哥、英国、美国、日本，2016年医疗卫生服务质量和可及性由高到低依次为日本、英国、美国、中国、墨西哥、巴西、印度，地区之间医疗卫生服务可及性及质量的差距扩大的程度由大到小依次为印度、巴西、英国，差距缩小的程度由大到小依次为日本、美国、墨西哥、中国[201]。

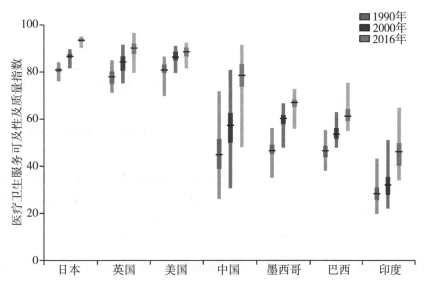

注：图中黑线表示中位数，深色框表示四分位距，浅色框表示给定组中值的完整范围，各国对应的数据由以下地区获得：日本（47个县），英国（150个地方政府地区），美国（50个州和哥伦比亚特区），中国（33个省和特别行政区），墨西哥（32个州），巴西（26个州和联邦区），印度（31个州和联邦区）。

图2.6　1990年、2000年和2016年各国医疗卫生服务可及性及质量指数

资料来源：参考文献[201]。

中国一直关注并致力于消除城乡之间、地区之间、人群之间的医疗卫生服务差异，医疗卫生设施分布格局的发展先后经历了特定人群计划免疫（1977年前）、服务效率提升（1978—1989年）、医疗卫生设施集中（1990—2001年）、医药卫生体制改革（2002年后）四个不同阶段[92]。十八大报告中首次提出了基本公共服务均等性的要求，医疗领域的发展迎来了新机遇。十九届五中全会报告中指出，中国在十四五时期卫生健康体系要更加完善，到2035年基本公共服务实现均等性[40]，为医疗卫生设施分布格局的发展明确了战略方向，即更加注重公平性和可及性。规划实践中所依据的具体指标特征及潜在影响如表2.6所示。

表2.6　医疗卫生设施规划实践中具体指标特征及潜在影响

指标类型	指标示例	作用	潜在影响
千人口相关指标	每千人床位数、每千人执业医师数、每千人注册护士数	明确医疗卫生设施布局方面的宏观要求，便于医疗卫生设施的规划定点、定面积和分级配套，是现行标准中的通用做法	实际应用中需要克服和避免如下问题：按特定人口数量推算的医疗卫生设施规模需统筹协调刚性和弹性需求；消除人口统计口径（实际服务管理人口、常住人口、户籍人口等）的影响；更精细地适应人口空间分布的异质性等
比例类指标	医护比、床人（卫生人员）比、老年医学科设置比例	明确医疗卫生设施布局中对类型结构的要求，保障医疗卫生服务的发展能够适应外部经济社会环境和多样化的服务需求	在城市发展环境愈发复杂的时代背景下，对医疗卫生服务各功能彼此之间的内在逻辑关联性的约束和指导还有待深入[202]
规模类指标	综合医院适宜床位规模	对单个执业点规模的指导要求，与之相配套的分院区设置规范也被首次提出	为相关医疗机构的发展限定了适宜的规模区间，以形成合理的规模效应并避免医疗卫生设施布局过度集中或过于分散

不同学科背景的学者们运用调查访谈、数理统计分析、地理空间分析、情景模拟等定性或定量的方法，从医疗卫生服务体系功能衔接性[203]、医疗卫生服务空间可达性[204,205]、医疗卫生服务配置均等性[206-208]等方面开展了系统深入的探索。这些研究主要关注医疗卫生服务的总量和空间分布特征，将复杂的动态特征转化为静态的可以被测度的时间或距离变量，多采用医疗卫生服务范围[209,210]、获得医疗卫生服务的时间或距离成本[211-213]等指标来表征医疗卫生服务能力的空间分布。

2.3.2　提升医疗卫生服务应急水平

历史上发生的重大传染病疫情灾害，是人类文明进程的重要影响因子。世界各地在与传染病灾害斗争的过程中，逐渐积累了人类社会抵抗疫情侵害的丰富经验，医疗卫生服务应急水平不断提高。为阻断传染病灾害进一步蔓延并将其消灭，控制传染源、切断传播途径、保护易感人群始终是需要遵循的重要防疫准则[214]。实践应用中往往采用及时发现病例、迅速隔离和集中救治三类核心措施，而这些措施的具体落实均离不开医疗卫生设施的支持，这些设施包括传染病医院和设有传染病科室的综合医院，以及被改造用于防疫的临时救治或庇护场所。医疗卫生设施作为防控公共卫生风险的重要物质空间载体，是保障人民群众健康安全，以及引导人民群众规避卫生风险的一道重要防线。无论在平时的日常诊疗，还是在疫时的应急响应，医疗卫生服务能够有效发挥作用并良性发展，与医疗卫生设施布局的应急水平存在一定的联系。促进医疗卫生设施分布格局经济高效地兼顾平时医疗卫生服务需求和疫情期间应急医疗需求，并以此提升医疗卫生服务应急水平，是常态化防控疫情的重要内容。

截至 2022 年 5 月 17 日，在知网（www. cnki. net）文献数据库中，限定文献来源类别为北大核心、CSSCI、CSCD，以"SU % = （'医疗' + '医疗卫生' + '医疗卫生服务' + '公共卫生'）* （'平疫结合' + '平战结合' + '应急响应' + '韧性' + '疫情'）"为检索式进行专业检索，经过筛选共收集 2000—2022 年期间的学术期刊文献数据总共 4121 篇，2019 年的文献数量 1968 篇为检索时间段内的峰值。利用 CiteSpace6. 1. R2 绘制的关键词共现网络如图 2.7 所示。由所获取的中文文献数据中关键词的共现特征可知，国内对医疗卫生设施平疫结合的研究主要涉及新冠肺炎、疫情防控、公共卫生、传染病、应急管理、医疗机构等相关内容，比较注重对实践经验的总结和具体应对策略的设计。林樱子等从医疗卫生服务的外部环境着手，以国土开发空间网络结构韧性优化为目标，基于网络形态、节点规模和度值数量等特征与传染病的感染数量和传播时间特征之间的关系，探索了平疫切换的国土空间开发网络在区域、城市、社区等不同层级上的实施策略和实现路径[215]。该研究为综合评估医疗卫生设施网络应急水平特征，以及这些特征的影响，提供了经验借鉴和技术参考。栾峰等从医疗卫生服务的作用对象和效果着手，基于中国城市级别的统计数据，对比分析了医护能力指数、疫情强度指数、防疫压力指数等定量化特征，为区域层面和基层层面制定重大疫情防控资源应急能力提升策略提供了空间参考[216]。

截至 2022 年 5 月 14 日，在 Web of Science 核心集数据库中，以"（TS = healthcare OR TS = medical service OR TS = public health OR TS = primary care）AND （TS = peacetime OR TS = non-pandemic）AND （TS = emergency OR TS = wartime OR TS = COVID OR TS = pandemic）"为检索式进行专业查询，限定文献类型为 Articles，经过筛选共收集 1992—2022 年期间的学术期刊文献 76 篇，利用 CiteSpace6. 1. R2 绘制的关键词共现网络如图 2.8 所示。由所获取的英文文献数据中关键词的共现特征可知，国外涉及医疗卫生设施平疫结合的研究主要涉及健康、影响作用、公共卫生、心理健康、紧急医疗卫生服务、风险因素等主题，比较注重特定场景下影响机制的挖掘和对环境的适应性研究。Zhang T 等、Heidari 等、Zhang W 等利用机器学习的方法，推演了不同情境下防控新冠疫情的关联医疗卫生服务需求，进而明确了医疗卫生设施应急储备和分配策略[217-219]。

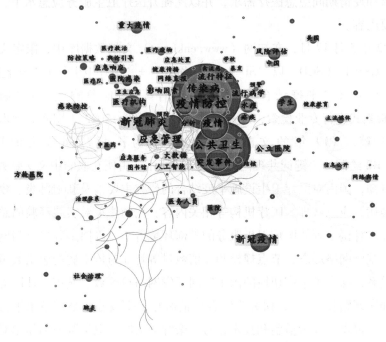

图 2.7　国内医疗卫生设施应急水平相关研究的关键词共现网络

资料来源：依据知网数据库中获取的文献资料绘制。

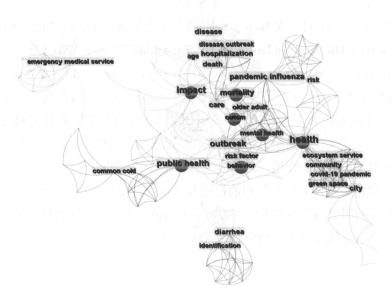

图 2.8　国外医疗卫生设施应急水平研究的关键词共现网络

资料来源：依据 Web of Science 数据库中获取的文献资料绘制。

综上可知，厘清医疗卫生设施在"平时"和"急时"的功能演变，以及与城市复杂系统之间的互动特征，并从中识别并理解"平""急"两种状态下医疗卫生设施布局核心空间结构和关键组成要素的需求规律，是调节和优化医疗卫生服务应急水平，提升医疗卫生设施体系防控公共卫生风险韧性的重要环节[220]。在国家安全治理能力和治理体系建设现代化的战略需求背景下，为达到全面保障公共健康安全，促进生活生产与疫情防控平衡有序发展的目标，以"平疫结合"思想引导医疗卫生设施规划布局，是国家安全治理体系和治理能力现代化的战略需求。

从多次重大公共卫生安全事件的应对过程中发现，"人—地—物"复杂空间系统既是公共卫生安全事件滋生的温床，也是防控公共卫生安全事件的着力点[221,222]。当风险超过一定界限造成公共卫生安全体系所依赖的"人—地—物"复杂空间系统崩溃，会加剧对人民健康安全、地区经济发展，以及社会和谐安定造成的损害[223-225]。在医疗卫生服务应急能力建设的传统策略制定过程中，"人—地—物"三类要素相互依存错综复杂的层级性、系统性、演进性等特征未得到充分重视，使得医疗卫生设施在空间配置的"平—急"适应性、响应风险的精准性和有效性等方面存在不足，进而影响医疗卫生服务应对突发公共卫生安全事件的效能。这也导致因市场需求较少本就处于资源短缺状态的医疗卫生应急能力永久型供给设施（如传染病医院、设有传染病科室的综合医院）面临更大的防疫压力。城市管理和运营者不得不在现有设施之外，寻找能够通过改造快速补充区域内应急救治能力和隔离能力的大型设施或空间，作为区域防疫能力的后备力量。然而，这些大量待改造的设施或空间以非医学功能为主建设，在疫情防控工作需要而转换为应急救治空间时，对《城乡公共卫生应急空间规划规范》（征求意见稿）[226]中所要求的管网配套、电力供应、污水处理等设施缺乏必要的接口预留，即平疫结合思想尚未全面推广到可改造的大型设施建设中，制约了相关设施通过功能转换应对传染病疫情的及时性和便捷性，医疗卫生服务防疫应急能力的后备力量相对薄弱。

2.4　医疗卫生设施区域协同模式

医疗卫生设施的区域协同主要解决的现实问题是地区之间医疗卫生服务发展不平衡不充分的问题，包括地区之间医疗卫生设施布局不均衡，以及医疗服务领域市场维度供需关系不协调、韧性维度应急水平不系统、能力维度服务水平不同质等方面。因此，医疗卫生设施实现区域协同发展，有利于完善医疗卫生设施可及性和共享性[227-229]、平衡医疗卫生服务的供需关系[230]、提高医疗设施的利用效率[231]、优化应急救援的路径选择[25,232]等。在美国、新加坡、日本、菲律宾、新西兰、阿联酋等国家，医疗卫生服务综合体（medical mall）、共享医疗、医疗联合体、医疗集团等医疗协同模式迅速发展，以解决不同层次的医疗卫生服务需求。上海市卫生局早在 2010 年就发布了《关于本市区域医疗联合体试点工作指导意见》，开始探索构建以区域医疗联合体为基础的新型城市医疗卫生服务体系，随后，相关部门出台了一系列有关医疗联合体建设的政策文件，推动了医疗联合体建设从试点到全面铺开[233]，医疗卫生设施协同发展已经成为医疗服务领域的重要发展趋势，如杭州全程健康医疗门诊部暨邵逸夫国际医疗中心、成都鹏瑞利国际医疗健康中心、广州市花都区整合型医疗卫生服务[234]。目前中国关于医疗卫生设施协同发展的实践模式主要有医疗联合体、医疗共同体、医疗机构集团、跨区域专科联盟、远程医疗协作网等[235]。

依据有关医疗卫生服务协同的文献资料归纳可知，实践中医疗卫生设施协同发展主要涉及两个维度的内容，分别为医疗卫生设施体系内部自身要素的协同，以及医疗卫生设施体系与外部客观环境的协同。①医疗卫生设施体系内部自身要素的协同。有条件的公立医院设置分院区，综合医疗机构设置基层医疗服务延伸点、门诊部、未设置床位的健康体检中心等，以医联体、医院托管、合作举办、协议合作、对口支援等形式建设合作医疗机构等[39]。该类型的医疗卫生服务协同具体体现在如下几个方面，即编制医疗卫生相关规划系统调节医疗卫生资源规划布局，结合医疗卫生服务发展水平，科学确定公立医院总体发展定位，围绕标准化建设提升基层医疗卫生设施服务能力，聚焦分级诊疗制度建设完善医疗卫生设施网络体系，加强对口支援建设健全医疗卫生设施协作互通机制等。在美国、新加坡、日本、菲律宾、新西兰、迪拜等国家，医疗服务综合体、共享医疗、医疗联合体、医疗集团等医疗协同模式迅速发展，以解决不同层次的医疗服务需求。这些模式在我国也有众多实践应用案例，如杭州全程健康医疗门诊部暨邵逸夫国际医疗中心、成都鹏瑞利国际医疗健康中心、广州市花都区整合型医疗卫生服务[234]。②医疗卫生设施体系与外部客观环境的协同。医疗机构的规划、建设、运营等环节均需要与之相关联的体系发挥支撑配套作用，医疗机构的设置应当符合当地总体发展规划，以及匹配与之相对应的邻避、卫生隔离、污物处理、通风净化要求，并且通常布局于交通便利的区域以便于服务群众，应急救援中心的设置需要考虑邻近区域医疗物资产能与储备能力，再如与互联网技术融合形成的互联网医疗平台等。该类型的医疗卫生服务协同具体体现在与城镇体系、交通体系、物流体系、给排水、电力、通信、相关产业等系统或要素的协同。

截至 2022 年 5 月 14 日，在知网（www.cnki.net）文献数据库中，限定文献来源类别为北大核心、CSSCI、CSCD，以"（SU% = '医疗卫生' + '医疗服务' + '医疗卫生服务' + '公共卫生'）AND（SU% = '协同' + '合作'）"为检索式进行专业检索，筛选后共收集 1992—2022 年期间的学术期刊文献 2478 篇，利用 CiteSpace6.1.R2 绘制关键词共现网络，如图 2.9 所示，国内医疗卫生服务协同领域的研究主要围绕合作医疗、公共卫生、农村、公立医院、医疗保障等相关主题展开。

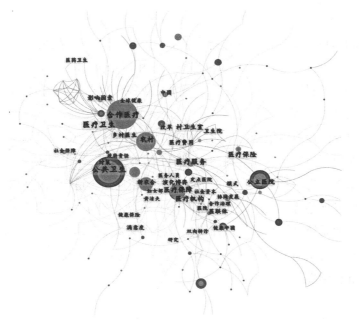

图 2.9 国内医疗卫生服务协同主题研究的关键词共现网络

资料来源：依据知网数据库中获取的文献资料绘制。

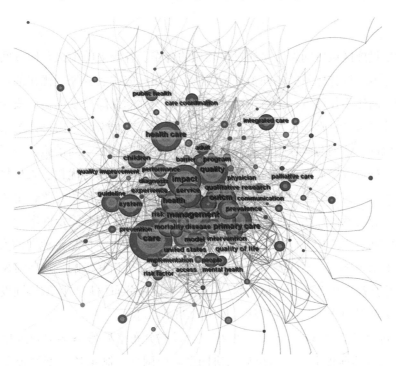

图 2.10 国外医疗卫生服务协同主题研究的关键词共现网络

资料来源：依据 Web of Science 数据库中获取的文献资料绘制。

截至 2022 年 5 月 14 日，在 Web of Science 核心集数据库中，以"（TS＝healthcare）AND（TS＝coordinate）"为检索式进行专业查询，限定文献类型为 Articles，经过筛选共收集 1999—2022 年间学术期刊文献 2172 篇，利用 CiteSpace6.1.R2 绘制的关键词共现网络如图 2.10 所示，国外在医疗卫生服务协同发展领域主要围绕管理、影响作用、效率、服务质量、可及性等主题开展研究。

学者们在研究医疗卫生设施区域协同的影响因素时，发现医疗卫生设施的配置及其使用效能与城镇交通网络结构存在较强的空间耦合互动关系[236-238]。对于提升医疗卫生设施区域协同发展水平而言，其关键在于医疗卫生设施布局是否适应当前和未来的城镇格局结构化、网络化的发展趋势。由于交通网络的发展是城镇格局发展趋势形成过程中的重要驱动力，且快速交通系统是承载城市医疗卫生服务系统要素流动的重要空间载体，通过加强医疗卫生设施布局与交通网络格局的联动性，进而促进医疗卫生设施区域协同发展，具有一定的可行性和科学性。

2.5 医疗卫生设施分布格局与区域协同发展的互动逻辑

医疗卫生设施区域协同发展是通过多领域的合作、各层级的衔接、区域间的协同等手段，实现医疗卫生设施体系的空间治理策略体系构建、应用、验证、优化的过程，目标是在空间治理策略体系作用下，使特定区域任何时期内都能保障公众的健康安全。其中，空间治理策略体系包含日常和应急状态下，为尽可能避免或减少区域内群体健康遭受损害的可能性，采取的一系列与医疗卫生服务相关的预见性和应急性空间措施，如医疗卫生设施配置与调度、确诊或疑似患者等特定群体救治或隔离场所布局与优化、人员物资等要素区域间流动强度引导与调节等。医疗卫生设施区域协同过程中的作用对象，主要有空间上流动着的医生和患者及医疗物资所形成的流通网络，空间位置相对固定的医疗卫生设施或用地所形成的空间组织架构，以及医疗相关要素（如人、物资、信息）流通的实体或虚拟通道所切分出的治理单元，不同类型的对象之间彼此联系且相互影响。这些对象也是医疗卫生设施分布格局研究中关注的重要内容，医疗卫生设施分布格局与区域协同发展之间通过这些共同的关联对象产生联系和互动（如图 2.11 所示）。

两者之间的互动逻辑是，在顺应医疗卫生设施分布格局形态结构和医疗卫生设施区域协同功能关系的前提下，确定出架构协同型响应网络、制定各类型设施布局、谋划多层级空间策略具体需求，按照医疗卫生设施需均衡布局、服务应便捷且有韧性、全局与局部应精准治理的要求，分别针对性地采取多领域共建共享共治、各类型需求分层响应、分级分区网格化治理的措施，促使医疗卫生设施区域协同中关联要素的流通网络、空间上不同主体的多元需求、政策作用的网格治理等多个维度均被统筹考虑，进而从国土空间层面为医疗卫生服务体系综合能力的提升创造有利环境，保障城市公共卫生安全的稳定和发展。其中，多领域共建共享共治，旨在解决医疗卫生服务相关联的领域内空间治理策略的组合作用有效性问题；各类型需求分层响应，旨在解决服务供给的精准性和医疗卫生设施的利用效率问题；分级分区网格化治理，旨在解决医疗卫生服务配置的"平—疫"适应性问题。

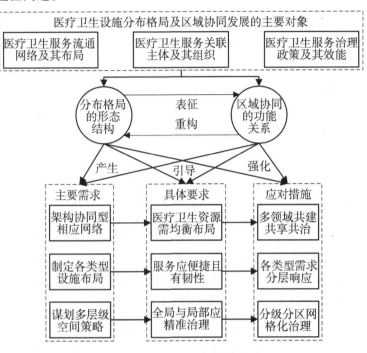

图 2.11　医疗卫生设施分布格局与区域协同发展互动逻辑

2.5.1　医疗卫生设施网络架构促进多领域共建共享共治

城市各区域内医疗卫生设施布局非均衡的现象，一定程度上使各区域对人们获取医疗卫生服务的吸引力，以及人们对各区域内医疗卫生服务保障能力的信任程度产生差异，最终导致人们在谋求医疗卫生服务时的选择依据和就医喜好方面存在空间异质性。具体而言，医疗卫生服务领域形成了医护人员、患者、医疗物资、资金、政策等要素的定向流动趋势，即向医疗卫生服务势能更强（即服务质量、品质、便捷性方面存在比较优势）的区域流动。从区域内医疗卫生服务的长远发展看，上述空间异质性特征可能会影响医疗卫生设施布局均等性和均好性。长此以往，患者、医护人员、医疗物资等要素在医疗卫生服务势能具有差异的空间之间不断流动的轨迹造就了相对固定的空间网络格局，其主要驱动力如表 2.7 所示。该网络格局的空间组织结构是客观发展环境下经过患者"用脚投票"，以及医疗卫生服务供需关系长期积淀而形成的，其中蕴含了医疗卫生服务相关要素（如人口、医疗机构、用地、设施、路网、信息等）布局形态与流通网络组织架构之间的空间关联机制，因此可以作为区域内医疗卫生服务体系协同发展进程中参照的重要空间框架。由于上述流通网络的空间格局是在疾病预防控制、应急医疗救治、信息管理与决策、医疗卫生设施布局规划、服务支撑配套等多个领域，从医疗卫生服务场所治理、各类型患者收治机构配置、应急空间战略留白、病患及医疗物资转运等不同维度发挥作用的最终结果，是一种典型的协同网络，对医疗卫生服务相关联资源（如医疗卫生设施、交通网络）的空间布局依赖性较强。

表 2.7　医疗卫生设施网络格局形成的主要驱动力及其作用

驱动力来源	主要内容	具体作用
需求的多样性	各地区就医喜好以及疾病谱的不同造就了多样化且分布不均衡的就医需求，患者流动牵引各地差异化的异地就医现象并发展为普遍趋势，形成医疗卫生服务的需求网络	需求侧牵引力
设施的利用差异	医疗卫生设施布局的均等性和服务供给的均好性在空间上存在异质性，设施利用效率的差异推动了区域间医疗资源的积聚效应而产生流动，形成医疗卫生服务的供给网络	供给侧推动力
区域发展的不均衡	发展不均衡的外部经济社会环境为医疗卫生服务的发展提供了差异化的人财物、国土空间资源、健康素养培样等方面的支撑，其本身就是一张相互交织的流动网络，在不同的支撑力度下使强弱不均的医疗卫生服务节点联结成网络	外部的支撑力
政策的导向	创新、协调、绿色、开放、共享五大发展理念具体落实到医疗卫生服务领域，需要系统性调控医疗卫生服务模式、区域之间的互动关系、优质资源共享水平等内容，促进医疗卫生设施交织成健康保障网络	调控的促进力

在中国施行常态化疫情防控策略的背景下，医疗卫生服务协同网络的组织架构不仅需要顺应平时日常医疗卫生服务供需关系中形成的常规流通网络空间格局，同时也需要考虑疫情发生时，日常医疗卫生服务供需网络格局连续性不被中断且影响最小的前提下，能够让应急医疗卫生服务供需网络快速启用。疫情的发生具有不确定性，各个地区医疗卫生资的配置需要同时兼顾平时的日常医疗卫生服务需求和疫时的应急医疗需求，各地区都为潜在的疫情风险做好充分且经济成本最优的准备，是应对不确定性疫情风险的有效途径，即相关医疗卫生设施需要均衡地布局，这也符合中国在"十四五"时期要落实优质医疗卫生设施均衡布局的政策导向。因此，在区域内已经形成的医疗卫生服务协同网络组织架构的基础上，发挥已有的区域协同网络中各领域彼此交融纵横交错的空间关系优势同时，还需围绕网络架构中医疗卫生设施布局均等性欠佳的区域，以共建共享共治的方式针对性地补充或改扩建医疗卫生设施，激发各领域深入协作的潜力，引导医疗卫生服务势能的空间差异向更加合理范围演进，促使医疗卫生服务相关联的领域内空间治理策略的组合作用有效

性得到改善。

2.5.2　医疗卫生设施布局均衡支撑各类型需求分层响应

在国土空间规划体系中"以人为本"的规划思想指引下，医疗卫生服务体系相关的规划创造了"人"（如医生、患者、管理者等）与"物"（如各类型医疗卫生设施、服务支撑设施等）在空间上有效互动的最优方案，并在一定的空间约束条件下使医疗卫生服务的关联主体之间形成利益平衡和需求被充分响应的最佳状态[239]。从人们对健康的不同需求看，受被服务人群的人口特征、服务提供人员的能力水平、服务承载设施的完备程度、人与设施的空间链接关系、各地区疾病谱系等不同因素的综合影响，不同群体对医疗卫生服务的各类型需求在空间上的分布呈现出省、市、县等各空间尺度下积聚程度不尽相同的现象[231,240,241]，即各类型的医疗卫生服务需求具有空间层级特征。同时，各类型公共卫生风险依据其发展时序、空间作用强度和影响范围也可以划分为不同空间层级。不同空间层级上医疗卫生服务日常需求或应急需求，为医疗卫生服务供给侧各等级的资源空间布局提供了参考依据。

医疗卫生设施是响应各类医疗需求最基本的单元，在其空间布局的过程中需要顺应上述医疗卫生服务需求的空间层级特征，可依据医疗功能定位和服务区域将医疗卫生设施划分为不同的类型和不同的等级。促使医疗卫生设施的空间布局规则尽可能在考虑传统人均指标等要求的同时，还考虑现有医疗卫生设施布局下的职责定位和使用情况，以及就医需求的空间差异规律和未来一定时期内外部交通网络、新城区、小城镇等要素的规划建设愿景，实现规模、位置、功能、等级、韧性等维度都被考虑且更加综合的布局规划，将有利于各类设施层级衔接且分类响应医疗需求，进而最大限度地满足空间上具有层级特征的多元化医疗卫生服务需求，并提升群众获取医疗卫生服务的便捷性和医疗资源布局的韧性。

厘清医疗卫生服务需求和不同等级功能各异的医疗卫生设施之间的空间层级对应关系，并依据这些关系的级联效应链接不同医疗卫生服务需求和医疗设施空间布局手段，有利于发挥好国土空间规划体系的层级传导功能。通过明确不同级别医疗卫生设施的服务范围和服务类型，引导各类型医疗卫生设施所提供服务需求和响应手段实现层级匹配和有效传导。这不仅为克服医疗卫生服务需求与供给在空间上的错位造成患者异地就医、制约群众就医便捷性、增加患者就医费用成本、降低群众健康获得感等问题提供空间支撑，更有利于增强服务供给的精准性和医疗卫生设施的利用效率，也是中国当前致力于推行分级诊疗制度落实的价值所在。

2.5.3　医疗卫生设施梯级配置指引分级分区网格化治理

2004 年率先实施于北京东城区的网格化管理模式，因其具有主动响应、运行高效、治理精细、资源节约、多级协同等优势，已经广泛应用于城市管理、社会治安、公共卫生、国土空间管控等领域中。网格化管理是中国当前基层治理的重要手段，也是国家治理的重要基石，关乎基层的安全与稳定。中国在"十四五"国民经济和社会发展规划中明确提出，构建网格化管理、精细化服务、信息化支撑、开放共享的基层管理服务平台。2021年4月28日发布的《关于加强基层治理体系和治理能力现代化建设的意见》中也提出了同样的内容。由此可见，在顶层设计中已经越来越重视加强基层治理和平安建设的能力，基层医疗的能力建设迎来了发展的新机遇。医疗卫生服务融入网格化管理机制的有益探索已经在许多地方开展，如全国健康城市建设首批试点城市之一的宜昌市利用网格管理对慢性病人群的健康水平和服务利用进行动态监测，苏州市吴中区香山街道实施的"网格化+医疗卫生服务"融合新模式，2019年北京、上海等118个试点城市推进城市医联体的网格化布局建设[242]，2018—2019年平均每个医联体成员单位中不同类型医疗机构分布如表2.8所示。这些案例的共同特点是，通过划分责任网格将医疗资源在空间上进行整合，以资源的互利共享和工作的协同联动为目标制定不同层级网格单元的治理策略，促进区域内医疗卫生服务的合作共赢和优势互补，从而实现了优质医疗资源所提供的服务向基层拓展，但其多以平时的日常医疗需求为主，对应急情景的考虑并不充分，即公共卫生安全事件等威胁人们健康安全的风险网格化防控体系还有待完善。

表2.8 2018~2019年平均每个医联体成员单位中不同类型医疗机构分布

年份	三级医院/个	二级医院/个	基层医疗卫生设施*/个	公共卫生机构/个	接续性医疗卫生设施/个
2018年	2.01	7.83	11.09	2.23	0.72
2019年	2.62	8.45	11.69	2.62	0.86

注：* 表示仅包括社区卫生服务中心和乡镇卫生院。

资料来源：参考文献[242]。

公共卫生风险暴发的空间不确定性使风险防控网格大小的划分和调节工作具有一定的难度。按照以往经验，若从行政管理的基层着手划分最小空间尺度的防控单元，势必会造成管理和运营成本的急剧上升，相关的人员配套也将面临巨大的挑战；若从人员配备的完善程度或资源配给的多寡着手划分较大空间尺度的防控单元，则会因风险压力的不同造成防控工作强度的不均衡。长此以往，可能诱发"权力点"固化、领导力不足等"协同惰性"风险[243]。因此，已有资源布局、服务主体需求、部门职责分工、区域协同能力、潜在风险水平等多个因素的协同考虑还有待进一步提升。

梳理医疗卫生服务管理工作逐级传导的模式和其对应的空间尺度大小规律，顺应该模式和规律构建出不同等级的防控网格单元划分体系（如图2.12所示），以满足平疫结合、低影响防疫、分级分区响应的要求为目标，使防控网格单元的大小划分中融合行政管理层级、风险程度高低、资源配给的多寡、平时日常需求的分布格局等多重因素并实现分级分

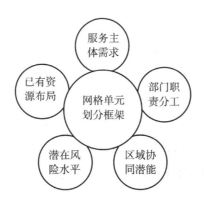

图2.12　医疗卫生设施区域协同的治理网格划分框架

区，为最大限度地发挥各个防控网格的日常医疗卫生服务保障能力、突发公共卫生风险应对能力及资源调控功能奠定物质空间基础，进而形成区域内全局和局部风险精准治理的发展环境，有利于解决医疗卫生设施配置的平疫适应性问题，并提升医疗卫生服务体系的综合利用效率和韧性水平。

2.6　区域协同理念下医疗卫生设施分布格局的发展需求

医疗卫生设施分布格局的组织网络中，要素流动的势能主要源自区域之间保障和维护公共卫生安全的能力差异，而这些差异与城市流通体系的结构框架，以及影响这些结构的空间主导功能和空间政策密切相关[168,244]。因此，为顺应城市流通系统在空间上的运行特征，区域协同理念下医疗卫生设施分布格局的发展需求主要涉及空间结构框架构建、功能设施空间布局、多层级策略谋划等维度。

2.6.1　统筹医疗卫生设施类型分级架构协同型响应网络

一定区域内"人—物—地"流空间是由关乎自然和人文生态系统稳定性的关键要素流动而形成的多维空间系统集合[245]，如区域复杂时空系统中与人类活动引发的生产生活系统、疾病"防控—救治—支撑"系统、生命线保障系统等，以及与自然界动植物活动有关的生态流动系统等[246]。在城市空间分异和空间交互驱动下，医疗卫生设施在空间上的协同格局可形成以"斑块—廊道—基底"为基本范式的空间框架。该医疗卫生服务协同格局会影响"人—物—地"流空间系统运行模式的形成和演变，同时"人—物—地"流空间系统也在塑造并发展着医疗卫生服务协同格局。其中，斑块是产生医疗卫生服务需求或应对医疗卫生服务需求的块状区域，如居住小区、生活圈等特定服务供需单元；廊道是链接服务供需单元内人员、物资、服务需求与供给的带状区域，如道路系统、信息传播通道等；基底是包含上述两类以及背景要素的面状区域，如所有供需单元构成的整个研究区等。医疗卫生服务体系空间协同架构的格局与城市流通系统组织结构在空间上互动且具有相似之处（如表2.9所示），即同一套空间要素体系在不同架构下所具备的功能和发挥的作用存在联系。理清医疗卫生服务协同格局和城市流通系统组织架构中各类空间要素的相互对应关系和彼此之间的影响规律，可为空间上更为细致地调节医疗卫生服务协同网络结构并强化医疗卫生服务体系的稳健性提供数据支撑。

表2.9　医疗卫生服务协同格局与流通系统结构的共同特征

医疗卫生服务协同格局	流通系统组织结构	共同特征
斑块	流要素、流节点	相关活动的基本单元和主要参与主体
廊道	流载体	人员和物资空间上迁移的通路或路径
基底	流支配系统	一种动态的有序组织的关系网络

医疗卫生服务协同体系所涉及的空间尺度包括区域级、市域级、区级、街道级、社区级。由于各空间尺度上医疗卫生服务体系协同过程中涉及的风险响应措施存在差异，且医疗卫生服务协同格局中"斑块—廊道—基底"各要素在不同空间尺度上对应的空间实体类型可相互转换，医疗卫生服务的上下层级之间具有要素贯通的结构性特征，这些特征为统筹医疗卫生服务需求，并构建协同型响应框架（如图2.13所示）创造了条件。

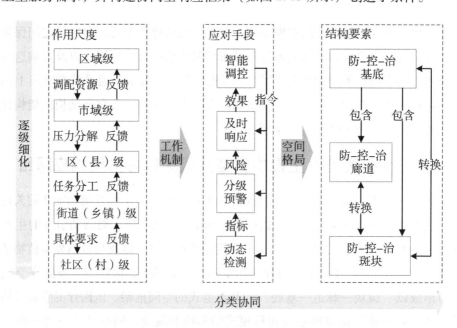

图2.13　分级分类的医疗卫生服务需求协同响应网络架构

通过医疗卫生服务功能的逐级细化和完善，以及空间上医疗卫生设施的分类分区分级配置与协同，提升医疗资源布局的合理性和均等性，进而为落实中国大力推行的分级诊疗制度提供物质空间基础，这对于促进医疗卫生服务形成结构化、标准化、规范化的医疗卫生服务需求响应体系具有积极作用，有助于实现区域内各类型医疗卫生设施所提供服务需求响应能力的系统性提升。

2.6.2 依托医疗卫生设施功能定位制定均衡的设施布局

良好的医疗卫生服务是应对人类身心健康威胁的重要手段，承载这些医疗卫生服务的设施既要维持平时城市基本医疗卫生服务功能，又需在城市面对突发公共卫生风险时保障应急医疗卫生服务功能。因此，医疗卫生设施的空间集成程度和功能平疫适应程度，会对居民健康水平和生产生活稳定性产生重要影响。高铁、地铁等快速交通方式使人们的出行更加便捷，交通条件的改善使患者就医的出行成本降低，就医的便捷性也随之提升，人们跨区域获取高等级医疗卫生服务的机会也越来越多，改变了以往只能获取特定区域内的较低等级医疗卫生服务的局面。现有的优质医疗卫生设施往往布局于人口密集的城市中心区，提供的医疗卫生服务模式以外向型服务和内生型服务混合的方式发展，即同时对所在辖区内的患者和所在辖区以外的患者提供医疗卫生服务，为传染病类公共卫生风险的扩散创造了条件，从而也增加了区域内应对公共卫生安全潜在威胁的复杂性。快速交通时代的到来为医疗卫生设施的布局优化及风险应对创造了契机，将依托快速交通系统获取服务的模式转变为输出服务的模式，促使医疗卫生设施提供的外向型服务和内向型服务相互分离（如图 2.14 所示），并细化各类型医疗卫生设施的主导功能，从而在区域内整体提升响应多元医疗卫生服务需求的精准性。

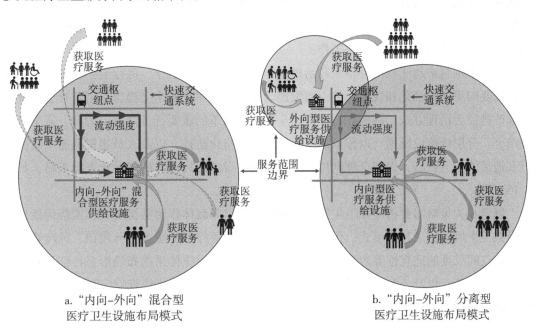

a. "内向–外向"混合型
医疗卫生设施布局模式

b. "内向–外向"分离型
医疗卫生设施布局模式

图 2.14 两种类型的医疗卫生设施布局模式

内向型服务和外向型服务分离的医疗卫生设施布局模式下，内向型医疗卫生设施主要关注服务范围内的日常性医疗卫生服务需求，依托原有布局并结合人口分布优化和提升优质服务水平；外向型医疗卫生设施主要关注区域的突发性医疗卫生服务需求和区域之间的服务水平差距，并针对服务能力相对薄弱的区域或高质量医疗卫生服务难以覆盖的区域，建立涵盖临时的应急驰援、定期的技术人员和医疗设备下基层、长期的专业人才培训实训等内容的医疗卫生服务输出机制。在符合相关标准要求的前提下，依托快速交通网络和城市发展实际将医疗卫生设施布局在对外交通的节点区域或城市极限增长边界附近，利用快速交通网络构建医疗卫生服务接驳系统，扩大高水平医疗卫生设施的服务范围和覆盖人群，进而通过输出医疗卫生服务的方式为区域内相对弱势的地区的医疗卫生服务发展赋能。

2.6.3 适应医疗卫生设施配给差异谋划多层级空间策略

城市医疗卫生服务配给与区域服务供给水平、城市流通网络的发达程度、城市管理治理能力以及城市要素流动强度的高低联系紧密，区域发展的不平衡使各地区对医疗卫生服务的需求存在较大的空间分异性，如追求更高质量服务供给的需求和追求基本服务均衡覆盖的需求并存的现象较为普遍[247]。谋划出调节和缩小区域间医疗卫生服务配给差距的空间政策是必然需求，从而更好地发挥区域之间医疗卫生服务领域的不同优势，并整体提升区域公共卫生安全水平。在当前现实背景下，顺应医疗卫生服务领域的区域差异，求同存异实现差异化发展且分工合作的模式是必然趋势也将长期存在。为实现医疗卫生服务均衡供给，落实疫情风险常态化防控，可通过缩小医疗卫生服务获取机会差距和提升医疗卫生服务获取便捷性的方式开展相关工作。

随着中国越来越注重治理体系和治理能力的现代化建设工作，医疗卫生服务领域管理模式需要向更加精细化和规范化的方向发展。党的十八届三中全会提出要创新社会治理体制和改进社会治理方式，网格化管理成为全面深化改革的重要任务之一。为此，需秉持平疫结合、分层级响应原则，以传染病疫情风险的网格化防控，以及人员物资流通系统的节点和通道管控为核心，谋划合理利用区域医疗卫生设施布局差异的多元化空间策略，如图2.15所示。

制定相关策略需要将支撑卫生安全风险的国土空间载体作为关键要素，围绕传播或扩散公共卫生风险的途径或模式、保障公共卫生安全的医疗卫生服务分异规律、风险管控手段对各空间尺度的适宜性等内容，厘清区域内医疗卫生设施体系的布局形态特征和对应的用地结构特征，以及公共卫生风险不同蔓延模式中各类医疗卫生设施响应策略（如管控强度的均质化或非均质化、管控手段的严格或宽松）发挥的效能特征。挖掘医疗卫生设施体系所涉及的上述空间异质性特征背后的驱动因素和空间媒介，如就医行为特征、人口流动规模、服务输送方式、资源整合需求、用地结构比例等，并针对各防控网格单元层级及其配套流通体系，调节区域医疗卫生设施保障水平，促使其更好地适应医疗卫生服务各发展阶段区域差异。

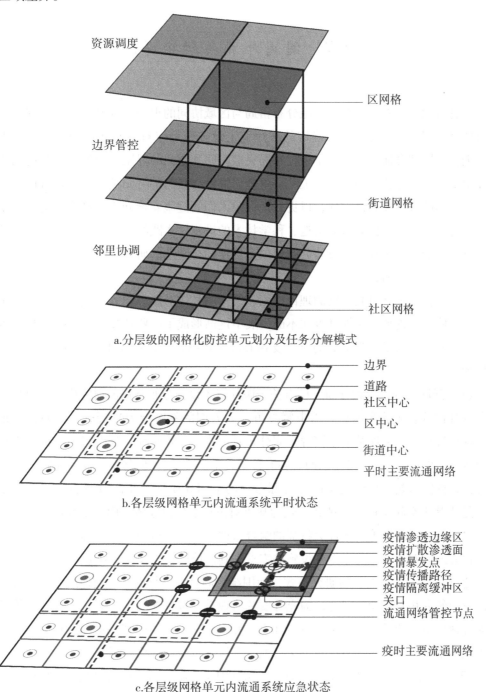

a.分层级的网格化防控单元划分及任务分解模式

b.各层级网格单元内流通系统平时状态

c.各层级网格单元内流通系统应急状态

图2.15　合理利用医疗卫生服务区域差异的多层级空间策略制定范式

2.7 国内外相关研究评述

通过梳理国内外医疗卫生设施分布格局与区域协同的理论研究和实践研究成果，发现已有研究呈现的主要规律是以确定的医疗卫生设施布局应对不断演进的医疗卫生服务需求、创新发展理念促使医疗卫生设施布局突破时间和空间的界限、遵循系统化的架构协调医疗卫生设施局部和全局的发展关系。这些研究最终目的都可归结于如何提升医疗卫生设施分布格局的合理性和科学性，以更好地保障人们的健康安全和提升社会的健康水平。在发展环境的变迁、时代需求的更迭、科学技术的进步、实践经验的积累等多重因素的综合驱动下，关于提升医疗卫生设施分布格局合理性和科学性的研究工作持续发展，始终是许多学者关注的重要命题。

总体而言，现有研究开展的理论探索、关注的具体对象、切入的主要视角、分析的空间尺度、使用的资料方法等维度在不断发展中逐渐形成了一些典型特征，为医疗卫生领域的高质量发展提供了较为全面的科学支撑和决策依据，但也存在不足之处需要深入思考，具体如下。

（1）开展的理论探索方面。已有关于医疗卫生设施分布格局的研究中，主要从供给侧视角（如医疗资源的配置）和需求侧视角（如人们的就医行为）展开，因而在该领域的理论探索过程中，多涉及医疗资源空间分布及可达性差异研究、就医行为特征及影响机理研究等方面的内容[248]。但往往两者各有侧重，前者多运用地理学、城乡规划学的相关理论方法，探究医院等特定类型医疗资源布局的空间异质性，并针对薄弱区域提出改进策略，是"基于空间"的研究范式，较为缺乏对医疗卫生设施体系内外部环境层级性、系统性、协同性、动态性等经济社会特征的综合考虑；后者多运用医学、管理学的相关理论方法，探究人们对各层级医疗卫生设施的需求和利用情况，以及多层级设施协同的经济社会制度建设，是"基于人"的研究范式，而围绕人们就医出行成本、交通组织网络等空间维度的影响研究相对较少。因此，为充分发挥地理学、城乡规划学、医学、管理学等学科各自研究视角下的特长，并弥补彼此的不足，亟待将"基于空间"和"基于人"的两种研究范式相结合，开展多学科视角下医疗卫生设施分布格局的综合研究。

（2）关注的具体对象方面。已有关于医疗卫生设施分布格局的研究中，将相互关联的医疗卫生设施进行拆分，多关注医疗卫生设施系统中某一类设施分布格局的特征和影响，对不同类型医疗卫生设施组成设施体系的分布格局系统性特征和影响缺乏深入的探讨。现实中这些医疗卫生设施在逻辑上和功能上存在显性或隐性的联结关系，交互依存的特征明显[249]。虽然独立的某类医疗卫生设施在应对人们医疗卫生服务需求时发挥了重要作用，但由于对各医疗卫生设施之间衔接关系的处理还比较松散且缺乏系统性，基于孤立出来的医疗卫生设施确定的分布格局优化策略会有其作用的局限性，围绕医疗卫生设施体系的研究有待加强。

（3）切入的主要视角方面。已有关于医疗卫生设施分布格局的研究中，充分发挥了多学科交叉融合优势，使得医疗卫生设施分布格局特征和影响的研究过程更加体现综合性、动态性，对医疗卫生设施分布格局发展目标的设定多围绕一定阶段内既有的医疗卫生设施空间配置和管理需求展开，主要关注当下静态格局的调节与优化，对医疗卫生设施分布格局单一维度发展目标的纵深研究成果较为丰富，而在综合性、动态性、协调性等多维发展目标协同导向下，区域医疗卫生设施布局策略还需深入探索，以避免单一维度目标导向下可能形成的局部地区最优而非全域最优的问题。

（4）分析的空间尺度方面。已有关于医疗卫生设施分布格局的研究中，在测度医疗卫生设施分布格局特征和影响的关联指标时，多在孤立的空间层级基于行政边界的大空间尺度展开分析，获得了较为宏观的研究成果，有力支撑了特定空间层级医疗卫生设施结构比例、总量规模、组织架构等方面治理策略的制定，但由于未充分考虑不同空间层级和不同地区之间的互动关系和流通系统特征，致使相关治理策略的效能受限，难以满足多空间层级精细化协同治理的需求，需要融合区域协同理念开展多空间尺度相关特征和影响的系统分析。

（5）使用的资料方法方面。已有关于医疗卫生设施分布格局的研究中，囿于医疗卫生设施分布格局相关数据的可获取性，多采用统计年鉴等实际数据，通过统计分析及关系梳理，获取宏观层面医疗卫生设施分布格局相关特征和影响，或者构建理论模型利用虚拟数据通过仿真模拟，获取图示化、定量化的医疗卫生设施分布格局相关特征和影响。所获取的时间维度上的演变规律和空间维度上的地区差异，为调控医疗卫生设施分布格局科学性和合理性提供了重要的决策依据。但由于数据精度，以及时空维度协同研究等方面的不足，空间评价单元较大，研究结果中相关指标的空间分布精细程度和所制定策略的适用区域范围大小受限，需要顺应当前国土空间规划领域融合多源时空数据和地理空间数字化建模分析的发展趋势，开展评价单元更加精细的研究工作。

2.8 本章小结

本章围绕第一章确定的"区域协同理念下医疗卫生设施分布格局特征、影响、优化"研究主题，收集并整理国内外关于医疗卫生设施分布格局特征、影响，以及医疗卫生设施区域协同方面的研究成果和实践案例，利用传统的文献梳理方法以及 CiteSpace 6.1.R2 文献计量分析软件，对获取的文献资料进行归纳总结和对比分析，综述了医疗卫生设施分布格局与区域协同理论研究和实践研究成果的关注重点、发展动态、内在逻辑、不足之处，并对相关研究进展进行评述，为本研究的顺利开展提供理论支撑和经验参考。

第3章 理论基础与研究方法

3.1　概念界定

3.1.1　医疗卫生设施相关概念界定

3.1.1.1　医疗卫生设施

大卫·哈维提出空间是承载社会实践活动的物质基础[250]，基本公共服务设施是公共服务的物质承载空间和基本保障，主要为维持经济和谐发展、社会稳定团结，以及人的生存发展提供基本保障，它们往往具有一定的公共性、服务性等典型特征。通常按照功能、用途、服务等划分为医疗卫生设施、教育设施、社会社会福利设施、文化体育设施、生活性基础设施五大类[251,252]。其中，医疗卫生设施为医疗服务、公共卫生相关的疾病预防控制和医疗救治活动提供物质空间载体。这些医疗卫生设施通过彼此之间的协同，以及与周围关联要素的协同，支撑和保障疾病预防控制和医疗救治活动有序进行。

医疗卫生设施是为保障人们可持续和高质量地生活生产而提供的系列与疾病预防、医疗卫生密切相关服务活动的场所，以及为促进人们健康发展和提升区域健康服务水平而配置的物质空间。其具有平时医疗救治和战时应急救援的双重功能，不仅包含了传统医疗卫生服务所特指的从事疾病诊断、治疗活动的医院、社区卫生服务中心（站）、乡镇卫生院和其他医疗卫生设施[253]，还包含了应对突发公共卫生事件等非常规医疗卫生需求而设立的应急救援和支撑保障设施体系，如野战医院、集中隔离设施、物资仓储设施、生命线系统、监测预警平台等。

综上所述，医疗卫生设施体系涵盖预防控制体系、医疗救治体系、服务支撑体系、决策管理体系四部分内容，如图3.1所示。为更加深入和系统地探究惠及民生且群众获得感更加直接的医疗卫生服务，本书主要围绕医疗救治体系展开研究，该体系由能够提供诊疗、救治、住院、急救等服务的具体医疗卫生设施组成，包含医院、基层医疗卫生设施、专业公共卫生机构三大类，其组织架构如图3.2所示。

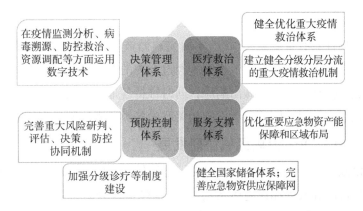

图 3.1　医疗卫生设施体系概念框架及主要任务

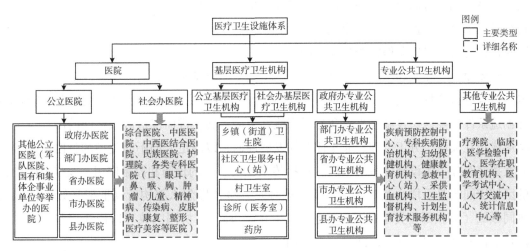

图 3.2　中国现行医疗卫生设施体系组织架构

资料来源：《全国医疗卫生服务体系规划纲要（2015—2020 年）》。

3.1.1.2　医疗卫生设施布局韧性

韧性的概念与现有的脆弱性、健壮性、容错性、灵活性、敏感性等概念内涵有相似甚至相互重叠之处，但本质区别在前者多描述过程，而后者多关注某个时点上的状态[113,254]。韧性的相关概念先后经历了工程韧性、生态韧性、演进韧性的发展过程，各自的特点在于初始状态、扰动状态、平衡状态之间关系的差异。当系统遭受扰动后，工程韧性呈现的是平衡状态恢复到初始状态，且只有一个平衡状态；生态韧性与工程韧性的区别在于恢复时的状态不只是原始状态，也有可能形成新的平衡状态；而演进韧性与前两者的区别在于韧性不只是系统对初始状态恢复，还应该是复杂社会生态系统为回应压力和限制条件而激发的持续性、适应性和转变性的能力[255-257]。

韧性概念在 1973 年首次推广应用到生态系统，该生态韧性概念被学界广泛认可[258,259]，后被引用拓展到医疗卫生领域[260,261]。医疗卫生设施具有公共性和空间性的特点，对具有不同韧性特征的医疗卫生设施进行合理地组合搭配并优化空间配置，是新时代增强医疗卫生设施布局韧性的必要途径，也是提升医疗卫生设施体系防疫韧性的重要环节，对增强城市韧性具有重要意义[255]。本研究遵循被广泛接受的韧性概念范式，界定医疗卫生设施布局韧性的概念，医疗卫生设施经过合理的布局设计后，在应对外界突发性传染病疫情灾害随机扰动时能及时做出响应，同时维持各地区之间疾病预防控制和医疗救治水平处于平衡状态，并保持医疗卫生设施相关联的各类要素协同运作的能力。

3.1.1.3　医疗卫生设施区域协同发展

医疗卫生设施区域协同发展，是通过对一定区域内医疗卫生服务所涉及的设施（包括各类型医疗卫生设施和其支撑设施体系），以及保障这些设施有效运转的人员（包括医技人员和患者）、资金、物资等要素进行有序组织和管理协调，建立并落实医疗卫生设施的共建共享机制，进而充分发挥医疗卫生设施守护人们身体健康和生命安全的重要职责，实现维护健康公平和保障健康安全的目标。这其中不仅包含了对平时医疗服务需求的考虑，同时也包含对疫时应急医疗服务需求的考虑。

具体而言，在兼顾平时和急时的医疗卫生服务需求基础上，对一定空间范围内的医疗卫生设施进行合理的组织安排和科学的空间布局，使相关设施最大限度地达到均衡分配，并创造条件保障这些设施在平时和急时都能够有序运转，进而促进区域之间的医疗卫生设施形成相互关联、分工合理、非零博弈的发展局面，以满足人们不同类型的就医需求，从而发挥好医疗卫生设施体系对疾病（包括传染性疾病）的预防和控制作用。医疗卫生设施的区域协同既是手段也是目标，主要涵盖协同策略（即怎么架构行动框架和如何运作）、协同领域（即在哪些类型的医疗卫生服务中开展协同）、协同区域（即依托哪些重点区域以什么样的功能定位开展协同）三个方面。

3.1.2　公共卫生相关概念界定

3.1.2.1　公共卫生

公共卫生较全面且影响深远的定义源自1923年，并于1952年被世界卫生组织采纳沿用至今，即公共卫生是一门通过有组织的社区活动来改善环境、预防疾病，延长生命和促进心理躯体健康，并能发挥个人更大潜能的科学和艺术[262-264]。强调有组织地将优化物质环境和改善社会环境、深化个体预防与及时诊疗救治进行融合，以实现健康素养提升、疾病预防控制、公众健康促进、生命质量提高等目标。美国城乡卫生行政人员委员会对公共卫生定义是通过评价、政策发展和保障措施来预防疾病、延长人的寿命和促进人的身心健康的一门科学和艺术。公共卫生领域所采取的行动主要包括改善自然和社会环境卫生、提供基本医疗卫生服务，以实现疾病早期诊断和预防治疗、预防和控制传染性疾病、向人们宣传健康卫生知识以增强公众的健康素养，建立保障人人都能达到健康生活标准的制度以维护健康公平等。在实践应用中，公共卫生领域主要包含如图3.3所示的健康改善、健康维护、健康服务三部分，涉及健康外围环境的改善、健康威胁风险的控制、健康服务质量的提升等内容[265,266]。

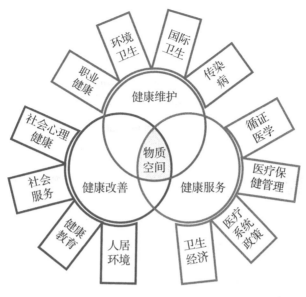

图 3.3 公共卫生的三大领域

资料来源：参考文献[265,267]。

3.1.2.2 公共卫生安全

2007 年世界卫生组织在《世界卫生报告：构建安全未来 21 世纪全球公共卫生安全》中提出了"公共卫生安全"的概念。该报告将公共卫生安全定义为"为尽可能减少对一个国家的不同人群、不同团体、不同区域以及跨国性群体健康的紧急公共卫生事件发生的可能性，而采取的预见性和反应性行动"。因此，本书界定公共卫生安全的概念为通过预见性和反应性行动（即灾前对防控设施等做好应急准备、灾中通过及时启动和调整相关设施功能等措施做出响应），将风险控制在一定的范围，最大限度地确保人群免受突发公共卫生事件的威胁，并尽可能避免其溢出（如传染病疫情的大面积扩散）而对经济、社会、政治、军事、外交等领域造成影响的一种状态。保障公共卫生安全是一项系统性工程，涉及应急组织和相关机制建设、体系化的法律制度保障、专业应急队伍组建与培育、安全城市规划和配套基础设施准备等，如图 3.4 所示。

本书重点就保障公共卫生安全的风险应对过程中安全城市规划与配套基础设施准备方面展开研究工作。国土空间规划作为保障公众利益和公共卫生安全的重要公共政策，是一种重要的能将保障公共卫生安全的空间需求落实到法定政策框架内的规划手段。因此，在国土空间规划视野下探讨公共卫生安全，利用国土空间规划的协调作用对保障公共卫生安全的相关设施进行科学合理的空间组织及配置布局，对于优先保证公共卫生安全乃至公共安全的基础上，为国民经济社会持续健康发展提供空间支撑具有重要意义。

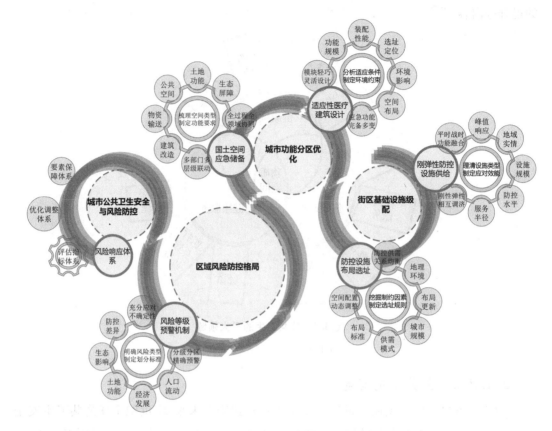

图 3.4　公共卫生安全的保障体系架构

3.1.3　韧性健康城市相关概念界定

在当前各类型灾害频发的趋势下，世界各国为追求更加稳定和谐的经济社会发展环境，已经将健康城市和韧性城市的理念广泛融入城市公共卫生安全相关领域的管理政策和措施中。其中所涉及的健康城市和韧性城市的具体内涵如下。

3.1.3.1　健康城市

健康城市在世界卫生组织 1986 年首次设立"健康城市项目（Healthy Cities Project）"后，逐渐发展并成为一项世界性行动[268]。WHO 界定的健康城市是通过不断发展和改善自然和社会环境，并充实社会相关资源，使人们在享受生活和发挥自己的最大潜力方面能够相互支持的城市[269]。健康城市项目的主要特点包括高度的政治承诺，部门间合作，社区参与，整合基本环境中的活动，制订城市健康测度表和地方行动计划，定期监测和评估，参与式研究和分析，信息共享，媒体的参与，吸收来自城市内的所有群体的意见，可持续性机制，与社区发展和人类发展的联系，以及国家和国际交流。健康城市主要指城市处于致力于不断改善自然和社会环境的进程中的一种状态。

因此，健康城市强调的是过程而非达到特定健康水平，将健康考虑纳入城市发展和管理是健康城市的关键。任何城市只要致力于发展和维护物质和社会环境，支持和促进居民更好的健康水平和生活质量，就可以启动成为健康城市的进程。健康城市最早起源于公共健康的研究，其理念大致经历了公共卫生理论主导的狭义健康理念—健康决定因素理论主导的大健康理念—国家战略主导的广义健康理念三大演变历程（如图3.5所示）[270]。土地使用、空间形态、道路交通、绿地及开放空间等国土空间规划要素都与健康城市建设有着紧密的联系[271]。这些要素均是影响健康的源头以及营造健康环境的重要支撑点，而医疗卫生设施作为保障健康和生命安全的最后一道防线，是健康的末端治理环节，在健康城市的建设中也是不可或缺的内容。因此，在健康城市理论的框架指引下，本研究就医疗卫生设施在健康公平保障方面的作用展开重点研究，探讨医疗资源布局的均等性、保障疫时就医便捷性所呈现的韧性水平。

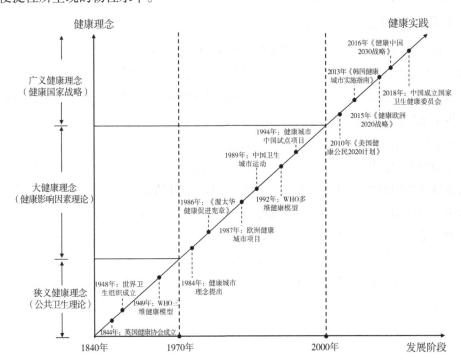

图3.5 健康城市理念及实践演进示意图

资料来源：参考文献[270]。

3.1.3.2 韧性城市

倡导地区可持续发展国际理事会（ICLEI）在2002年首次提出了"韧性城市"，将其定义为对于危害能及时抵御、吸收、快速适应并做出有效反应的城市。随后，在联合国《2005—2015年兵库行动框架》、全球100韧性城市（100 Resilient Cities）、联合国2030年可持续发展目标（SDGs）、新城市议程（New Urban Agenda）等国际性的项目和倡议下，韧性城市的研究和实践越来越丰富[272]。韧性城市是城市这一人文、环境系统组成的高度复杂耦合系统，在应对自然或人为干扰时，所展现出的当前和未来时期的恢复、学习和适应能力，主要体现在城市功能多元性、城市组织灵活性、城市要素多样性、城市网络交叉性等方面[273]。

韧性城市是韧性科学从生态理论阶段逐渐发展到城市实践阶段的重要产物，是在全球城市化的背景下，为促进城市的可持续发展，而形成的一种城市风险治理系统。在疫情常态化防控背景下，公共卫生事件作为威胁城市可持续发展的一类重要风险源，如何被有效应对，是韧性城市建设中需要考虑的重要内容之一。而医疗卫生设施体系是参与应对公共卫生事件的一类重要城市公共服务设施，且在保障社会健康平稳发展中发挥着非常重要的支撑作用。因此，探讨城市应对公共卫生风险的方面的韧性水平，特别是医疗卫生设施体系为保障公众健康安全，需具备的应急处置能力情况，对于从公共卫生领域拓展和延伸韧性城市的内涵，具有重要现实意义。

3.1.3.3 韧性健康城市

韧性健康城市是在韧性城市和健康城市概念的基础上有机融合而发展起来的[274]，主要围绕全周期健康城市管理中各类型要素的信息综合、能力评估、布局优化、效能反馈、功能链接等环节展开，是保障城市健康安全可持续发展的重要理论支撑，不仅注重培育城市对外界不确定性公共卫生风险干扰的抵抗、适应、和恢复能力，同时也注重培育从以往公共卫生事件中学习经验教训的能力，从而提升城市对公共卫生风险的适应能力。韧性健康城市是面向人的健康生活和健康工作需求，从城市的空间结构、经济结构、社会结构等健康风险具体作用对象的规划、建设、管理等方面，构建集健康危机自动防御、灾害风险自动适应、系统漏洞自动修复的健康城市可持续发展机制，保障城市在应对具有高度不确定性的健康危机时能够及时、有序、高效地响应风险，并尽最大可能减少这些危机对城市复杂系统的干扰，维护和推动城市健康有序发展[275]。因此，本研究主要借鉴韧性健康城市的理论框架，探讨医疗卫生设施在应对公共卫生风险（如传染病疫情等）时区域协同的规划、建设、管理方式。

3.2 理论基础

3.2.1 健康促进理论

从 1986 年到 2021 年，世界卫生组织已经举办了十届全球健康促进大会，健康促进理论在第一届全球健康促进大会"渥太华宣言"中被首次提出，明确了创造支持性环境和调整卫生服务方向等 5 项优先行动领域。健康促进理论是研究人们如何提升对健康决定因素的控制能力，并基于此研究如何更高效地改善自身健康水平，减少个体、行为、环境、政策等因素对健康的影响，同时在上述过程中，凝练出用以解释健康行为和指导健康促进实践的客观且理性认知[276]。健康促进是预防医学、传播学、城乡规划学、地理学等多学科交叉融合后的综合性学科，旨在形成多层次、立体化、全方位解决健康问题的策略体系。自从健康促进理论提出以来，以疾病为中心的生物医学模式中，逐渐融入了经济、社会、自然、行为、政策等支撑要素，丰富和拓展了健康事业的内涵，使越来越多的国家接受健康促进理论，并结合本国实际从健康的公共政策、有利于健康的支持性环境、缩小健康差距、健康治理与公平等方面开展了大量改善人民健康状况的工作[277]。

健康促进过程涉及社会、环境、政策等层面的干预措施，在关注传统的疾病治疗等手段之外，更加注重健康环境的营造和"治未病"理念的落实，处理和预防诸如社会环境、物理环境、健康资源保障等健康影响因素中的负面效应[278]，旨在通过合理组织和广泛协调部门、社区、家庭、个人，共同创造出能够支撑和保障人们形成健康生活方式的环境，并基于此促使个体和群体在活动行为、生活方式等方面不断改进，进而在一定区域内持续改善健康水平和提高人民的生活质量和健康素质。围绕健康促进理论的研究，主要从个体水平、社区水平、宏观水平展开，如表3.1所示，而环境、政策在促进和支持健康行为改变上，始终发挥着重要作用。

表 3.1 健康促进理论在各应对水平上的干预措施、主要目标和代表理论

应对水平	主要干预措施	核心目标	代表理论
个体水平	围绕个人的知识、信念、态度、风险感知、行为规范、动机等开展健康教育	促进个体形成健康行为	知信行理、健康信念模式、行为阶段改变理论
社区水平	提升社区能力、加强社区规范、整合社区资源	创造健康的支持性环境，促进社区居民的健康水平	社会网络理论、创新扩散理论、社区组织理论
宏观水平	协调相关部门、机构和组织，动员全社会参与，推动公共政策制定	将健康融入所有政策、健康城市创建、健康素养促进	健康治理

资料来源：由文献[279]整理。

中国医疗卫生领域的发展理念已由"治病"为中心转向以"健康"为中心，更加突出预防的重要性；与此同时，中国也在积极落实优质医疗资源的均衡布局，以破解区域之间医疗卫生设施配给不平衡不充分的问题，并促进区域之间医疗服务的协同。这些空间政策所发挥的健康环境营造作用，是健康促进理论价值的具体体现，也是健康促进理论在宏观水平上的具体应用，而医疗卫生设施分布格局与健康环境和健康政策存在较强的关联性。因此，本研究引入健康促进理论，遵循健康促进理论的价值取向，并参考健康促进理论在宏观应对水平上的环境改善、政策制定等主要干预措施，克服以往对医疗卫生设施系统性、协同性考虑不充分的弊端，顺应国内医疗卫生领域的总体发展趋势，将满足平时日

常诊疗需求的医疗卫生设施，以及为应对传染病疫情风险的医疗卫生设施组合成为一个体系，统筹开展医疗卫生设施的布局调控和区域协同对策研究。

3.2.2 流空间理论

流空间理论由社会学家 Manuel Castells 于 20 世纪 80 年代提出，其含义主要指地理空间邻接或不邻接的区域之间空间组织网络特定的运行模式，这类模式往往有利于实现经济、政治、社会、文化、生态等活动共享相关资源物质或非物质空间，进而产生了流动空间、信息流空间、网络社会三种基本新空间形式[280,281]。流空间理论在城市地理学、城乡规划、经济学、社会学等多学科交叉融合的发展背景下，已经成为城市发展格局优化、空间布局协同、新型城镇化等研究的重要理论支撑[72,282,283]。在流空间理论视域下，一定区域内由物质空间和非物质空间共同组成的要素体系具有独特的网络化、动态化特征，不仅注重系统内部之间要素的流通与互动，也强调系统内部与系统外部之间要素的流通与互动。这些要素的流通过程往往呈现出两种流动的方向，一是在上下行政等级之间的纵向要素流动，二是在区域之间的横向要素流动，两者相互交织互相影响，最终使区域内呈现出安全、高效、可持续运转的一种状态，这是中国行政体系垂直管理模式下流空间理论中国化的重要特征[284]。

城市公共卫生安全的空间组织网络中，要素流动的势能主要源自三个方面：一是区域之间保障和维护公共卫生安全的能力差异；二是这些差异与城市流动空间的结构框架；三是影响这些结构的空间主导功能和相关的空间政策[168,244]。上述三个方面是流空间理论兼顾静态空间骨架和动态要素流动，以及两者耦合关系的研究框架下所涵盖的重要内容。已有学者开始将流空间理论引入人口流动、疫情传播等因素对公共卫生安全的影响研究中[24,285]。由此可见，运用流空间理论在公共卫生安全领域开展相关研究具有可行性。由于医疗卫生设施是公共卫生安全领域关注的重要物质空间载体，并且会对人们的就医活动、医疗物资的分配、人员流动的管控等要素流动环节产生影响，在医疗卫生服务领域的研究中，引入流空间理论具有必要性。

在保障公共卫生安全的一系列措施中，调节医疗卫生设施体系的布局形态，并促进形成区域协同格局，往往发挥着非常重要的作用。其中，调节措施的制定需要综合考虑医疗卫生设施及其关联要素空间互动关系和相互影响，不仅会涉及传统的静态格局分析，也会涉及要素流动分析。因此，为发挥流空间理论中挖掘流动要素与静态要素空间上耦合互动关系的特长，在流空间理论已有研究的启发下，可更加深入地探究区域内医疗卫生服务流空间系统中，交通网络格局、建成环境、人口分布、医疗卫生设施布局等关键要素在空间上的相互影响规律，以及彼此空间互动关系的调节和优化策略。进而在医疗卫生设施体系空间配置策略制定过程中，协同考虑综合性、动态性、协调性等多维发展目标的要求，从空间治理层面实现精确性和适应性更强的医疗卫生设施布局成为可能。

3.2.3　时间地理学理论

产生于 20 世纪 70 年代的时间地理学是在古地理学和历史地理学的基础上发展起来的，综合考虑空间和时间的性质及作用，将空间事物的静态特征研究推向动态特征研究，重点探索人的活动、时间、空间三大要素的耦合关系，并利用空间中的区位、面积上的拓展、时间上的持续三个维度描述和解释人们的出行规律，即人们的出行轨迹上特定群体或个体占据特定时间和空间的自由度[79,286]。人们为了完成某项活动，需要克服能力的限制、组合的限制、管理的限制三类环境制约因素。其中，能力的限制是指人在生理或财力限制下，借助交通工具可活动的范围；组合限制是指人们某项活动目的达到的过程或路径中，人与人、人与物、物与物停留和聚集的场所；管理的限制是指道德、法律、习惯等对人们活动产生的限制[286]。由此可见，时间地理学从区位、空间、时间的综合视角，为准确深入地研究人们的出行决策和出行行为对城市建成环境的敏感程度提供了多维度的剖析途径[287]。

医疗卫生服务是人们追求身体健康和生命安全过程中不可或缺的一类活动，其中所会涉及的出行决策和出行行为，是一定区域内医疗卫生设施布局、交通网络组织、居住空间分布等多种建成环境因素综合作用下的结果，往往涉及医疗卫生服务相关联要素在不同空间尺度下的相互影响规律，以及不同地区之间的互动关系，均与人们的就医出行活动密切相关。在医疗卫生服务领域的研究中，引入时间地理学理论，将有助于破解在传统的医疗卫生设施宏观治理策略研究中，对人们就医出行活动的影响规律和关联要素互动关系等内容的关注度不够的问题，进一步提升相关对策的层级性、精细性。因此，将时间地理学理论作为指导本研究的重要理论基础之一，用于指引本研究探索医疗卫生服务领域中，与人们就医出行行为和就医选择相关影响要素的作用机制，特别是不断完善的交通系统对人们获取医疗卫生服务活动范围的影响，即在研究区域内交通组织格局支撑下，医疗卫生设施的服务覆盖范围、人们获取医疗卫生服务的时间成本的分布规律。在此基础上，进一步探索医疗卫生设施配置方面需要优化和调整的内容。

3.3　研究数据来源及预处理

3.3.1　地理空间数据

本研究中所涉及的行政边界、交通路网、居民地、建设用地四类地理空间数据类型、数据来源及其用途如表 3.2 所示。上述所有地理空间数据均采用统一的投影坐标系——中国兰伯特等角圆锥投影（China Lambert Conformal Conic）配准和矫正，以保证后续地理空间分析中空间坐标的和相关边界（如行政边界）的一致性。考虑到数据的权威性和时效性，本研究中在最大限度保持时间精度一致的情况下选择最相近年份的数据纳入研究范畴。由于受大范围详细数据可获取问题的影响，采用的交通网络数据和居民地数据是 2015 年的数据。其中交通网络数据主要包括铁路、高速公路、轨道交通、主干道、干道、次干道、其他道路及以下道路的分布。将 1990 年、2000 年、2010 年、2020 年的建设用地数据分别用于代表 1980 年代、1990 年代、2000 年代、2010 年代的建设用地。

表 3.2 地理空间数据类型、来源及其概况

数据名称	数据来源	说明	现势性
行政边界数据	国家基础地理信息中心（www.webmap.cn）公众版 1∶100 万公众版基础地理信息数据	以 2019 年行政边界为基准，对比湘、鄂、豫医疗卫生服务相关指标的分布规律，不考虑研究时段内行政边界的变化。格式为矢量数据	2019 年
交通路网	国家基础地理信息中心（www.webmap.cn）公众版 1∶25 万全国基础地理数据库	主要用于医疗卫生设施就医便捷性的相关研究，以及医疗卫生设施布局韧性的相关研究中。格式为矢量数据	2015 年
居民地	国家基础地理信息中心（www.webmap.cn）公众版 1∶25 万全国基础地理数据库	主要用于医疗卫生设施就医便捷性的相关研究，以及医疗卫生设施布局韧性的相关研究中。格式为矢量数据	2015 年
建设用地数据	资源环境科学与数据中心（https：//www.resdc.cn）	包含城乡、工矿、居民用地三类用地，主要用于医疗卫生设施布局均等性的相关研究中。格式为栅格数据，空间分辨率为 1 km	1990 年 2000 年 2010 年 2020 年

资料来源：依据相关统计年鉴数据整理。

3.3.2 医疗机构数据

依据国家统计局界定的医疗卫生设施体系，由医院、卫生院、门诊、诊所、村卫生室、急救中心、疾病预防控制中心、社区卫生服务中心、社区卫生服务站、血站、卫生计生、疗养院等部门组成，主要分为医院、专业公共卫生机构、基层医疗机构、其他医疗卫生设施四大类。医疗机构数据有两套，分别为历年医疗机构 POI 数据和卫生统计年鉴数据。

（1）历年医疗机构 POI 数据。由于本文中将重点关注医疗卫生服务方面的特征，采用具有空间属性的 POI 数据开展相关研究是必然选择，但数据的可靠性有待验证。为保证研究结果准确可靠，故采集传统研究中应用广泛且具有权威性的统计年鉴数据作为验证数据，以核验利用 POI 数据计算的相关指标的可靠性。该数据是以《中国卫生统计年鉴》中医疗机构类别的类型为关键词（如表 3.3 所示），通过基于政府公开数据能够在线提供全国 2.8 亿家社会实体、300 余种数据维度信息的天眼查（www.tianyancha.com）查询得到 65785 条记录，剔除重复或不相关数据获得涵盖参保人数、注册资产信息的医院、专业医疗机构、基层医疗机构、其他医疗机构四类共计 57405 个，医院、专业医疗机构、基层医疗机构、其他医疗机构的具体统计量数据如表 3.4 所示。

表 3.3　医疗卫生设施数据查询关键词

大类	小类
医院	综合医院、中医医院、中西医结合医院、民族医院、各类专科医院和护理院
专业医疗机构	疾病预防控制中心、专科疾病防治院、健康教育中心、妇幼保健院、血站、急救中心、急救站、计划生育技术服务机构
基层医疗机构	卫生服务中心、卫生服务站、卫生院、卫生室、卫生所、门诊部、诊所、医务室
其他医疗机构	疗养院、医学科研机构、医学在职教育机构、医学考试中心、卫生人才交流中心、卫生统计信息中心

资料来源：《中国卫生统计年鉴》。

表 3.4　网络爬取的湘鄂豫 1980—2019 年（四个年代）医疗机构数

单位：个

省份	年代	医院	专业医疗机构	基层医疗机构	其他医疗机构	总数
湖南	1980 年代	496	345	2322	11	3174
	1990 年代	572	349	2327	56	3304
	2000 年代	1100	357	2800	6050	10307
	2010 年代	3630	456	3567	17256	24909
湖北	1980 年代	524	329	1414	26	2293
	1990 年代	622	334	1436	45	2437
	2000 年代	985	363	1573	2365	5286
	2010 年代	2294	427	2482	11977	17180

续表

省份	年代	医院	专业医疗机构	基层医疗机构	其他医疗机构	总数
河南	1980 年代	712	479	2000	34	3225
	1990 年代	845	482	2002	41	3370
	2000 年代	1209	489	2103	1295	5096
	2010 年代	4441	601	3910	6364	15316
总数		10365	1484	9959	35597	57405

资料来源：天眼查网站 www.tianyancha.com。

1980 年代、1990 年代、2000 年代、2010 年代四个年代各类型医疗机构数分别对应的是截至 1989 年、1999 年、2009 年、2019 年医疗机构累计数。百度 API（https://lbsyun.baidu.com）中通过地理编码获得所有医疗机构注册地址的空间坐标，依据医疗机构成立日期和经营状态中含注销、吊销或证书废止的日期识别和处理医疗机构的增设和倒闭情况。为便于研究统计，假设所有倒闭机构在其倒闭年份所处的年代内均提供医疗卫生服务，而下一年代内该类倒闭的医疗卫生设施不再提供服务。所获取的医疗机构数据中，有注册资金信息的医疗机构数占比 73.27%，无注册资金信息的医疗机构被赋予同类机构注册资金的均值，所有注册资金转换为以 2017 年为基准的不变价格。各类医疗机构数量与《中国卫生统计年鉴》《湖南统计年鉴》《湖北统计年鉴》《河南统计年鉴》中的数据比照验证，发现两类数据源中各类型医疗机构数据的相似度在 0.238~0.999 之间，且无显著性差异，说明 POI 数据可靠。

（2）卫生统计年鉴数据。该数据在采集的过程中，优先采用国家级年鉴的数据，若无相应数据则进一步采集省级卫生年鉴的数据作为补充。如果上述两类数据源中均无相应数据，则采集《湖南统计年鉴》《湖北统计年鉴》《河南统计年鉴》中的数据作为补充。1980 年代、1990 年代、2000 年代、2010 年代的数据是各年代末相近年份的统计年鉴数据，分别对应 1990 年《湖南统计年鉴》《湖北统计年鉴》《河南统计年鉴》，以及 2003 年、2010 年、2019 年的《中国卫生统计年鉴》。通过对上述资料的收集整理，湘、鄂、豫三省医院、专业医疗机构、基层医疗机构、其他医疗机构数共计 163855 个，具体数据统计量如表 3.5 所示。湘、鄂、豫三省各类型医疗机构的数量整体呈现出上升的趋势，将医疗机构 POI 数据和卫生统计年鉴数据和从数量上进行初步的对比参照和验证，发现各年代医疗机构 POI 总量变化趋势与统计年鉴数据的相似，说明所采集的医疗机构 POI 数据可靠。

表3.5 统计年鉴中湘鄂豫1980~2019年（四个年代）医疗机构数

省份	年代	医院	专业医疗机构	基层医疗机构	其他医疗机构	总数
湖南	1980s	574	281	9038	23	9916
	1990s	717	448	13620	18	14803
	2000s	768	512	53801	8	55089
	2010s	1552	851	53788	6	56197
湖北	1980s	473	283	9123	20	9899
	1990s	599	436	8950	23	10008
	2000s	614	423	31665	26	32728
	2010s	995	504	34912	19	36430
河南	1980s	723	392	7226	20	8361
	1990s	1102	409	11950	101	13562
	2000s	1193	537	73870	97	75697
	2010s	1825	1589	67730	84	71228
总数		4372	2944	156430	109	163855

资料来源：卫生统计年鉴和天眼查网站。

医疗机构数据可靠性。利用湖南、湖北、河南的各类型医疗机构POI总量和卫生统计年鉴数据进行相关性分析，发现不同来源同类型医疗机构数量的相关性绝对值在0.238~0.999之间（详见表3.6）。相关性较低的类型是其他医疗机构，这是由于统计年鉴中该类型医疗机构统计口径被调整而引起的。另外，不同来源不同类型医疗机构数量的相关性均存在近似的规律。由此可知，两类数据源中医疗机构数相似度较高，说明采集的POI数据具有可信度。

表3.6 湘鄂豫不同数据来源的同类型医疗机构数的相关性

省份	医院	专业医疗机构	基层医疗机构	其他医疗机构	总数
湖南	0.993	0.944	0.843	−0.853	0.820
湖北	0.981	0.764	0.749	−0.491	0.794
河南	0.933	0.999	0.560	0.238	0.653

为比较两类数据之间是否存在差异，对各类型医疗机构时间序列数据进行方差分析，采用无重复双因素分析方法，得到的分析结果如表3.7所示。所有类型医疗机构在两类数据源之间无显著性差异（F小于F crit），说明研究中使用的医疗机构POI数据与统计年鉴的数据相比，具有同等程度代表性。因此，通过天眼查网站获取的医疗卫生设施数据能够用于表征医疗卫生服务领域的客观发展规律。

表 3.7　湘鄂豫不同数据来源的各类型医疗机构数差异分析

省份	医疗机构类型	观测组数	F	P-value	F crit
湖南省	医院	4	1.100	0.371	10.128
	专业医疗机构	4	2.368	0.221	10.128
	基层医疗机构	4	6.121	0.090	10.128
	其他医疗机构	4	2.058	0.247	10.128
	总量	4	7.109	0.076	10.128
湖北省	医院	4	2.136	0.240	10.128
	专业医疗机构	4	2.193	0.235	10.128
	基层医疗机构	4	8.065	0.066	10.128
	其他医疗机构	4	1.584	0.297	10.128
	总量	4	10.186	0.050	10.128
河南省	医院	4	0.760	0.447	10.128
	专业医疗机构	4	0.720	0.459	10.128
	基层医疗机构	4	4.648	0.120	10.128
	其他医疗机构	4	1.530	0.304	10.128
	总量	4	4.699	0.119	10.128

综上所述，通过多种定性的趋势分析和定量的相关性分析，以及方差分析，对本研究中所采用的 POI 数据可信度进行了验证。结果表明，该 POI 数据可信度较高，为利用该数据进行后续医疗卫生服务空间格局特征和影响等方面的分析，提供了重要的可靠性保障。

3.3.3　人口统计数据

1990—2010 年湘、鄂、豫各市人口数据，分别来源于第四次、第五次、第六次全国人口普查分县数据，其他年份的人口数据分别由《中国 1982 年人口普查资料》《中国 2019 年人口和就业统计年鉴》获得。具体而言，将 1990 年、2000 年、2010 年、2019 年的人口分布数据分别用于代表 1980 年代、1990 年代、2000 年代、2010 年代的人口分布。为方便研究中统计和比较湘、鄂、豫三省医疗卫生设施布局均等性水平的时空演变规律，以 2017 年的行政边界为基准且不考虑研究时段内行政边界的变化，同一空间位置上的数据归并到对应的行政区域内。

从总体分布格局来看，研究区域内的人口一直呈现出东高西低、南多北少的分布格局；从湘鄂豫三省各个年代的人口分布演变趋势看，各省的人口布局呈现出向东部聚集，以及向省会城市集中的发展趋势。研究中所涉及的时间范围较长，空间范围较大，并且考虑的空间尺度较为精细，而具体到县的人口统计相关的数据，在已有的研究中多使用人口普查数据或《人口和就业统计年鉴》数据。考虑到数据的可获取性、权威性、准确性，故选取研究时段内的历次人口普查数据和具体年代相近年份的《人口和就业统计年鉴》作为本研究的人口数据来源。另外，本研究主要考察研究区域内相关指标在时间维度和空间维度的总体变化趋势，因此忽略了两类数据源之间统计方法和统计口径的差异。

3.4 主要研究方法

3.4.1 数据、方法、参数的可靠性研究

通过网络抓取、学术论文梳理、行业相关部门调研等手段，收集整理和查阅医疗卫生服务相关的科研文献、统计资料、规范标准、政策文件、网络报道等共计约 1400 份（如表 3.8 所示），以及 1980—2019 年期间可表征医疗卫生服务建设和发展水平的相关数据资料，重点关注医疗卫生设施规模和空间布局形态方面定性或定量的信息，如工商注册资金、选址、医护数、患者诊疗量等，以及突发公共卫生事件全过程对医疗卫生服务相关领域造成的影响。

表 3.8 研究中查阅的文献资料分布

资料类型	数量	来源
科研文献	778	知网、Web of Science 文献数据库
统计资料	124	湖南、湖北、河南及国家相关统计年鉴或统计公报
规范标准	84	政府相关部门官网
政策文件	47	政府相关部门官网
网络报道	456	互联网新闻、微信公众号推文

研究使用不同来源的资料相互印证和补充完善，利用定性和定量的文献分析方法深入挖掘研究数据价值，从而为系统地梳理医疗卫生设施区域协同研究主题相关的背景环境、经典理论、学术动态、研究视角、技术方法等提供重要支撑，并为后续深入研究奠定定性和定量的数据资料基础。本研究聚焦于医疗卫生设施分布格局特征、影响、优化，通过对多种来源的数据进行综合集成和关联分析，基于多个维度的相互比照和验证，对研究问题进行定性的缘由解析和理论依据挖掘，从而梳理出研究视角和思路。

由于本研究中涉及的研究范围较大，采用的研究数据多元且年份跨度较长，所使用的模型参数也比较多，数据的精度以及参数的代表性和科学性，对定量研究结果的可靠性，以及相关问题分析和解读的严谨性、准确性具有重要意义。若对数据的选用和参数的设置

处理不当，则会严重影响研究成果的可信度以及相关对策的落地性。为避免此类问题发生，本研究在开展之初便通过文献阅读和资料的比对，对研究数据、研究方法、模型参数进行了比选工作。

3.4.1.1 研究数据的选取过程

从现有国内外文献中梳理与医疗卫生服务主题相关的研究中所使用的数据名称，以及这些数据的具体用途、数据来源、数据特色、适用范围，并确定出研究数据清单（如表3.9所示）。然后对照本研究中研究范围的大小、研究区数据的可获取、可获取数据的时效性和精度，从数据清单中甄选出本研究所需的数据，并按照研究需要对数据进行预处理，如不同计量单位数据的归一化、面板数据中缺失数据的补齐、POI数据的经纬度坐标矫正、矢量数据边界的匹配与统一、栅格数据网格单元大小的一致性处理。

表3.9 医疗卫生服务相关研究中部分数据特征概况

数据名称	主要用途	数据来源	数据特色	适用范围
统计年鉴数据	医疗卫生服务供给均等性、效能评估	统计年鉴	官方数据，多为规模总量数据	全国、省域、市域
POI数据	医疗机构的可达性和承载力	百度、高德	经纬度坐标，位置精确	省域、市域、县域
手机信令数据	医疗机构的访问量及其来源	中国电信、中国移动、中国联通三大电信运营商	精细的人活动轨迹数据	县域、镇域
人口分布数据	医疗卫生服务需求分布规律	人口普查、国家地球系统科学数据中心、LandScan等	按行政区统计的数据或经模型推算的千米网数据	省域、市域
人口迁徙数据	传染病疫情风险扩散路径	百度、高德、腾讯	行政区之间的人口联系	全国、省域、市域
浮动车轨迹数据	居民就医出行轨迹分布特征	提供高精度位置信息服务的企业	车辆移动轨迹数据	市域、县域
交通路网数据	就医出行路径、医疗卫生服务可达性	Open Street Map、国家基础地理信息中心等	道路的分布，承载交通流量的真实通道	省域、市域、县域
土地利用数据	医疗卫生服务与外部建设环境的关系	资源环境科学与数据中心、地理空间数据云	遥感影像解译的大范围土地利用分布数据	省域、市域、县域
建筑轮廓数据	有潜在就医需求的人口分布	百度、高德、腾讯、Open Street Map、BigMap	建筑的分布，人们活动的主要场所	市域、县域、镇域

3.4.1.2 分析方法的甄选过程

围绕本研究主题医疗卫生设施分布格局特征、影响、优化内容，通过知网、Web of

Science 文献数据库检索相关的论文和实践案例，从方法层面进行梳理和比照，按照已有研究和实践应用中普遍关注或使用的方法为原则，甄选出本研究中可能会用到的研究方法清单，并梳理各研究方法的发展历程、难易程度、适用范围和数据要求。然后结合本研究中研究区范围大小和能获取到的数据，从方法清单中按照数据处理难度适中、分析结果可空间化、符合研究逻辑需要为原则进一步筛选出最终的研究方法。例如，本研究中关于医疗卫生设施服务便捷性（即就医交通时间成本）的研究方法筛选过程如图 3.6 所示。

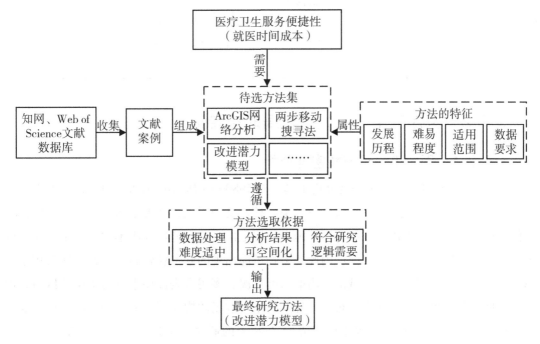

图 3.6　医疗卫生设施就医便捷性研究方法筛选过程示意

3.4.1.3　模型参数的设置过程

本研究中涵盖的医疗机构类型较多，各类医疗机构具有不同的等级和规模特征，并且医疗机构服务的区域也具有行政等级上的差异。人们就医过程中，出行方式和出行路径的选择也存在很大的差异，而承载这些出行行为的道路所具备的等级和允许的交通速度也存在差异。上述种种差异对应到研究过程，就是选取的研究方法中各个模型参数设置，如各类型医疗机构的医疗卫生设施服务能力、就医极限通勤时间、出行方式组合、路网通行速度四类参数。

对复杂参数集进行精确合理的设置，是保障研究过程科学和研究结果可靠的重要手段。本研究在开展模型方法应用过程中，对各类参数的设置尽量遵照现实客观规律，并参照已有研究中较为成熟的设置规则，尽可能做到所有参数的设置都有结合现实情况的具体说明，以及有相关的文献依据作为理论支撑。针对本研究中主要涉及的上述四类参数，各个参数的设置规则及其依据如表 3.10 所示。

表 3.10　研究中主要参数类型及其设置依据

参数类型	参数设置说明	设置依据
医疗机构服务能力	利用各医疗机构注册资金和参保人数综合测算	现实运行情况
就医出行方式组合	以乘坐汽车和轨道交通两种方式及其组合为主	通用的简化方法
就医极限通勤时间 /min	医院（60）、专业医疗机构（30）、基层医疗机构（15）、其他医疗机构（10）	参考文献[288-291]
路网通行速度 /（km/h）	铁路（180）、高速公路（100）、轨道交通（80）、主干道（60）、干道（40）、次干道（30）、其他道路（20）	参考文献[105,292-295]

3.4.2　医疗卫生设施分布格局时空特征分析方法

3.4.2.1　医疗卫生设施核密度分析

利用 ArcGIS 10.6 中的核密度分析工具，对 1980—2019 年间的医疗卫生设施的总体分布趋势进行分析，并用自然断点法进行分类。核密度分析认为某类事物在一定的空间范围内的任何位置都有可能出现，但在不同地理位置上出现的可能性大小不同，如果某区域内该事物出现的次数较多，则该区域内此类事物可能出现的频率就较高。该方法通常用于计算某一类要素在其周围一定邻域范围内的密度情况，多用来表征要素较为集中的区域，即直观地展示某类事物在空间上分布的差异。由于密度场的构建存在显著的尺度效应，而该尺度的大小与密度场构建过程中的带宽有着紧密的联系。根据研究需要将带宽设置为 50 km，该参数设置依据如下：①研究区域内所有市级行政单元辖区面积的平均值为 11467.26 km²，若按照正方形规则计算则其边长为 107.09 km，考虑到研究区内市级行政区多为狭长形的多边形，为保证核密度分析过程中搜索半径在市辖区范围内，将带宽（即搜索半径）设置为 50 km，其含义是在市辖区内某点的就医活动最远能够受到距离该点 50 km 远的医疗机构影响；②该带宽参数对应的距离与《上海市医疗卫生设施布局规划（2008—2020）》中提出的"乘坐公共交通 60 min 内可达三级医院"的规划内容存在相似之处，即公共交通行驶 60 min 的距离大约为 50 km。

3.4.2.2　医疗卫生设施布局均等性水平的时空规律分析

以 1980 年到 2019 年为研究时段，将其分为 1980 年代、1990 年代、2000 年代、2010 年代四个时期，以千米网为基本评估单元分析湘、鄂、豫三省医疗卫生设施分布格局区域均等性水平的空间分布和演变规律。

（1）医疗卫生设施布局均等性的定量测度方法。

第一步：基于建设用地分布的各时期人口空间网格化。城市建设用地（城镇用地、农村居民点用地、其他建设用地）反映了城市的综合发展情况，是从空间形态上测度城市发展水平的重要数据源[296]，已被学者们用于大范围的人口估算[297]。参照林珲等[298]运用 Dasymetric 映射设计的人口空间网格化方法，在城市建设用地的基础上计算各时期人口的空间分布[299]。该方法假定人口只分布于城市区域，而植被、水体、裸土等透水区域内无人居住，进而可将行政区统计人口分配到对应区域的不透水面中。具体计算过程如表 3.11 所示。

第二步：医疗卫生设施服务水平区域差异测算模型。医疗卫生设施都能够为全域范围内的居民提供医疗卫生服务，但相互之间存在一定的竞争关系，对于空间中的任一点，其享受的医疗卫生服务水平理论上是各个医疗机构在该点的服务量，但距离会阻碍居民到更远的地方就医[300]，因此，采用 Huff 模型以 1 km 为栅格单元，计算各时期区域内医疗卫生设施服务量的空间分布。由于不同医疗机构所提供的服务存在较大的差异，而其注册资金越大则说明该机构提供医疗卫生服务的实力更强，同时也对患者就医更具有吸引力。另外，等级高的医疗机构往往注册资金较大且参保人数较多（如三甲医院），该类医疗机构建设水平和设施完备程度较高且社保参保人数多，其提供医疗卫生服务的实力更强且对患者就医更具吸引力[197]，故采用医疗机构的注册资金和参保员工工资总量（参保人数与全国医疗卫生行业平均工资的乘积）综合表征该机构的医疗卫生服务潜力。

表 3.11　基于不透水面的人口空间网格化过程

步骤	计算内容	公式
①	以 3×3 邻域计算建设用地密集度值，中心像元的值为邻域内建设用地像元数与邻域像元总数的比值，取值为（1, 8/9, 7/9, 6/9, 5/9, 4/9, 3/9, 2/9, 1/9）	
②	计算行政区 C 的平均人口密度 p_c，以及该区域内建设用地的 9 类密集度值区域对应人口密度 p_{bc}，分别由行政区 C 内的总人口 P_{zc}，对应区域内的建设用地总面积 A_{zc} 和各建设用地密度值 b 对应的建设用地总面积 A_{bc} 比值得到，其中 b 为 1 到 9 的整数，以下 b 取值相同	$p_c = \dfrac{P_{zc}}{A_{zc}}$ $p_{bc} = \dfrac{P_{zc}}{A_{bc}}$
③	计算行政区 C 人口密度分量 d_c，以及该区域内 9 类建设用地密集度值区域对应的人口密度分量 d_{bc}	$d_c = \dfrac{p_c}{\sum\limits_{b=1}^{9} p_{bc}}$ $d_{bc} = d_c \times \dfrac{A_{bc}}{A_{zc}}$
④	分别计算行政区域 C 中 i 地建设用地面积 A_{ci} 和各建设用地密集度值区域的总面积 A_{bc} 和与建设用地总面积 A_{zc} 的比例 a_{ci} 和 a_{bci}	$a_{ci} = \dfrac{A_{ci}}{A_{zc}}$ $a_{bci} = \dfrac{A_{bc}}{A_{zc}}$

续表

步骤	计算内容	公式
⑤	计算行政区域 C 中 i 地的人口数据 R_{ci}，其中 N_{bc} 为行政区 C 中建设用地密集度值 b 对应的单元格数量	$R_{ci} = \dfrac{d_c \times a_{ci} \times p_c \times A_{bc}}{\sum\limits_{b=1}^{9}(d_{bc} \times a_{bci} / N_{bc})}$

资料来源：依据文献[298]整理。

每个栅格上的人口数均分对应栅格的医疗卫生服务水平，得到人均医疗卫生服务水平的空间分布，用以表征医疗卫生服务的空间格局，计算公式为：

$$B_{ijk} = \frac{\omega_k \times H_{jk}^{\mu}}{D_{ijk}^{\lambda}} \Big/ \sum_{k=1}^{4}\sum_{i=0}^{n} \frac{\omega_k \times H_{jk}^{\mu}}{D_{ijk}^{\lambda}}$$

$$F_i = \sum_{k=1}^{4}\sum_{j=1}^{m} B_{ijk} \times H_{jk}$$

$$J_i = F_i / R_i$$

式中，μ 为医疗机构规模对使用者选择影响的参变量，通常取 1；λ 为到医疗机构的距离对使用者选择该医疗机构影响的参变量，通常取 2；B_{ijk} 为 i 地的人去 k 类型医疗机构 j 获取医疗卫生服务的概率；ω_k 为 k 类型医疗机构提供服务量的权重，该值反映了相应医疗机构的对使用者的吸引力，由于采用的注册资金指标已反映相应机构的实力，故 ω_k 均取值为 1；H_{jk} 为 k 类型医疗机构 j 的注册资金，该值反映了医疗机构的建设水平和设施完备程度；D_{ijk} 为 i 地到 k 类型医疗机构 j 的距离；F_i 为所有医疗机构对地点 i 的医疗卫生服务总量；R_i 为 i 地人口数；J_i 为 i 地人均医疗卫生服务水平。

第三步：融合可能—满意度模型的医疗卫生设施布局均等性评估模型。特定区域内能够为群众提供医疗卫生服务的可能性和该区域内群众对已提供服务满意度均与人口关系紧密，这与可能—满意度模型的理论基础相吻合[301,302]。同时可能性和满意度是医疗卫生设施布局均等性的外在表现，因此运用可能—满意度衡量湖南省、湖北省、河南省各阶段医疗卫生设施布局均等性的空间差异格局。该模型是将 i 地医疗卫生设施布局均等性事件的发生用取值范围为 [0,1] 的可能性和满意度两个维度指标 p_i 和 s_i 表征，而这两个维度又可以合成为关于共同属性人口数量 α_i 的可能—满意度函数，进而定量地表示 i 地该事物可能性和满意度的综合程度，用 ω_i 表示，取值范围为 [0,1]，值越高表示医疗卫生设施布局均等性程度越高，采用弱合并方法计算 ω_i 值，设函数设为 S 型曲线，对应的模型公式如下[303]：

$$\omega_i(R_i) = 1 \Big/ \left[1 + \exp\left(2 - 4 \times \frac{-\max(F) + R_i \times \max(J)}{(\max(F) - F_i) - R_i \times (J_i - \max(J))}\right) \right]$$

式中，将测算得到的各时期医疗卫生服务水平空间差异的实际值，即所有类型医疗机构对地点 i 的医疗卫生服务总量 F_i，以及 i 地的人均医疗卫生服务水平 J_i，分别作为可能—满意度模型中可能目标和满意指标的下限值；可能目标和满意指标的上限值为同时期研究区

范围内 F 和 J 的最大值，R_i 为相应时期 i 位置的人口数量。由于各时期的医疗卫生设施布局均等性水平均是参照当期实际值测算得到的，不能同其他时期横向对比。为此，按照极差法标准化各时期的可能—满意度，计算公式为：

$$\omega_{ti}^{'} = \frac{\omega_{ti} - \min\{\min(\omega_t)\}}{\max[\max(\omega_t)] - \min[\min(\omega_t)]}$$

式中，医疗卫生服务 ω_{ti} 和 $\omega_{ti}^{'}$ 分别为标准化前后 t 时期 i 地的可能—满意度值，t 为 1980 年到 2020 年间以 10 年为间隔的年份值，$\max[\max(\omega_t)]$ 和 $\min[\min(\omega_t)]$ 为所有时期可能—满意度值的最大值和最小值。

（2）医疗卫生设施布局均等性的时空差异分析方法。

城市的发展往往具有一定的方向性[305,306]，为定量测度不同方位区域内医疗卫生设施布局均等性的发展趋势，采用变异系数测度各省不同方向上均等性水平的区域差异程度。分别在湘、鄂、豫各省域范围内选取一点作为原点，以各省省级行政界限为边界，从北偏东 22.5°开始将各省域按照方位角 45°的间距均分为 8 个子区域，代表各省的东北部、东部、东南部、南部、西南部、西部、西北部、北部，分别用编码为 1 到 8 的整数表示 8 个方位区。为避免方位区划分中原点选取对结果的影响，将各省的省级行政中心和地理中心作为原点展开对比分析。其中，以省级行政中心为原点划分的方位区域分布与《中长期铁路网规划》[304]中三省高速铁路网络放射状格局吻合度较高。

若变异系数越大则表明各方向上医疗卫生设施布局均等性的差异程度越大。然后，利用运用 ArcGIS 10.6 的全局空间自相关方法，得到医疗卫生设施布局均等性程度的 Moran's I 指数，该值显著时，若值为正则高值区（或低值区）在空间上显著聚集；若值为负则高值区（或低值区）在空间上显著分散；若值为零则观测值为独立随机分布。然后，对 Moran's I 开展 Z 检验，该值显著时，若为正则存在正空间自相关，反之亦然。若观测值存在积累或分散特征，则进一步利用 Getis-Ord G* 测度医疗卫生设施布局均等性程度在空间上的冷热点区特征，若 Getis-Ord G* 显著为正，则为热点区域，反之则为冷点区域。变异系数 C_{vt}、全局 Moran's I、Z 值和 Getis-Ord G* 的计算公式如下。

$$C_{vt} = 100\% \times \sqrt{\sum_{d=1}^{8}\left(\frac{\omega_{dt} - \overline{\omega_t}}{7}\right)} / \overline{\omega_t}$$

$$\text{Moran's } I_t = \frac{\sum_{i=1}^{n}\sum_{j=1}^{n} W_{ijt}(\omega_{ti}^{'} - \overline{\omega_t})(\omega_{tj}^{'} - \overline{\omega_t})}{S_t^2 \sum_{i=1}^{n}\sum_{j=1}^{n} W_{tij}}$$

$$Z(I_t) = \frac{I_t - E(I_t)}{\sqrt{\text{Var}(I_t)}}$$

$$G^* = \left(\sum_{i=1}^{n}(W_{ijt}\,\omega_{ti}^{'}) - \overline{\omega_t}\sum_{i=1}^{n} W_{ijt}\right) / \left(\frac{\sqrt{S_t^2\left[n\sum_{i=1}^{n} W_{ijt}^2 - \left(\sum_{i=1}^{n} W_{ijt}\right)^2\right]}}{n-1}\right)$$

式中，C_{vt} 为 t 时期各方向医疗卫生设施布局均等性程度的变异系数；d 为各方向子区域编码；ω_{dt} 为 t 时期 d 方向子区域内医疗卫生服务可能—满意度值的均值，$\bar{\omega}_t$ 为 ω_{dt} 的平均值。t 为时期值；n 为观测值总数；ω_{ti}' 为位置 i 的观测值；W_{ijt} 为空间相邻矩阵（空间相邻为 1，反之为 0）；S_t^2 为 ω_{ti}' 的方差，$\bar{\omega}_t$ 为 ω_{ti}' 的平均值；$E(I_t)$ 为数学期望，$Var(I_t)$ 为方差。

3.4.2.3　医疗卫生设施布局韧性水平的分布规律分析

医疗卫生设施布局韧性水平越高，则说明医疗卫生服务遭受不同程度的扰动后，维持医疗卫生设施的服务供给接近原始水平的能力越强，医疗卫生服务体系不容易被击溃[307]。在医疗卫生设施布局韧性的研究中秉持"以人为本"的理念，借鉴前文中总结的韧性相关理论，在不确定性扰动下监测医疗卫生设施的服务供给的变化情况，进而可依据该变化幅度大小确定医疗卫生设施布局的韧性水平。用于测度医疗卫生设施布局韧性水平的指标，可从医疗卫生设施本身的规模和级别等因素中选取，也可从医疗卫生设施的就医交通时间成本等因素中选取。

对于医疗卫生设施本身的规模和级别等因素而言，其与医疗机构的综合实力密切相关，反映了各医疗机构提供服务的潜在能力，是影响人们就医目的地选择的重要因素，可以从供给侧维度直观地体现区域内医疗卫生设施的服务供给水平。采用该类指标测算医疗卫生设施布局韧性水平，能够较为具体且精细地展现韧性特征。但由于本研究中涉及的范围较大，系统且完整地获取研究区域内各类型医疗机构具体的规模和级别存在一定的难度，因此未将医疗卫生设施本身的规模和级别等因素作为医疗卫生设施布局韧性水平的观测指标。

对于就医的交通时间成本而言，其与人们实际就医活动的便捷性密切相关，反映了人们到医疗卫生设施获取服务的便利性，会对人们就医目的地选择产生一定的影响，可以从需求侧维度间接体现区域内医疗卫生设施的服务供给水平。参照已有研究将从医院、专业医疗机构、基层医疗机构、其他医疗机构获得服务的极限就医通勤时间，分别设定为 60 min、30 min、15 min、10 min[288-291]，在计算各医疗机构就医交通时间成本时，已经考虑到了各类型医疗卫生机构的极限就医通勤时间，基于随机扰动情况下就医交通时间成本，测算得到的医疗卫生设施韧性水平，在一定程度上已经涵盖医疗机构的类型和级别。另外，采用就医交通时间成本测度医疗卫生设施布局韧性水平，可使研究过程中充分融合人口分布、交通网络、医疗机构规模等经济社会方面的影响，有利于从空间维度更加精细地揭示医疗卫生设施布局韧性的发展规律及其影响机制。因此，选取就医交通时间成本作为医疗卫生设施布局韧性水平的观测指标。

现实中不确定性扰动复杂多变且无规律可循，为简化研究，将不同程度的随机扰动模拟为如下情况，即一定比例的医疗机构因突发传染病疫情而临时停止诊疗服务时，当地群众因防疫相关要求而不能便捷地前往相应医疗机构就医，总体上到医疗卫生设施就医的交通时间成本相比于未受疫情影响的区域而言会有一定程度的改变，进而影响医疗卫生服务的便捷性。上述一定比例为市域尺度下医疗机构被管控的比例，该比例从 5% 开始以 5% 的增量逐渐增加至 95%，被管控的医疗机构按相应的比例随机选择。为保证随机选择结果的可靠性，对同样比例的管控区域开展重复 10 次的随机选择试验。每次随机选择一定比例的医疗机构被管控情境下，研究区内医疗卫生设施提供服务时人们的就医交通时间成本，是在 ArcGIS 10.6 中运用路网分析工具建模分析得到[308]。

在部分医疗机构遭受随机扰动的情况下，若区域内医疗卫生服务体系的韧性较强，则人民群众医疗机构获取服务的交通时间成本虽然会受到一定的影响，但总体的变化程度较低，即多次随机试验中同等强度的随机扰动下，表征医疗卫生设施就医便捷性的指标值相对集中，反之则较为离散。因此，针对同一区域同等扰动强度下 10 次随机试验得到的就医交通时间成本，采用总体标准差衡量该指标的离散程度，得到不同扰动强度下各区域内就医交通时间成本的离散程度序列。在离散程度相同的情况下，对应的扰动强度越大则医疗卫生服务体系的韧性水平越强，反之则越弱；另外，当扰动强度相同的情况下，离散程度越低则医疗卫生服务体系的韧性水平越强，反之则越弱。

3.4.3 医疗卫生设施分布格局影响规律分析方法

在较大范围内实现医疗卫生服务的区域协同是一项系统工程，不仅需要考虑外部经济社会水平、空间发展战略方向、各地的区位特征等因素的影响，还需要考虑内部医疗卫生设施体系组织结构、空间布局、服务能力、韧性水平等因素的影响，这使得制定医疗卫生设施区域协同的适应性规划及治理策略具有一定的挑战。然而，医疗卫生服务在历史的发展进程中，受所在区域内医疗卫生设施本地条件，以及市场环境、政策引导、使用者认知等因素的综合作用，逐渐积淀并形成了各个地区独具特色的发展轨迹，主要体现在医疗卫生设施服务能力水平的空间分布特征、医疗卫生设施分布格局中蕴含的关联因素影响规律、医疗卫生设施在各层级区域之间的邻里关系等方面。这些空间上的发展规律有助于认识和理解医疗卫生设施区域协同中关联因素的相互作用过程，进而为各地区在医疗卫生设施区域协同方面制定有针对性的适应性规划布局及空间治理策略提供突破口。为此，本研究构建了医疗卫生设施分布格局的社会影响测度方法和分布格局特征与社会影响的关联规律及各自影响因素分析方法。

3.4.3.1 医疗卫生设施分布格局的社会影响测度方法

（1）医疗卫生设施服务能力测度方法。

首先，基于改进潜能模型对医疗卫生设施服务量空间化。各模型和指标的计算公式如表 3.12 所示。鉴于城市的建设和发展通常与交通体系存在非常紧密的联系，并且后者发挥着重要的空间链接通道作用，而医疗卫生服务的发展与城市的建设密不可分，依托交通体系链接医疗卫生服务形成多中心网络结构，成为区域内现实客观发展背景下提升获取医疗卫生服务的便捷性，甚至调控区域医疗卫生设施服务能力的一种实现路径选择和空间策略制定依据。

表 3.12　湘鄂豫三省 2019 年医疗机构诊疗服务空间化过程

步骤	计算内容	公式
①	以医疗机构诊疗人次 S 为因变量，以医疗机构职工数 X_1、医疗机构总资产 X_2、医疗机构数 X_3 为解释变量训练多元线性回归，ε、a、b、c 为线性回归模型待估测系数。利用 Python 语言调用 scikit-learn 库，采用 bootstrap 有放回的采样方法（即样本中 2/3 为训练样本，1/3 作为袋外样本验证模型精度）训练随机森林回归模型，以确定子树最大深度和子树数量两个重要参数[309]	$S = \varepsilon + aX_1 + bX_2 + cX_3$
②	基于市域单元 j 范围内的估测值 P_j 和医疗机构官网查询的真实诊疗值 O_j'，通过计算平均绝对误差 MAE 和均方根误差 RMSE 检验模型精度[310]，n' 为市域单元的个数。应用精度高的模型，估测各类型医疗机构 POI 第 k 个的医疗卫生设施服务能力 S_{ik}	$\mathrm{MAE} = \dfrac{\sum\limits_{j=1}^{n'} \lvert P_j - O_j' \rvert}{n'}$ $\mathrm{RMSE} = \sqrt{\dfrac{\sum\limits_{j=1}^{n'}(P_j - O_j')^2}{n'}}$
③	依据总数 m' 个的 i 类医疗机构的第 k 个医疗卫生设施服务能力 S_{ik}，第 k 个 i 类医疗机构在单元 j 的服务衰减系数 R_{ijk} 和人口规模影响因子 V_{ik}，单元 j 到第 k 个 i 类医疗的交通路网出行时间 t_{ijk}（由 ArcGIS 网络分析模型获得），从第 k 个 i 类医疗机构获取服务的极限通勤时间 T_{ki}，阻抗系数 β，通常取值为 2[311]，单元 j 的人口数 P_j，计算单元 j 上的 i 类机构提供的医疗卫生设施服务能力 S_{ij}'[292,312]，其中 $\dfrac{t_{ijk}}{T_{ki}} \geqslant 1$ 时，就医通勤时间超过极限通勤时间，单元 j 的人口不选择第 k 个 i 类医疗机构就医	$S_{ij}' = \sum\limits_{k=1}^{m'} \dfrac{S_{ik} R_{ijk}}{t_{ijk}^{\beta} V_{ik}}$ $V_{ik} = \sum\limits_{j=1}^{n'} \dfrac{R_{ijk} P_j}{t_{ijk}^{\beta}}$ $R_{ijk} = 1 - \left(\dfrac{t_{ijk}}{T_{ki}}\right)^{\beta}$
④	修正单元 j 上 i 类机构提供的诊疗服务能力 S_{ij}'，S_{ij} 为修正后的值，T_j' 为统计年鉴值，γ 为修正系数，n'' 为省域内的网格单元总数，m'' 为省域内的医疗卫生服务类型总数	$S_{ij} = S_{ij}'\gamma$ $\gamma = \dfrac{T_j'}{\sum\limits_{i=1}^{m''}\sum\limits_{j=1}^{n''} S_{ij}'}$

　　基于各省由诊疗人数、医护人员数、医疗机构数、医疗机构总资产四大指标组成的数据集作为训练数据，编写 Python 程序分别训练多元线性回归模型和随机森林回归模型。其中，多元线性回归模型算法简单，但对缺失数据的比较敏感，默认因变量和自变量之间为线性关系可能造成误差；而随机森林回归模型适合较为复杂的非线性关系建模，且对数据类型的适应性较强，但缺点是模型较为复杂，对重要参数基分类器数量和决策树最大深度的设置比较敏感，需要甄选最优参数。利用省级范围内上述两个模型的诊疗人数估测值，

以及医疗机构官网查询得到的真实值，计算平均绝对误差（MAE）和均方根误差（RMSE），用以评价两个模型的精度，进而筛选出精度更高的模型。随后基于精度高的模型，利用医疗机构职工人数、医疗机构类型、医疗机构注册资产数据，估测不同类型医疗机构POI的潜在诊疗量。最后利用考虑获得医疗卫生服务的时间成本（即就医交通时间成本）和服务能力衰减系数的改进潜能模型，将各类型医疗机构的服务空间化[292,312,313]。参照已有研究，综合考虑就医出行方式如高铁、小汽车、公共交通（公交或地铁）、步行等存在多种可能性组合以及各年龄阶层对就医距离的敏感程度，将从医院、专业医疗机构、基层医疗机构、其他医疗机构获得服务的极限就医通勤时间，分别设定为60 min、30 min、15 min、10 min[288-291]。为保证估算得到的医疗卫生服务总量和统计年鉴中的一致，运用各省统计年鉴中诊疗人次总数与估算得到诊疗人次总数的比值修正各栅格单元的诊疗人次。

然后，基于熵指数模型开展医疗卫生服务混合度分析。医疗卫生服务的合理分配和医疗卫生设施的适度混合，是解决医疗公平和效率问题的重要方法[247]。具有不同发展优势的各类型医疗卫生设施所提供服务往往在某一地区共存并呈现出共同发展的态势，因而各地区医疗卫生服务具有一定的混合度。现有研究中往往运用熵指数模型测度某地区特定单元内多类型功能要素综合利用程度的空间特征，如土地利用混合度[314]、功能区混合度[315]，这些要素也可作为重要影响因素用于探索公共健康公平性和医疗卫生服务均衡性。因此，采用熵指数模型衡量各研究单元内医疗卫生服务的混合度，数值越大表示医疗卫生服务的混合程度越高，相应地区内医疗卫生设施发挥了更加均衡的服务功能，计算公式如下[316,317]。

$$p_{ij} = \left(\frac{S_{ij}}{S_j} \Big/ \frac{Z_i}{Z} \right) \Big/ \left[\sum_{i=1}^{n} \left(\frac{S_{ij}}{S_j} \Big/ \frac{Z_i}{Z} \right) \right]$$

$$M_j = - \frac{\sum_{i=1}^{n} (p_{ij} \times \ln p_{ij})}{\ln n}$$

其中，S_{ij}为j单元i类医疗卫生设施服务量；S_j为j单元所有类型医疗卫生设施服务量总和；Z_i为研究区i类医疗卫生设施服务量总和；Z为研究区内所有类型医疗卫生设施服务量总和；p_{ij}表示在单元j内i类型医疗卫生设施服务量比例和研究区内i类型医疗卫生设施服务量比例之间比值的相对值；n表示医疗卫生服务类型的数量，本研究中取值为4；M_j表示j单元的医疗卫生服务混合度，取值范围为0~1，当区域内只有一类医疗卫生服务时混合度值为0，当区域内各类医疗卫生服务比例相同时混合度值为1。

最后，定量测度医疗卫生服务区位熵及医疗卫生服务外溢量。医疗卫生设施提供的服务具有公益性特征，该特征决定医疗卫生设施不仅要服务于其所在城市的当地群众，同时也可能服务于其所在城市之外的群众，即医疗卫生服务中具有服务外溢量。当一个区域内的某一类医疗卫生服务水平相比于周围区域的有比较优势且相应类型的医疗资源更加集聚，则区域内该类医疗卫生设施有更大的潜力向所在辖区之外的区域提供服务，从而产生服务外溢量，医疗卫生领域不同类型的服务就相当于不同的产业类型。经济学和地理学中常用区位熵来衡量一个区域内特定产业的重要程度，该指标能够表征所研究产业的专业化程度，多用来分析产业集聚度和筛选比较优势产业，进而确定出特定区域内某一产业在更大范围区域内的地位和作用。马蒂拉（J. M. Mattila）和汤普森（W. R. Thompson）在1955年首次提出了区位熵的计算方法，通常区位熵也称作专门化率，常用于分析要素的比较优势和集聚度。因此，借鉴区位熵的计算方法来分析区域内各类型医疗卫生设施所提供服务的比较优势和集聚度，即本研究认为医疗卫生服务的区位熵能够反映区域内各类型医疗卫生设施所提供服务集聚度，并辅助识别出有比较优势的医疗卫生服务类型，从而可在此基础上进一步衡量区域内医疗卫生服务外溢量的分布格局。考虑测算指标的可获取性和代表性，采用模型计算得到的医疗卫生设施服务量估测值表征医疗卫生服务功能量。医疗卫生服务的区位熵和医疗卫生服务外溢量的计算公式如下：

$$Q_{ij} = \frac{S_{ij}/S_j}{Z_i/Z}$$

$$E_{ij} = S_{ij} - S_j \frac{Z_i}{Z} = S_{ij}\left(1 - \frac{1}{Q_{ij}}\right)$$

$$E_j = \sum_{i=1}^{m} E_{ij}$$

其中，Q_{ij}为j单元i类医疗卫生服务的区位熵，S_{ij}为j单元i类医疗卫生设施服务量，Z_i为研究区i类医疗卫生设施服务量总和，S_j为j单元所有类型医疗卫生设施服务量总和，Z为研究区内所有类型医疗卫生设施服务量总和；E_{ij}为j单元i类医疗卫生服务的外溢量，表示医疗卫生服务功能超出研究区平均水平的部分，当$Q_{ij} \leqslant 1$时，E_{ij}为0；E_j为j单元m类医疗卫生服务的外溢量总和，该值占所有类型医疗卫生设施服务能力总量的比例越少，说明j单元内各类型医疗卫生设施所提供服务发展的总体均衡性较好。医疗卫生服务的区位熵Q_{ij}具有以下特征：当区位熵指数$Q_{ij}>1$时，则j单元i类医疗卫生服务功能具有外向功能，具有承载异地就医行为的能力，因为j单元i类医疗卫生服务功能相对于j单元总体医疗卫生服务功能的比例超过了其他类型医疗卫生服务功能的比例，可以为j单元的外部区域提供服务；当区位熵指数$Q_{ij}>1$时，若$1<Q_{ij} \leqslant 1.5$时，i类医疗卫生服务功能在单元j内高于平均水平，发展较成熟，具有较高优势，外向医疗卫生服务功能较强；当区位熵指数$Q_{ij}>1$时，若$Q_{ij}>1.5$，表明i类医疗卫生服务功能在单元j内发展成熟，具有很高的优势，外向医疗卫生服务功能强；当区位熵指数$Q_{ij} \leqslant 1$时，则i类医疗卫生服务功能在单元j内低于平均水平，不存在优势，外向医疗卫生服务功能微弱。

（2）医疗卫生设施就医交通时间成本测度方法。建成区网格单元的就医交通时间成本利用地理学中运用广泛的最小抗阻可达性模型[318]获得。

$$T_j = \frac{1}{m'' m' - 1} \sum_{i=1}^{m''} \sum_{k=1}^{m'} T_{ijk}$$

式中，T_j 为网格单元 j 到医疗机构获取服务的平均时间（即就医交通时间成本），T_{ijk} 为网格单元 j 获得第 k 个 i 类医疗卫生服务所花费的时间，该指标在 ArcGIS 10.6 中利用网络分析工具，基于道路网络布局，以居民点和医疗机构分别为出发地和目的地计算得到，其中路网系统中铁路、高速公路、轨道交通、主干道、干道、次干道、其他道路及以下的通行速度分别为 180 km/h、100 km/h、80 km/h、60 km/h、40 km/h、30 km/h、20 km/h，主要依据现有文献数据综合得出[105,292-295]。由于涉及的研究区域较大且交通网络系统复杂性较高，研究中不考虑各种交通方式之间的换乘时间。

（3）医疗卫生设施应急水平测度方法。绘制人们就医交通时间成本离散程度（即重复随机试验数据序列的标准差）随扰动强度变化的拟合曲线，进而将拟合曲线的转折点（通常选取顶点）对应的扰动强度和离散程度作为界定医疗卫生服务系统崩溃阈值的参考依据[319,320]。基于此，以拟合曲线中顶点对应的扰动强度与离散程度的比值的绝对值作为区域内医疗卫生设施布局韧性阈值，并用以指示各地区医疗卫生设施体系应急水平高低，值越高对应区域内医疗卫生设施体系应急水平越高，即该区域内医疗卫生设施体系在遭受随机扰动时，保障人民群众就医需求稳定供给的能力更强。

3.4.3.2 分布格局特征与社会影响的关联规律及各自影响因素分析

（1）分布格局特征与社会影响的关联规律分析方法。现实情况中医疗卫生服务的能力、均等性及便捷性三个维度，往往会同时对一定范围内医疗卫生服务的区域协同发挥作用，并且三者之间在空间上相互影响、互为因果。因此，有必要进一步探究上述三个维度在空间上的具体联系特征和相互影响规律，以期基于上述三个维度之间相互联系的综合分析视角，为制定促进医疗卫生设施区域协同的综合性空间对策提供决策参考。其中，上述三个维度的空间联系按照图 3.7 所述的分级透明叠加分析框架进行识别和提取。

首先在 ArcGIS 10.6 中按照等间距分级法，将医疗卫生服务的能力、均等性及便捷性对应的可能—满意度、总服务量、就医交通时间成本均值网格数据划分为高、中、低三个等级，并分别编码分值为 3、2、1；然后利用空间叠加分析方法计算得到各网格单元的三类指标关联模式；最后按照各个网格单元的综合得分，对医疗卫生服务的能力、均等性及便捷性的空间联系进行联系状态划分，得分越高则空间联系状态越好。

由于研究区内最小的区县面积为 29.53 km²，考虑到湘鄂豫三省的发展水平差异和分析中需要尽可能保留 1 km 网格数据的空间异质性，以及医疗卫生设施的服务能力、布局均等性及就医便捷性成本对应的总服务量、可能—满意度、就医交通时间成本均值三个指标在空间上需要相互对应（即某一空间位置上需要同时有三个指标的数据，若不满足则剔除该位置不参与分析），进一步利用 ArcGIS 10.6 中的创建渔网工具（Create Fishnet）将研究区划分为边长为 3 km 的网格（计算依据为 $\sqrt[2]{29.53/4} \approx 3$）；最后运用区域统计分析工具（Zonal Statistics）获得各网格单元里对应的可能—满意度平均值、总服务量加和值及就医交通时间成本均值的平均值。另外，针对各网格单元对应的医疗卫生设施服务能力、均

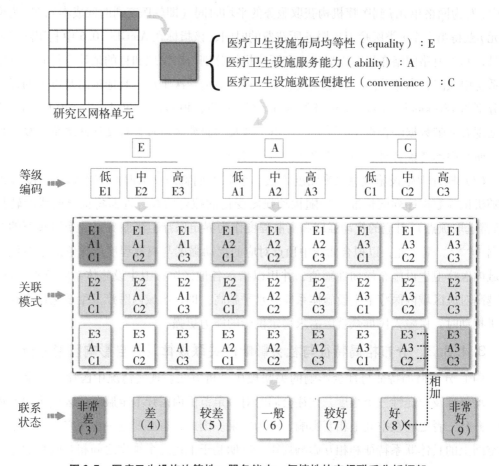

图 3.7 医疗卫生设施均等性、服务能力、便捷性的空间联系分析框架

等性及便捷性指标,将经极差标准化后的值绘制到等值线图中。随后按照上述方法分析研究区内各省医疗卫生服务的能力、均等性及便捷性之间空间联系状态等级的分布规律。与此同时,运用 Pearson 相关系数获取三个指标之间的相互关系,从总体上挖掘研究区内上述三个维度的相互影响规律,进一步获取三类指标的对应关系和相互影响,进而为各层级和各区域针对性的医疗卫生设施区域协同策略制定提供依据。由于历史的交通路网数据难以获取,本研究时段内能够较为准确计算出医疗卫生设施就医便捷性的年份是 2019 年,本研究主要针对 2019 年医疗卫生设施均等性和服务能力等指标的空间联系及相互影响规律展开分析。

(2)医疗卫生设施布局均等性水平的影响因素分析。医疗卫生服务的高质量发展,离不开医疗卫生设施布局与城市扩张、人口增长的协同发展,需要引导医疗卫生设施配给更加适应城市和人口的发展。医疗卫生设施布局、城市扩张、人口增长构成了层级开放系统,该系统构成要素之间存在交织依存、相互制约、彼此关联的复杂关系,促进这些要素耦合协调一致,是实现医疗卫生设施布局均等性、区域建设用地、人口分布的发展从"无序"转向"有序"重要手段。从"服务—需求"关系协同视角,参照协调耦合度模型[321-323]，构建"医疗卫生设施布局均等性—建设用地—人口分布"协调耦合指数，用以分析医疗卫生设施布局均等性与所处外部环境之间的相互作用影响。从耦合协调度视角，分析三省扇形方位区域医疗卫生设施布局均等性、建设用地、人口分布三者关系差异，旨在为更细致合理地规划快速交通导向的优质医疗卫生设施布局，以及为促进医疗卫生服务跨区域合作提供更精细的数据支持，引导医疗卫生设施配给更适应城市网络结构的发展，并为医疗卫生设施布局均等性水平，可持续均衡发展和全域提升提供决策参考，以此保障中国医药卫生体制改革中促进优质医疗卫生资源均衡布局工作的开展，促进"健康中国"战略全面深入实施。医疗卫生设施布局均等性—建设用地—人口分布协调耦合指数的计算公式如下：

$$C_{dt} = 3 \times \sqrt[3]{\frac{F'_{dt}\, R'_{dt}\, L'_{dt}}{(F'_{dt} + R'_{dt} + L'_{dt})^3}}$$

$$T_{dt} = \alpha\, F'_{dt} + \beta\, R'_{dt} + \gamma\, L'_{dt}$$

$$D_{dt} = \sqrt[2]{C_{dt}\, T_{dt}}$$

式中，F'_{dt}、R'_{dt}、L'_{dt} 分别为 t 时期以地理中心为原点划分的方位 d 区域内，医疗卫生设施服务量均值、人口数量均值、建设用地面积经极差标准化后的无量纲值；C_{dt}、T_{dt} 和 D_{dt} 分别为 t 时期 d 方位区内医疗卫生设施布局均等性—建设用地—人口分布的耦合度指数、综合评价指数和协调度指数，协调度和耦合度的取值范围均为 [0，1]，分级标准见表 3.13；α、β、γ 为待定系数，通常取值为 1/3。

表 3.13　耦合度和协调度等级划分标准

耦合度耦合 C		协调度 D					
分级区间	发展阶段	分级区间	发展阶段	类型	分级区间	发展阶段	类型
0.00	无关状态	[0.00，0.10]	极度失调	失调衰退类	(0.60，0.70]	初级协调	协调发展类
(0.00，0.30]	低水平合	(0.10，0.20]	严重失调	失调衰退类	(0.70，0.80]	中级协调	协调发展类
(0.30，0.50]	拮抗	(0.20，0.30]	中度失调	失调衰退类	(0.80，0.90]	良好协调	协调发展类
(0.50，0.80]	磨合	(0.30，0.40]	轻度失调	失调衰退类	(0.90，1.00]	优质协调	协调发展类
(0.80，1.00)	高水平耦合	(0.40，0.50]	濒临失调	过渡发展类			
1.00	良性共振耦合	(0.50，0.60]	勉强协调	过渡发展类			

资料来源：依据文献[324,325]整理。

（3）医疗卫生设施布局韧性水平的影响因素分析。医疗卫生设施在遭受随机扰动（如发现传染病疫情）而被管控时，人们的就医活动将受到影响，医疗卫生设施提供医疗服务时的就医交通时间成本也将随之改变，进而对医疗卫生服务体系的整体韧性水平产生一定的影响。因此，进一步研究医疗卫生服务中各医疗机构（如医院）对全局医疗卫生设施布局韧性水平的影响规律，主要通过测算不同扰动程度下各医疗卫生设施对人们提供服务时所对应的就医交通时间成本变化程度大小实现。

以某一医疗机构被管控而停止相关正常诊疗活动为情景，对比管控前后医疗卫生设施体系就医时间成本的变化大小，即区域内某医疗机构在被管控后，区域内就医交通时间成本均值相比于该医疗机构被管控前的变化率，进而得到各医疗卫生设施对医疗卫生设施布局韧性水平的影响程度大小，基于此可以筛选出影响程度大的医疗卫生设施。如果影响程度越大，说明该要素对医疗卫生设施对布局韧性水平的贡献程度较大，则将其认定为影响医疗卫生设施布局韧性水平的关键要素，其所在的区域则是关键区域。其中，医疗卫生设施对医疗卫生设施布局韧性水平影响程度大小的具体测算公式如下：

$$T_p' = \sum_{i=1}^{n_j^{m'}} \sum_{j=1}^{c_j} t_{ij}' \Big/ \sum_{j=1}^{c_j} n_j^{m'}$$

$$T_s = \sum_{i=1}^{n_j^{m}} \sum_{j=1}^{c_j} t_{ij} \Big/ \sum_{j=1}^{c_j} n_j^{m}$$

$$I_s = \big| T_s - T_p' \big| \Big/ T_p'$$

其中，T_p' 为医疗卫生设施未受扰动时，总数为 c_j 个的建成区单元到各自可达的总数为 $n_j^{m'}$ 个医疗卫生设施就医的交通时间成本 t_{ij}' 的平均值，T_s 为医疗卫生设施 s 因疫情防控被迫停止服务后，总数为 c_j' 个的建成区单元到各自可达的总数为 n_j^{m} 个的医疗机构就医的交通时间成本 t_{ij} 的平均值，i、j 分别表示医疗机构和建成区网格单元，I_s 为医疗机构 s 对医疗卫生设施就医便捷性影响程度。

将各医疗卫生设施对医疗卫生设施布局韧性的影响程度（即该设施对医疗卫生服务布局韧性的贡献率）由大到小排序，取前 5% 作为关键医疗卫生设施。其中，排位在前 1% 以内的医疗卫生设施是极重要级别，排位在前 1%~3% 的医疗卫生设施是重要级别，排位在前 3%~5% 的医疗卫生设施是较重要级别，相应区域内医疗机构数与各个比例的乘积向上取整得到各级别的医疗机构个数；若区域内医疗机构数量与 5% 的乘积小于 3 时，则极重要级别、重要级别、较重要级别、的要素分别对应排位在第一、第二、第三的要素。

当两个医疗机构因患者、就诊信息、人才技术、设备租用等在空间上产生联系，增加了医疗卫生设施体系的系统性，会对区域内医疗卫生设施布局韧性的提升产生积极影响。在实际中对应的案例如中国实行的分级诊疗制度，很大程度上是在倡导各等级的医疗机构之间需要形成科学合理的合作模式，以降低患者就医成本，同时节约医疗卫生设施。因此，可将产生空间联系（即相互连接）后两个医疗机构各自的韧性贡献率加和值，以及连接线的几何距离，作为衡量两个关键医疗卫生服务产生联系的重要性评判依据。

对医疗卫生设施布局韧性的影响处于重要等级以上的所有医院而言，彼此之间如果都产生联系则会形成医疗卫生服务完全网络。该医疗卫生设施网络的稳定性和韧性均较强，但会存在过多的冗余连接而不便于实际应用和管理。为使医疗卫生设施网络节点之间的联系更加科学合理，在医疗卫生服务完全网络的基础上，以连线端点两医院对韧性贡献率加和值最大和两点连线几何距离最短为目标，筛选医疗卫生服务完全网络中符合上述目标要求的能够产生潜在重要联系的医院组合。依据每组对应的联系重要性程度，按照自然断点法将联系的重要性等级划分为极重要联系、重要联系、较重要联系，进而得到关键医疗卫生服务的网络联系格局，以便于扩大医疗卫生服务半径和提升医疗卫生设施就医便捷性。其中，每组对应的联系重要性程度依据幂函数 $y=(1/d)^c$ 的形势计算，d 为连线的直线距离，c 为产生联系的两医院对韧性贡献率的加和值。同时，为使后续医疗卫生设施网络的建设更加精准且符合现实客观规律，以获取各省域范围内关键医疗卫生服务分区组织模式为目标，运用线密度空间分析方法与自然段点法相结合的方式，提取上述关键医疗卫生服务组成完全网络的等密度分区，并将其作为关键医疗卫生服务的分区组织模式。具体而言，利用 ArcGIS 10.6 中的线密度工具分析医疗卫生服务完全网络联系的空间分布密度，然后利用自然断点法划定出关键医疗卫生设施网络的核心引领区、中继协同区、补充辅助区。在确定关键医疗卫生设施网络联系格局和分区组织模式的基础上，梳理其中关键医疗卫生设施相互之间间距的平均距离、层级结构分布规律，以及布局形态特征三类因素对医疗卫生设施布局韧性的影响机制，并揭示这些影响因素与医疗卫生设施布局韧性水平的空间映射关系，并以此作为医疗卫生设施布局韧性提升等相关政策制定的依据。

（4）医疗卫生设施服务能力的影响因素分析。理论上公共服务应在公共服务资源的供给、资源到服务的转化过程、以及最终到达居民的服务输出结果三个方面达到均衡[326,327]。医疗卫生服务作为公共服务的重要部分，为实现其均衡发展同样应遵循这三方面的要求，其前提是厘清医疗卫生设施布局对医疗卫生设施服务能力的作用机制，进而有针对性地提出医疗卫生设施分布格局调控对策。利用空间回归模型，初步探索医疗卫生设施服务能力与其所关联因素之间的空间关系，并初步梳理出相关空间因素影响规律。医疗卫生设施服务能力的空间分布是城镇复杂系统中多重因素共同作用的结果，厘清医疗卫生服务供需关系空间影响因素对医疗卫生设施服务能力的作用规律，是从国土空间视角规划调控和协同利用医疗卫生设施服务能力关键环节。结合前文综述，重点就医疗卫生服务供需全过程中提供服务的医疗卫生设施布局、服务需求侧的人口分布、获取服务的便捷性、承载服务全要素的建设用地布局四类影响因素展开分析，运用地理统计学中常用的普通最小二乘（ordinary least squares，OLS）线性回归方法，探索研究区内县域尺度下医疗卫生设施服务能力与上述四类影响因素的空间关系。构建的空间回归模型中，被解释变量为各区县的医疗卫生设施服务能力（即各类型医疗机构的诊疗量总和，为正向指标，service proficiency，SP），解释变量为表征各区县医疗卫生设施布局的最近邻医疗机构距离（即各区县所有建成区网格单元与最近邻医疗机构之间距离的平均值，为逆向指标，average distance，AD）、表征各区县人口分布的常住人口总量（为正向指标，population，PO）、表征各区县获取医疗卫生设施就医便捷性的就医平均交通时间成本（即各区县所有建成区网格单元获得所有类型医疗卫生服务所需时间的平均值，为逆向指标，average time，AT）、表征各区县建设用地布局复杂程度的分形维数（即各区县建成区边界形状的复杂程度，值越大建设用地布局越复杂且城镇发展水平越成熟，为正向指标，fractal dimension，FD）[328]。

为消除上述所有指标数量级和量纲的影响，正向指标和负向指标均按照极差标准化方法进行归一化处理，前者按照指标值和其最小值之差与指标值范围大小的比值标准化，后者按照指标最大值和指标值之差与指标值范围大小的比值标准化。另外，通过探索性数据分析，以及指标均值关联比较法定量揭示县域医疗卫生设施布局与区域医疗卫生设施服务能力空间异质性的关系，并结合现实情况探究其中蕴含的规律及缘由。参照现有空间格局影响方面的研究普遍关注的规模、密度、间距等方面的内容，本文研究中医疗卫生设施布局以各区县内医疗机构数、建成区医疗卫生设施的密度、所有医疗机构平均间距作为表征指标，区域医疗卫生设施服务能力空间异质性以各区县内人均诊疗次数、所有医疗机构承载的服务人次均值、获取医疗卫生服务的交通时间成本作为表征指标。

3.4.4　医疗卫生设施分布格局调控措施的地域适应性分析方法

为解决区域之间医疗卫生设施配置水平不平衡和区域协同不充分的问题，调节医疗卫生设施布局是现实中常用的应对策略和手段。医疗卫生设施要实现区域均衡且协同地发展，涉及的分布格局特征和影响等维度存在彼此错综交织且相互关联的复杂关系。制定医疗卫生设施布局的调节策略过程中，应合理有效应对这些复杂关系，以保障医疗卫生服务区域均衡且协同发展的成效。因此，需要系统评估医疗资源布局调节策略的作用规律，并确定调节策略发挥作用的最佳强度值，进而提升策略的精准性和适用性。另外，在国内外健康卫生风险频繁袭扰各地经济社会发展环境的背景下，提前做好医疗卫生服务的应急准备，特别是在应对重大公共卫生事件过程中，作为中坚力量的医院，实现平疫结合建设并做好应急准备，是最大可能减少人民生命财产损失和保障人民身体健康安全的重要手段。然而，健康卫生风险往往具有不确定性，对于提前做好充分的应急预案具有一定的挑战。通过具有针对性的情景模拟，可为确定最佳的医疗资源布局调节策略，以及提前做好医疗卫生服务应急准备工作提供科学参考。情景模拟技术，也是国土空间规划技术体系中比较常用的方法，对现实客观环境中复杂的空间问题进行数字化、智慧化、智能化的情景模拟分析并辅助决策，已经成为国土空间规划领域重要的技术发展趋势。因此，在研究医疗卫生设施分布格局调控措施的地域适应性时，主要运用情景模拟方法开展研究工作。

在明确医疗卫生设施布局与医疗卫生设施服务能力空间关系基础上，围绕区域医疗卫生设施服务能力提升目标，基于医疗卫生设施布局这一调控路径研究和制定具体空间政策。在医疗卫生服务全过程中，必不可少的四个要素是产生就医需求的患者、提供医疗卫生服务的医护人员、保障医疗卫生服务活动空间的医疗机构、链接医疗卫生服务需求与供给的交通系统，后两者是医疗卫生服务领域的核心硬件环境，且是医疗卫生设施服务能力充分发挥的关键空间因素，更是国土空间规划领域可直接调节的重要因素。由于所涉及的医疗机构类型较多，而医院这一类型的医疗机构在满足当地人口的就医需求时，也会吸引周边甚至较远距离的人口就医，具有一定代表性。因此，以获得医院医疗卫生服务的就医时间成本为例展开医疗卫生设施布局调控策略的相关研究。

为从空间上精确调控并改善区域医疗卫生设施服务能力，本研究以医疗机构和交通系统为突破口，在获得医疗卫生设施服务能力和医疗卫生设施布局空间关联关系的基础上，以不改变现有医疗卫生设施规模为前置条件，遵循就医交通时间成本最低为原则，将中国当前发展迅速的轨道交通网络系统作为空间参照，选取轨道交通网络布局中所有铁路站点为固定的关键节点，如图 3.8 所示调节属于同一市域范围内医疗卫生设施和关键节点的相对空间位置，开展按比例逐步减少两者之间距离的规划情景模拟，该比例从 0% 以 10% 的增量扩大到 90%，即开展共 10 批次的规划情景模拟。医疗卫生设施所处的行政区内无铁路站点的则相应医疗卫生设施的位置不调整。由于增加距离可能导致相应医疗机构的位置跨越到其他行政辖区而超出研究范畴，故不考虑。

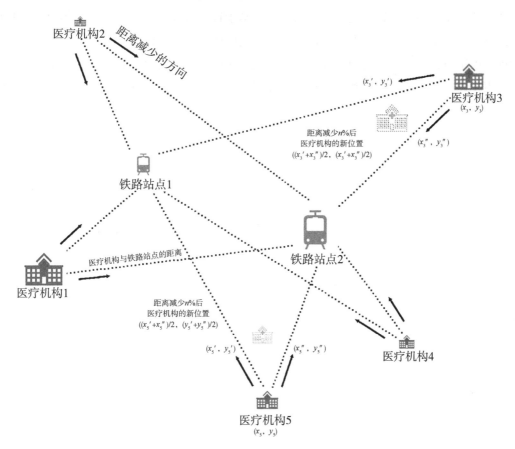

图 3.8　医疗卫生设施空间布局调节方法示意图

资料来源：作者自绘。

监测调节手段与各市医疗卫生设施服务能力和就医交通时间成本的变化趋势之间的对应关系，采用医疗卫生设施布局调整后各市域内服务未覆盖区域占总建成区面积比例、医疗卫生设施服务能力变化量与调整前能力的比值、就医交通时间成本的变化量与调整前就医交通时间成本的比值三个指标的变化情况，分析调节手段对医疗卫生设施服务能力的影响规律，确定不同强度调节措施的地域适应性，进而基于医疗卫生设施布局调控视角，制定破解区域内医疗卫生设施服务能力发展不平衡不充分问题的对策建议。

3.5 本章小结

  本章主要介绍了研究中涉及的相关概念和理论，并针对研究区域的选择、研究数据的来源和预处理、所采用的研究方法进行详细的说明和解释。为保证医疗卫生设施区域协同研究的科学性和合理性，按照多个维度综合比选的方式确定了研究中多源数据选取、技术方法甄选、模型参数设置等关键环节的依据。基于较为权威的医疗卫生统计年鉴中医疗机构数据，利用相关性分析和方差分析方法对研究中使用的医疗机构 POI 数据进行了可靠性验证。围绕研究目标综合运用地理空间数字化建模技术构建出研究方法体系，重点呈现了医疗卫生设施分布格局特征和影响相关指标定量测度的技术方法具体实现过程。

第4章 区域协同理念下医疗卫生设施分布格局的时空特征

本章首先运用常规地理空间统计分析方法，分析了湘鄂豫医疗卫生设施的核密度分布，获取医疗卫生设施在空间上的整体分布趋势。随后利用地理空间数字化建模分析方法，基于湘鄂豫多源时空数据对新时代发展背景下，医疗卫生领域关注较多的医疗卫生设施分布格局主要特征——医疗卫生设施布局均等性和韧性进行定量化的评估。在区域协同理念下，进而分析湘鄂豫响应不确定性医疗需求的医疗卫生设施分布格局特征，以及这些特征在时间维度和空间维度上的异质性规律，为认识和理解湘鄂豫医疗卫生设施分布格局的历史发展经验和存在的不足，提供更加精细的时空数据支撑。

4.1 医疗卫生设施总体分布趋势及其发展规律

通过核密度分析获得的湘鄂豫医疗卫生设施总体分布趋势及其发展规律主要呈现出如下规律：①从总体分布上看。研究区域内医疗卫生设施的密度在逐渐增加，反映了研究区域内整的医疗卫生服务供给水平在不断提高。医疗卫生设施的核密度在各省呈现出"一主多副"的分布特征，分布于省会城市长沙、武汉、郑州的主集聚中心在研究时段内一直未改变，而副积聚中心在湘鄂豫三省内呈现此消彼长的局面。②从空间格局上看。区域之间医疗卫生设施配给水平的不平衡不充分问题一直存在，且差距有逐渐扩大的趋势，核密度估计值的区间范围由1980年代的0.092逐渐增加至2010年代的1.838，扩大了将近20倍。核密度分布格局由1980年代的"通廊连片式"逐渐演变为2010年代的"多中心散点式"，医疗资源向省会城市积聚的趋势明显。

医疗卫生设施作为提供社会健康福祉的一项重要物质空间载体，可为新型城镇化进程中人们安居乐业提供重要的身体健康和生命安全保障。当前湘鄂豫三省范围内医疗卫生设施的集聚中心与各省谋划的"十四五"新型城镇体系空间格局基本一致（如表4.1所示）。说明当前配给的医疗卫生设施分布格局基本符合各省"十四五"时期各省城镇化发展战略的需要，但区域之间医疗卫生设施配给水平发展不平衡的问题亟待解决。为更好地发挥省域中心城市和省域副中心城市的辐射带动作用，不仅要注重这些城市在经济层面发挥领头羊的作用，还需要发挥好其在社会福利方面的辐射作用，如医疗卫生服务功能的外溢，鼓励中心城市内服务压力过重的医疗卫生设施在次中心城市设立分院区，或者将人才设备配置较优但因竞争压力过大而使用率不高的医疗卫生设施迁移至区域内的节点型城市，以充分激发医疗资源的服务潜力。

表 4.1　2019 年湘鄂豫医疗卫生设施集聚中心与"十四五"新型城镇化空间格局

省份	医疗卫生设施聚集中心		"十四五"新型城镇化空间格局		
	主中心	副中心	省域中心城市	省域副中心城市	参考依据
湖南省	长沙	常德、娄底、衡阳、郴州、岳阳、怀化、永州	长沙	岳阳、衡阳	《湖南省"十四五"新型城镇化规划》："一圈一群三带多点"
湖北省	武汉	宜昌、襄阳、荆州、鄂州	武汉	襄阳、宜昌	《湖北省新型城镇化规划（2021—2035 年）》："一主两翼、两横两纵、多点支撑"
河南省	郑州	濮阳、许昌、洛阳、南阳、驻马店、商丘	郑州	洛阳、南阳（培育）	《河南省新型城镇化规划（2021—2035 年）》："一核一副一带多点"

将中国近期铁路网规划图与当前医疗卫生设施的核密度分布叠加，发现新型城镇化发展格局与铁路网规划布局重合度较高，且中心城市多分布于交通节点区域，这为城市之间依托铁路交通网络开展医疗卫生服务的跨区域合作提供了重要的支撑，可作为未来城镇化发展进程中解决区域内医疗卫生设施供给不均衡问题的空间载体和可以考虑的决策参考依据，即将优质医疗资源通过快速发展的交通系统实现医疗卫生服务外溢进而惠及更大范围的区域。

4.2　医疗卫生设施布局均等性特征

研究以医疗机构数据、普查人口数量、建设用地面积为依据，计算医疗卫生设施布局均等性程度，以客观反映医疗卫生服务的区域发展水平。融合 Huff 模型和可能—满意度模型，评估华中地区湘鄂豫三省的医疗卫生设施布局均等性程度，以较好地适应不断变化的人口分布和人口规模，以及发展中的城镇体系格局和医疗卫生服务格局。在原有计算千人指标所需数据的基础上，引入建设用地的空间分布数据，将医疗卫生设施布局均等性的行政边界级评估向像元级评估的转变，进而更好地展现医疗卫生服务的空间异质性，可为更加精细准确的开展医疗卫生设施空间布局设计和区域协同治理提供参考。同时，医疗卫生设施布局均等性的像元级评估也可为医疗卫生设施布局的方案设计和优化提供定量化可溯源的依据。具体而言，在设定好表征未来一定时期内医疗卫生设施布局均等性程度发展水平的可能性—满意度基准值，以及利用现状资源的评估得到医疗卫生设施布局均等性程度的空间分布后，通过基准值和现状的对比，并结合人口和建设用地的发展规律即可推演出未来一定时期内所需的医疗卫生设施数量及其空间布局方案，进而可按此程序设计出一系列符合要求的预备方案。通过多方案的科学比选和精准融合降低医疗卫生服务领域相关规划决策的不确定性，进而提升医疗卫生服务规划的韧性和健康城市规划的地域适应性。

4.2.1 医疗卫生设施布局均等性的发展趋势

湖南省、湖北省、河南省医疗卫生设施布局均等性程度（如图4.1所示）的具体变化特征有如下特点：①河南省和湖北省医疗卫生设施布局均等性程度的变化幅度较少且趋于平缓，两者之间的差距相对稳定；②湖南省医疗卫生设施布局均等性程度的变化趋势呈现出先增加后减少的趋势，与研究区域内医疗卫生设施布局均等性具有比较优势的省份湖北省的差距先减少后增加；③湘、鄂、豫三省各自医疗卫生设施布局均等性在1980—2019年间的平均值分别为0.63、0.81、0.80。为检验由天眼查网站数据得到的各省医疗卫生设施布局均等性变化趋势的客观真实性，将研究中常用的卫生统计年鉴数据作为参照，通过计算卫生机构总资产和总人口的比值加以验证，最终得到如图4.1柱状图所示的分析结果。

图4.1折线图展示了1980—2019年间，湖南省、湖北省、河南省医疗卫生设施布局均等性程度随年代变化趋势，各省的医疗卫生设施布局均等性程度整体呈下降的趋势。由卫生统计年鉴（1980年代数据缺失）中得到的湘、鄂、豫各年代末相近年份（2002年、2009年、2018年）人均医疗卫生机构总资产值的平均值分别为2803.58元/人、3617.28元/人、5483.44元/人，各省的医疗卫生设施布局均等性整体呈下降的趋势，通过天眼查网站数据和统计年鉴数据分别获得的医疗卫生设施布局均等性的变化趋势基本一致，说明研究结果可信度较高。

1980—2019年之间，湖南省的医疗卫生设施布局均等性在华中地区湖南省、湖北省、河南省三省之中处于相对最弱的发展水平，河南省排第二，而湖北省的相对而言处于三省之中较高的水平，省域之间的医疗卫生服务水平差距较大。湖北省作为中部崛起战略空间开发的重要支撑点，其在对内发挥好医疗卫生服务公平供给的优势同时，也需适当考虑以其良好的医疗卫生服务水平带动同属于华中地区的周边省份医疗卫生服务发展，为中部崛起战略的落实提供其在医疗卫生服务领域的贡献。

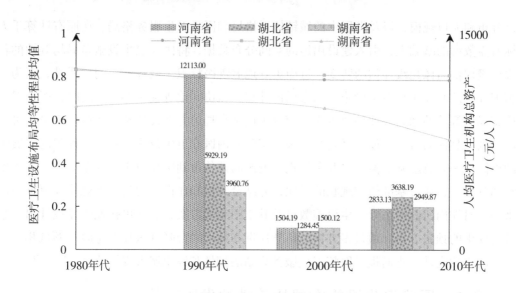

图 4.1　1980—2019 年湘鄂豫医疗卫生设施布局均等性水平随年代变化趋势

资料来源：作者自绘

通过对比相邻时间内评价指标的相对增长率（简称增长率），可以更精细地分析该指标变化程度的大小。1980—2019 年间，湖南省、湖北省、河南省相邻年代医疗卫生设施布局均等性程度的增长率如表 4.2 所示，三省各相邻年代医疗卫生设施布局均等性程度的增长率大部分均为负数，即处于下降的趋势，只有湖南省在 1980 年代、1990 年代两个年代之间出现了短暂的增长阶段。三省医疗卫生设施布局均等性在研究时段期间下降的速度由大到小依次为湖南省、河南省、湖北省。这可能与三省的经济发展水平、城市扩张速度、常住人口数量的变迁有关。

表 4.2　1980—2019 年相邻年代间湘鄂豫医疗卫生设施布局均等性增长率变化趋势

单位:%

省份	1980 年代至 1990 年代增长率	1990 年代至 2000 年代增长率	2000 年代至 2010 年代增长率	平均增长率
湖南省	3.25	-4.32	-21.96	-7.68
湖北省	-2.51	-0.27	-0.09	-0.96
河南省	-4.95	-1.11	-0.28	-2.11

1980—2017 年湘鄂豫 GDP、建设用地、常住人口呈逐年上升的趋势（如图 4.2 所示），研究时段内湖南省的 GDP 总体增长速度和发展水平均弱于河南省和湖北省，而湖南省城市建设面积和常住人口的增长速度却高于河南省和湖北省。由此推测，湖南省、湖北省、河南省在注重城市扩张和经济建设的过程中，对与社会福利密切相关的医疗卫生领域的投入和重视程度不尽相同，进而造成了三省在医疗卫生服务领域均等性存在差异的局面。

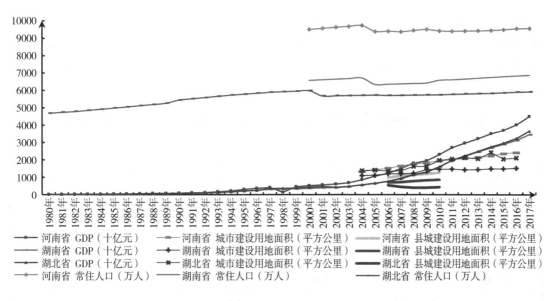

图 4.2　1980—2017 年湘鄂豫 GDP、建设用地、常住人口分布

资料来源：中国经济社会发展统计数据库（部分年份数据缺失）。

4.2.2　医疗卫生设施布局均等性的演变规律

4.2.2.1　医疗卫生设施布局均等性的分级规律

将通过定量分析方法获得的以上四个年代医疗卫生设施布局均等性值，按照均等性值在 0.6 以下为较差区域，而 0.6 以上按 0.1 梯度递增划分为一般区域、中等区域、较好区域、优质区域五个等级的规则，在 ArcGIS 10.6 中对医疗卫生设施布局的均等性水平进行分级，最终得到各年代医疗卫生设施布局均等性等级分布规律。

湖南省、湖北省、河南省各省建成区内医疗卫生设施布局的均等性水平具有明显的空间异质性，主城区核心区的均等性水平相对优于周边区域，随城市建成区的扩张而不断变化。医疗卫生设施布局均等性等级布局中，属于优质等级的区域在研究的时段内尚未出现，而属于较差、一般、中等、较好等级的区域在各个时期均有分布，详见附录 C。1980 年代、1990 年代、2000 年代、2010 年代四个年代里研究区域内医疗卫生设施布局均等性的均值分别为 0.815、0.785、0.774、0.744。研究区域内医疗卫生设施布局均等性的水平总体上呈现缓慢下降的趋势，下降的速度先变慢后加快，但保持在中等等级和较好等级对应的区间范围 0.7~0.9 内。医疗卫生设施布局均等性程度大部分处于中等水平 0.7~0.8 之间。说明在过去的 40 年中，研究区内医疗卫生设施布局均等性总体上尚处于中等等级且不断波动的发展进程中，还有较大的提升空间和有待完善的区域。

通过比较各年代不同均等性等级区域的面积（如表 4.3 所示）发现：研究区四个年代医疗卫生设施布局均等性水平为较差、一般、中等、较好等级的区域面积总体上均呈上升的趋势，四个年代各个各等级医疗卫生设施布局均等性对应面积的平均增速分别为

68.69%、58.02%、52.91%、5.03%；湖南省、湖北省、河南省境内四个年代医疗卫生设施布局均等性水平为较差、一般、中等等级的区域面积一直处于增加的状态，而四个年代均等性处于较好等级的区域面积在湖南省、湖北省、河南省的变化趋势不同，湖南省呈先增加后减少的趋势，而湖北省、河南省呈先减少后增加的趋势。

表 4.3　1980—2019 年各年代湘鄂豫不同等级医疗卫生设施布局均等性的面积分布

单位：km²

区域	时间	较差区域	一般区域	中等区域	较好区域
湖南省	1980 年代	687	384	801	759
湖南省	1990 年代	561	465	901	941
湖南省	2000 年代	910	521	1277	753
湖南省	2010 年代	3170	992	1460	248
湖北省	1980 年代	142	82	281	4083
湖北省	1990 年代	223	106	721	3893
湖北省	2000 年代	288	93	808	4363
湖北省	2010 年代	376	336	1153	5862
河南省	1980 年代	294	177	805	13889
河南省	1990 年代	877	651	2226	12702
河南省	2000 年代	1107	652	3099	12461
河南省	2010 年代	1511	956	3613	15200
湘鄂豫	1980 年代	1123	643	1887	18731
湘鄂豫	1990 年代	1661	1222	3848	17536
湘鄂豫	2000 年代	2305	1266	5184	17577
湘鄂豫	2010 年代	5057	2284	6226	21310

研究区内各省初期各等级医疗卫生设施布局均等性对应的面积向末期转移的面积在各省的情况存在差异且波动较大，属于较差、一般、中等、较好四类等级的区域在空间上交替转化，详见附录 D。以 2000 年至 2019 年期间，医疗卫生设施布局均等性初期各等级的区域转移为末期各等级区域的面积，占初期相应等级区域总面积比例情况为例进行分析，得到如表 4.4 所示结果，具体规律如下：在 2000 年至 2019 年期间，总体上研究区内医疗卫生服务初期的各均等性等级对应的区域中，较好和较差等级大部分保持原有等级对应的区域面积不变，而一般和中等等级对应的区域向高等级和低等级转移的面积占比相当；湖南省医疗卫生服务初期的各均等性等级对应的区域呈保持原有等级或大部分向低等级均等性水平转移的趋势；湖北省和河南省医疗卫生服务初期各均等性等级对应的区域，在末期

保持原有等级或大部分向高等级均等性水平转移的趋势。

表4.4　2000年至2019年湘鄂豫医疗卫生设施布局均等性等级区域转移规律

单位:%

区域	初期等级	末期等级				汇总
		较差	一般	中等	较好	
湖南省	较差	87.37	7.73	4.90	0.00	100.00
湖南省	一般	73.21	15.31	11.48	0.00	100.00
湖南省	中等	57.07	21.47	20.42	1.05	100.00
湖南省	较好	27.78	11.11	45.83	15.28	100.00
湖北省	较差	51.08	13.67	16.55	18.71	100.00
湖北省	一般	31.91	10.64	46.81	10.64	100.00
湖北省	中等	10.90	16.54	35.71	36.84	100.00
湖北省	较好	2.50	3.15	12.60	81.74	100.00
河南省	较差	54.79	13.78	15.13	16.30	100.00
河南省	一般	23.94	12.68	28.17	35.21	100.00
河南省	中等	11.98	8.02	24.84	55.16	100.00
河南省	较好	4.05	3.67	15.48	76.79	100.00
湘鄂豫	较差	65.60	11.68	11.76	10.96	100.00
湘鄂豫	一般	43.70	13.52	23.33	19.44	100.00
湘鄂豫	中等	22.85	12.77	25.61	38.77	100.00
湘鄂豫	较好	4.06	3.67	15.27	77.00	100.00

注：未将末期新增建设用地的纳入统计范畴。

由此可见，各省在经济社会发展进程中，医疗卫生设施布局的均等性等级在空间上相互转换的规律具有差异性，既有向更高等级转移的情况，也有向低等级转移的情况，厘清各种类型在空间上的发展规律和影响因素，对于从现实客观发展环境中总结经验和汲取教训，并制定有针对性的均等性调节策略具有重要的现实意义。

进一步统计分析相邻年代新增建设用地的医疗卫生设施布局均等性水平，以及原有建设用地医疗卫生设施布局均等性水平（如表4.5），以确定各省在城市扩张进程中对医疗卫生设施布局均等性的影响。

利用ArcGIS 10.6区域统计分析发现，湘鄂豫新增的建设用地区域内，医疗卫生设施布局均等性程度均值分别为0.62、0.81、0.79，而原有已建成区域均内，医疗卫生设施布局均等性程度均值分别为0.57、0.79、0.77，新增区域整体的医疗卫生设施布局均等性程度略有改善。

表 4.5　1980s～2010s 湘鄂豫各类建设用地内医疗卫生设施布局均等性统计特征

年代区间	建设用地类型	省份	面积/km²	最小值	最大值	值域范围	平均值	标准方差
1980 年代至 1990 年代	新增区域	河南	13438	0.003	0.881	0.878	0.800	0.108
1980 年代至 1990 年代	新增区域	湖北	4111	0.002	0.881	0.878	0.813	0.116
1980 年代至 1990 年代	新增区域	湖南	2375	0.002	0.881	0.878	0.700	0.182
1990 年代至 2000 年代	新增区域	河南	878	0.009	0.881	0.872	0.758	0.157
1990 年代至 2000 年代	新增区域	湖北	628	0.101	0.880	0.779	0.811	0.118
1990 年代至 2000 年代	新增区域	湖南	602	0.024	0.869	0.844	0.628	0.208
2000 年代至 2010 年代	新增区域	河南	16307	0.002	0.881	0.878	0.793	0.106
2000 年代至 2010 年代	新增区域	湖北	6196	0.002	0.881	0.878	0.814	0.097
2000 年代至 2010 年代	新增区域	湖南	4819	0.002	0.881	0.878	0.528	0.232
1980 年代至 1990 年代	原有区域	河南	3018	0.002	0.878	0.875	0.776	0.142
1980 年代至 1990 年代	原有区域	湖北	832	0.027	0.881	0.853	0.792	0.144
1980 年代至 1990 年代	原有区域	湖南	493	0.011	0.858	0.847	0.614	0.209
1990 年代至 2000 年代	原有区域	河南	16441	0.002	0.879	0.877	0.788	0.117
1990 年代至 2000 年代	原有区域	湖北	4924	0.002	0.881	0.878	0.807	0.126
1990 年代至 2000 年代	原有区域	湖南	2859	0.002	0.881	0.878	0.661	0.201
2000 年代至 2010 年代	原有区域	河南	4973	0.009	0.876	0.867	0.756	0.158
2000 年代至 2010 年代	原有区域	湖北	1531	0.005	0.880	0.875	0.777	0.146
2000 年代至 2010 年代	原有区域	湖南	1051	0.006	0.853	0.847	0.438	0.233

　　对比各相邻时期新增建设用地和原有建设用地内医疗卫生设施布局均等性统计值发现：在 1980 年代至 1990 年代和 2000 年代至 2010 年代两个时间段内，湖南省、湖北省、河南省省域范围新增建设用地内医疗卫生设施布局均等性的值域范围和平均值均大于原有建设用地内均等性值的相应统计指标，而在 1990 年代至 2000 年代时间段内新旧建设用地内医疗卫生设施布局均等性的值域范围大小关系则是，新增建设用地内的医疗卫生设施布局均等性的值域范围值小于原有建设用地内相应指标的值；在 1990 年代至 2000 年代时间段内，湖北省省域范围新增建设用地内均等性值的均值高于原有建设用地内的，而河南省和湖南省的则相反。由此可见，城市的扩张会对区域内的医疗卫生设施布局均等性产生复杂的空间影响，其原因是医疗卫生服务相关配套建设相比与城市土地空间扩张存在滞后性。

由地理学第一定律可知，距离越近的事物其相互关联的关系也就越密切，与核心要素越近的位置受到的影响也就越大，因而某类事物出现较多的区域，核心要素之间的关联性也就越强，即空间相关性也就越强。为度量该空间相关性，澳大利亚统计学家帕特里克·阿尔弗雷德·皮尔斯·莫兰（Patrick Alfred Pierce Moran）在 1950 年提出了全局 Moran's I 指数，反映了空间上邻近区域特定单元内属性值的相似程度。Moran's I 取值范围为 -1 到 1 之间：Moran's I 大于 0 时，表示数据具有空间正相关特征，Moran's I 值越大空间相关性越明显；Moran's I 小于 0 时，表示数据具有空间负相关特征，Moran's I 值越小空间差异越大；Moran's I 为 0 时，空间呈随机性。

Moran's I 是探索要素空间分布特征过程中被使用较多的方法，本研究中在 ArcGIS 10.6 中运用空间自相关分析工具，计算 1980 年代至 2010 年代四个年代医疗卫生设施布局均等性程度的 Moran's I 指数。经过分析得到 1980 年代、1990 年代、2000 年代、2010 年代四个年代医疗卫生设施布局均等性程度的 Moran's I 指数，分别为 0.22、0.16、0.18、0.47，均在 0.001 水平上显著。由此可见，湘、鄂、豫三省医疗卫生设施布局均等性的聚集特征显著。对 Moran's I 的 Z 检验结果中，Z-Score 均为正值且都在 0.001 水平上显著，说明湘、鄂、豫三省医疗卫生设施布局均等性的空间自相关处于极显著水平，即医疗卫生服务水平与其周围区域内医疗卫生服务水平之间存在非常显著的相互依赖关系。

综上所述，研究区内医疗卫生设施布局的均等性水平无论是在空间维度上的分布差异，还是时间维度上的演变规律，均展现出湘鄂豫医疗卫生服务处于动态发展的状态，从总量统计层面来看，研究区内不同时期的医疗卫生服务水平上下波动，整体上呈现出逐渐向好的趋势。但从局部差异来看，存在一直处于较好均等性等级的区域，也存在均等性等级逐渐变差的区域。这可能与快速的城市化进程中人口的分布格局、城市建设的强度、城市扩张的速度、经济发展的水平及医疗卫生领域的投入等要素在空间上和时间上不同步有着非常紧密的联系。医疗卫生服务在后者所构成的复杂流空间系统产生的集聚效应和扩散效应综合影响下，造成了医疗卫生服务供给和需求在空间上再分配的情况发生，从而形成了医疗卫生设施布局均等性的空间异质性特征更加明显的发展局面。

因此，医疗卫生设施配给方面有必要在传统的关注医疗卫生服务规模总量达标的基础上，融入空间维度的异质性信息，如均等性水平的差异及其历史演变规律，为更精细地调节区域内医疗卫生设施的配置水平，以及促进医疗卫生服务的空间治理能力和水平的发展提供技术支持。除此之外，还有利于实现国家卫健委在《"十四五"优质高效医疗卫生服务体系建设实施方案》中针对优质医疗资源薄弱地区提出的"按重点病种选医院、按需求选地区，院地合作、省部共建"的建设任务，为充实建设高水平医院分中心、分支机构、"一院多区"等方式提供空间决策依据，从而为定向放大国家顶级优质医疗资源服务范围和进一步完善区域医疗卫生服务体系提供支撑。

4.2.2.2 医疗卫生设施布局均等性的空间集聚性规律

前文已经分析出研究区内四个年代里医疗卫生设施布局的均等性空间自相关性显著且

存在空间聚集特征，为进一步获取医疗卫生设施布局均等性高值和低值在空间上的聚类范围及其显著性水平，本研究运用 ArcGIS 10.6 中的热点分析工具（Getis-Ord G_i^*）对医疗卫生设施布局的均等性进行分析，其工作原理是查看研究区各空间位置上医疗卫生设施布局均等性值 A 及该值邻近区域中的每一个位置上的均等性值 B，并判断 A 是否被其他具有同样等级的值包围，并通过循环遍历，最终计算得到具有统计学意义的高值聚集区域和低值区域的分布情况。经过分析得到 1980 年代、1990 年代、2000 年代、2010 年代四个年代医疗卫生设施布局均等性冷热点分析结果。

医疗卫生设施布局均等性冷热点图主要呈现出如下规律：四个年代湖南省、湖北省、河南省的医疗卫生服务冷热点区域分布都存在明显的方向性特征，这可能与各省域内各时期的发展战略格局有关；湖南中部、湖北东部、河南西北部是极显著的热点区域，即这些区域内是医疗卫生设施布局均等性高值聚集区域；湖南北部和西部、湖北中部、河南东部和南部是极显著的冷点区域，即这些区域内是医疗卫生设施布局均等性低值聚集的区域。

通过进一步对比四个年代研究区内医疗卫生设施布局均等性的冷热点区域发现，各省医疗卫生设施布局均等性存在较为明显的极化效应。具体而言，如表 4.6 所示，邵阳、武汉、洛阳等区域内一直存在医疗卫生设施布局均等性水平高值聚集的区域，这些区域内医疗卫生服务的发展水平相对较好；而常德、荆门、周口等区域内一直存在医疗卫生设施布局均等性水平低值聚集的区域，这些区域内医疗卫生服务的发展水平相对较弱。由此可见，在研究区域内如果某一区域内在初始阶段具有较好的基础条件，这些区域内医疗卫生设施布局均等性的发展则总体上一直处于较好的发展状态；然而，如果某一区域内在初始阶段具有较差的基础条件，这些区域内医疗卫生设施布局均等性的发展则总体上处于相对缓慢的发展状态，并且与具有比较优势的区域之间的差距逐渐增大。长此以往，最终致使区域内逐渐形成了以损失全域均衡性为代价的局部区域惯性发展的模式，即医疗卫生设施布局均等性水平发展较好的区域发展得越来越好，而医疗卫生设施布局均等性水平发展较差的区域存在止步不前甚至退后的情况。

表 4.6 各年代湘鄂豫医疗卫生服务的主要冷热点区域分布

年代	湖南省		湖北省		河南省	
	热点区域	冷点区域	热点区域	冷点区域	热点区域	冷点区域
1980 年代	邵阳、娄底	长沙、常德	武汉、黄冈	荆门、荆州	郑州、洛阳	周口、许昌
1990 年代	邵阳、衡阳	常德、郴州	武汉、黄冈	荆门、荆州	郑州、洛阳	周口、开封
2000 年代	邵阳、衡阳	长沙、常德	武汉、黄冈	荆门、荆州	郑州、洛阳	周口、商丘
2010 年代	怀化、邵阳	常德、郴州	武汉、鄂州	荆门、潜江	焦作、洛阳	周口、驻马店

为深入探索上述现象产生的缘由，查阅各省涉及空间发展战略的规划后发现，各省的战略发展方向组要呈"十字型""米字型""井字型"分布，如表 4.7 所示。各省结合国

家相关发展战略需要，在核心积聚策略导向下不断增强省会城市的发展，城镇空间布局中"一主""一核""一极"的相关表述体现了各省"强省会"的战略。各省充分利用国家铁路网建设的契机激发省会城市的辐射带动作用，最终造就了各省域内城镇发展的空间格局呈现出圈层式、廊带式特征，且发展进程具有独特方位趋势。

表 4.7　湘鄂豫历年空间发展战略格局

省份	格局类型	规划名称	规划期限	布局概要	发布时间
湖南	井字型	《湖南省主体功能区规划》	2012—2020	城市化战略格局"一核五轴四组团"	2012 年 12 月
湖南	米字型	《湖南省国土空间总体规划》（公众版）	2021—2035	国土空间总体格局"一核三轴、多向开放"	2021 年 8 月
湖北	井字型	《湖北省主体功能区规划》	2012—2020	城市化战略格局"一主两副，两纵两横"	2012 年 12 月
湖北	井字型	《湖北省新型城镇化规划》	2021—2035	城镇化空间格局"一主两翼、两横两纵、多点支撑"	2021 年 10 月
河南	十字型	《河南省城镇体系规划》	2011—2020	城镇空间布局"一极、两圈、三层、两带四轴"	2012 年 12 月
河南	米字型	《河南省建设中原城市群实施方案》	2017—2025	中原城市群空间布局"一核一副四轴四区"	2017 年 6 月

医疗卫生服务作为城镇发展中的重要内容，也会伴随着城镇空间的发展方向而具有一定的方位发展趋势，进而形成了医疗卫生设施布局均等性冷热点区域的分布在空间上具有方向性的特征。另外，由于政策具有一定的空间导向性，在可调控的资源有限的情况下往往会将相关向具有发展潜力或具有比较优势的区域倾斜，进而造成了部分区域医疗卫生服务发展滞后的局面。

综上所述，为完善当前医疗卫生设施布局均等性水平，从省域层面调节医疗卫生服务发展不平衡的问题，可依托各省新型城镇化发展格局中，已经确定的省域副中心城市和区域中心城市，在这些城市的建设中围绕国家发改委《"十四五"优质高效医疗卫生服务体系建设实施方案》、国家卫健委《公立医院高质量发展促进行动（2021—2025 年）》等文件中，提出的建设省级区域医疗中心的政策导向，以及对医疗卫生设施服务能力薄弱地区的政策倾斜（如表 4.8），结合实际需求和现实客观条件布局省级区域医疗中心。

表 4.8　国家层面发布的关于医疗卫生服务领域发展的政策文件内容摘录

发布机构	文件名称	发布时间	具体内容
国家发改委	《"十四五"优质高效医疗卫生服务体系建设实施方案》	2021 年 6 月 21 日	通过引导省会城市和超（特）大城市中心城区医院向资源薄弱地区疏解、加强地市现有医院建设等方式，推动省域内优质医疗资源扩容和向群众身边延伸，遴选建设 120 个左右省级区域医疗中心，形成省域内具有较强引领和辐射带动作用的优质医疗卫生服务、医学科研和人才培养高地，重点疾病诊疗水平与省会城市明显缩小
国家卫健委	《公立医院高质量发展促进行动（2021—2025 年）》	2021 年 9 月 14 日	推进国家医学中心（含国家中医医学中心）、国家区域医疗中心（含国家区域中医医疗中心）、省级区域医疗中心（含省级区域中医医疗中心）建设设置和管理工作，新建一批国家医学中心、国家区域医疗中心、省级区域医疗中心

具体而言，为提升医疗卫生设施布局均等性，可以需求为主导构建全域医疗卫生服务相对均衡的发展模式，具体措施如下：在湖南的北部（岳阳）和西部（怀化）、湖北的中部（宜昌、襄阳）、河南的东部（商丘）和南部（南阳）设置省级区域医疗中心；在湖南常德和郴州、湖北荆门和荆州、河南周口和驻马店等医疗卫生设施布局均等性薄弱地区，依托现有医疗卫生设施布局，通过与医疗卫生服务优质区域结对帮扶和改扩建现有医疗资源等方式提升这些的医疗卫生设施服务能力。通过上述一系列措施，以期达到优质医疗卫生服务共建、共治、共享的目的，促进高质量医疗卫生服务覆盖范围进一步定向扩大，同时弥补医疗卫生设施布局均等性薄弱地区的发展短板。

4.2.2.3　医疗卫生设施布局均等性的方位区域差异规律

在前期研究中已经发现，医疗卫生服务的发展在空间上具有方向性特征，这与省域层面的宏观发展格局定位有着非常密切的关系。省域层面关注各市域辖区之间的医疗卫生服务发展水平是否均衡，是现实医疗卫生服务空间治理中常用的方法，但存在难以突破行政辖区边界束缚的弊端。特别是当前国家层面倡导医疗卫生服务领域要开展区域协同发展的政策导向，而各省的空间发展战略又具有显著的方位特征，各方位区域内医疗卫生服务发展水平在各省战略发展方向的指引下，不同方位区域内是否呈均衡发展态势；为突破行政边界的壁垒，各行政辖区内的医疗卫生设施在空间上应寻求与哪个方位上相邻或相近辖区内的医疗卫生设施开展合作。

上述问题是当前各省在推进医疗卫生服务高质量发展进程中面临的现实客观问题。因此，在探究了以行政辖区为边界的各省总体医疗卫生设施布局均等性水平，以及各省所辖市域医疗卫生设施布局均等性水平的基础上，还有必要按照各省以省会为中心的"米字型"城镇化空间战略格局所形成的方位区域，探索这些区域内医疗卫生设施布局均等性水平，以及与这些区域内建成环境的关系，为解决上述医疗卫生服务发展面临的现实客观问题提供科学依据，同时也为从医疗卫生服务层面支撑各省确定的具有方位特征的空间发展战略格局提供决策参考。考虑到各省国土空间的总体战略发展格局与各省域内的高铁网布局吻合度较高的现实情况，将各省呈放射状布局的高铁网络分配到从北偏东22.5°开始按方位角45°的间距均分成的东北部、东部、东南部、南部、西南部、西部、西北部、北部8个不同的扇形方位区域内，在实现医疗卫生服务跨行政区协同发展进程中，充分利用高铁网络布局突破行政边界束缚的支撑作用，为促进医疗卫生服务的空间治理和整体发展方向顺应各省国土空间发展格局提供空间参考框架。

通过分析八个方位区域内医疗卫生设施布局均等性程度均值的变异系数（如表4.9所示），发现基于省级行政中心和地理中心为原点划分的8个方位区内展示出相同规律，而以行政中心为原点更符合各省空间发展战略格局中"发展核"的需要。因此，利用以行政中心为原点划分的方位区展开后续分析。同时期8个方位区域内医疗卫生设施布局均等性均值的差异程度由大到小依次为湖南省、湖北省、河南省，河南省和湖北省8个方位区域内医疗卫生设施布局均等性均值的变异程度小于湖南省的，即河南省和湖北省的医疗卫生设施布局均等性程度相对集中且整体优于湖南省的；不同时期河南省和湖北省8个方位区域内医疗卫生设施布局均等性均值的变异程度总体先升后降且方位差异逐渐缩小，而湖南的则相反。

表 4.9　1980—2019 年湘、鄂、豫 8 个方位区医疗卫生设施布局均等性均值的变异系数

单位:%

年代	河南省		湖北省		湖南省	
	行政中心为原点	地理中心为原点	行政中心为原点	地理中心为原点	行政中心为原点	地理中心为原点
1980 年代	1.19	1.21	2.77	2.44	6.88	7.69
1990 年代	2.42	2.25	3.99	3.01	5.68	5.92
2000 年代	2.62	2.40	3.95	2.85	8.50	6.18
2010 年代	2.03	2.16	3.70	3.22	9.98	11.62

在湖南省、湖北省、河南省三省确定的具有方位导向的空间发展格局下，各省8个方位区域内医疗卫生设施布局的均等性水平存在较大的差异。在当前涉及民生领域的医疗卫生服务更加注重均衡发展的背景下，相应省份落实"米字型"的国土空间战略发展格局时，各方位区域内经济社会的发展进程中需要注重医疗卫生设施布局均等性水平的差异，可考虑分别制定与各方位区域内所涉及市域辖区的本底情况相匹配的调节策略，其前提条件是明确不同方位区域内影响医疗卫生设施布局均等性的具体因素（该内容将在后续章节深入分析）。

由于三省的地形地貌差异较大[329]，城市建设因地形和政策导向的影响而形成了积聚式、组团式、条带式等多种发展模式[330]，而城市建设等客观因素影响了医疗卫生设施布局均等性水平。医疗卫生服务的发展进一步在空间发展战略的"米字型"格局引领下，形成了明显的方位差异。基于此，可为医疗卫生服务格局的完善提供宏观方位指引，也为医疗卫生服务的跨区域合作与协同创造了条件。

4.3 医疗卫生设施布局韧性特征

由于医疗卫生服务体系不仅要满足相应区域内日常的医疗卫生服务需求，也需要应对突发的公共卫生事件。前者所需的日常医疗卫生服务功能在长期的发展中已经趋于成熟，但需要克服区域之间发展不平衡不充分的问题。后者所需的应急医疗卫生服务功能在经过多次传染病疫情的检验后，发现还存在一些薄弱环节，例如应急医疗卫生设施配置不足、防疫应急体系还有待进一步完善、传统医疗资源平疫结合不充分、区域之间发展不平衡不充分等。但是，突发公共卫生事件往往具有不确定性和随机性，在哪里发生多大强度的事件是未知的，这给为应对这些事件的医疗卫生设施布局带来了一定的挑战，从国内外历史的突发公共卫生事件应对过程中吸取经验，探寻突发公共卫生事件的普遍规律和有效策略，成为破解上述不确定性和随机性所造成困境的重要依据。

已有的能够应对传染病疫情类的突发公共卫生事件手段，主要包括控制传染源、切断传播途径、保护易感人群。这些措施需要在空间上具体落地，其中控制传染源就需要有诸如集中收治确诊患者的医疗卫生服务场地，包括定点收治医院、应急方舱医院等；切断传播途径就需要有诸如阻隔疑似患者自由流动的空间载体，包括应急交通通道、集中隔离设施（如集中隔离酒店）、"黄码医院"等；保护易感人群就需要有诸如能够在应急状态下还能保障人民基本生活和医疗需求的设施，包括仓储物流系统、应急状态下能提供日常诊疗服务的设施等。这些内容总体上而言，在国土空间规划语境下就是合理配置日常生活和医疗卫生等相关资源，使其能够更加韧性地应对"平时"和"疫时"日常生活需求，以及不同类型的医疗卫生服务需求，进而发挥好国土空间规划在保障区域内健康安全和正常空间秩序方面的重要作用。该部分将着重对医疗卫生设施应对"平时"和"急时"不同类型的医疗卫生服务需求时所表现出的韧性特征进行研究。主要从区域内遭受突发公共卫生事件随机扰动的不同应急情景下，一定比例的医院被设置为定点收治医院而不开展日常诊疗服务后，区域内就医便捷性的变化展开分析。这样不仅兼顾了区域内应急医疗需求，也兼顾了应急状态下的平时需求，同时还能够获取区域内医院这类医疗卫生设施的韧性水平，进而可以在充分利用现有医疗卫生设施的原则下提出各地区有针对性的医疗卫生设施空间布局调节策略，以及改善相应区域内医疗卫生体系韧性水平的实现途径。

4.3.1　医疗卫生设施布局韧性水平

随机扰动强度从5%起以5%的增量逐渐增加至95%的过程中，各省辖市范围内医院这类机构组成的医疗卫生服务体系在遭受同等强度的多次随机扰动下，人们的就医交通时间成本均发生了改变。同一扰动强度的不同随机试验得到各省辖市内的医院就医的交通时间成本序列，其离散程度的大小反映了各市州内医院构成的医疗卫生服务体系的防灾韧性水平。若区域内医疗卫生设施布局韧性水平高则辖区内医院遭受扰动后，各建成区就医交通时间成本的变化就越少，即某一扰动强度下不同医院遭受影响后，区域内就医交通时间成本序列的离散程度越低。

图4.3展示了在一定程度的扰动内，通过10次随机扰动试验得到的湖南省、湖北省、河南省境内医院就医交通时间成本序列值离散程度的分布规律。①研究区各地区医疗卫生设施布局韧性水平差异较大，湖南省、湖北省、河南省境内各市州在医院就医的交通时间成本因随机扰动的影响而发生改变，且其离散程度在不同扰动强度下或不同地区内的分布有差异，说明研究区各市州内现有的医院所构成的医疗卫生设施体系在应对不确定性公共卫生事件时，表现出的韧性特征差异较大。②医疗卫生设施布局韧性水平首位城市与末位城市的经济社会水平差异明显，在医院遭受到一定程度的随机扰动后，依据医院就医交通时间成本离散程度的变化幅度大小，可获取湖南省、湖北省、河南省境内各市州医院这类医疗卫生服务体系的韧性水平大小，即变化幅度越大则韧性水平越小。针对医院这类医疗卫生设施而言，湖南省内韧性水平排位最靠前的2个城市是株洲市、长沙市，而排位最靠后的2个城市是张家界市、邵阳市；湖北省内韧性水平排位最靠前的2个城市是鄂州市、武汉市，而排位最靠后的2个城市是十堰市、随州市；河南省内韧性水平排位最靠前的2个城市是郑州市、周口市，而排位最靠后的2个城市是焦作市、三门峡市。上述两类城市的经济社会发展水平存在较大差异，说明医疗卫生设施布局韧性水平与城市的发展水平内在联系。③医疗卫生设施布局韧性水平存在适应性阈值，随着随机扰动强度的不断加大，各市域范围内医院构成的医疗卫生服务体系在为人们提供医疗卫生服务时，在一定强度范围的外界扰动下，区域内就医的便捷性（即就医交通时间成本）能够稳定在一定的区间上下波动。说明各市域内医院构成的医疗卫生服务体系具有有限的随机扰动应对能力，其韧性水平存在适应性阈值。若医院面临的风险强度超过该阈值，则可能诱发医疗卫生服务体系系统性崩溃，使获取医疗卫生服务的交通时间成本变化幅度更大且充满不确定性，进而给人民群众就医带来不利影响。

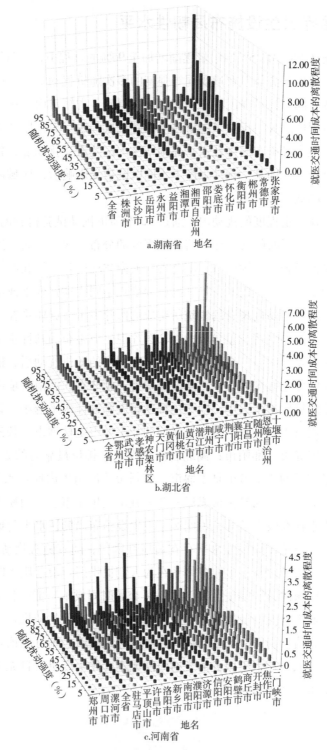

a.湖南省　地名

b.湖北省

c.河南省

注：图 a、b、c 中全省对应值为各市州在相应扰动程度下就医交通时间成本离散程度的均值。

图 4.3　不同随机扰动强度下湘鄂豫就医交通时间成本的离散程度分布

4.3.2　医疗卫生设施的风险适应水平分布差异

在随机扰动强度变化幅度相同的情况下，相应区域内对应的就医交通时间成本离散程度变化范围越小，即每单位扰动强度的变化引发的就医交通时间成本离散程度变化越小，说明相应区域内医疗卫生设施体系对不确定性因素的适应性更强。当随机扰动强度一定时，相应区域内就医交通时间成本离散程度越小，说明该区域内应对不确定性风险的能力较强。另外，就医交通时间成本离散程度的拟合曲线越接近横坐标轴且更加平缓，则说明相应区域在遭受随机扰动时，维持医疗卫生服务体系正常运转并使就医便捷性维持在相对稳定状态的能力更强，即风险适应性更强。

基于不同扰动强度下各区域内就医交通时间成本的离散程度序列，利用二阶函数拟合得到的变化曲线如图4.4所示。湖南省、湖北省、河南省共49个市域内医疗卫生服务体系的风险适应性水平分别呈现如图4.4a、图4.4b、图4.4c所示的特征和规律，具体如下：

（1）研究区医院体系对公共卫生风险的适应能力方面，由三省内各市州相应扰动程度下医院就医交通时间成本离散程度均值的拟合曲线（各图中的红色点划线）可知，每1%的随机扰动变化强度中，湖南省、湖北省、河南省各市对应的就医交通时间成本的离散程度变化大小平均值分别为3.48×10^{-2}、2.10×10^{-2}、1.71×10^{-2}，即各省医疗卫生服务体系对风险的适应能力由大到小依次为河南、湖北、湖南。

（2）研究区市域范围医院体系对公共卫生风险的适应能力方面，三省所辖市域的医院体系韧性水平存在较强的空间异质性特征。三省境内医院体系风险适应性水平较高的区域多位于省会城市，以及省会城市周边的城市，如湖南省长沙市、株洲市、岳阳市、湘潭市，湖北省鄂州市、武汉市、孝感市、黄冈市，河南省郑州市、周口市、漯河市、平顶山市；三省医院体系风险适应性水平较低的区域，多位于远离省会城市且发展相对滞后的区域，如湖南省张家界市、邵阳市、湘西自治州，湖北省十堰市、恩施市、随州市，河南省焦作市、三门峡市、开封市。

由图4.4d中各省在相应扰动程度下，医院就医交通时间成本离散程度的拟合曲线可知，在相同强度的扰动下，三省医院就医交通时间成本的离散程度由大到小依次为湖北省、湖南省、河南省，说明在遭受随机扰动后，各省将医疗卫生服务供给维持在稳定水平的能力（即风险适应性水平）由高到低是河南省、湖南省、湖北省。上述得到的两类规律主要基于离散程度的整体分布形态特征展开分析，与前文从另一视角（即基于离散程度的变化幅度展开分析）推断的规律和结论基本一致，两者相互验证并进一步证实了研究区内三省医疗卫生设施布局韧性水平和风险适应性水平的相关特征规律具有可信度。

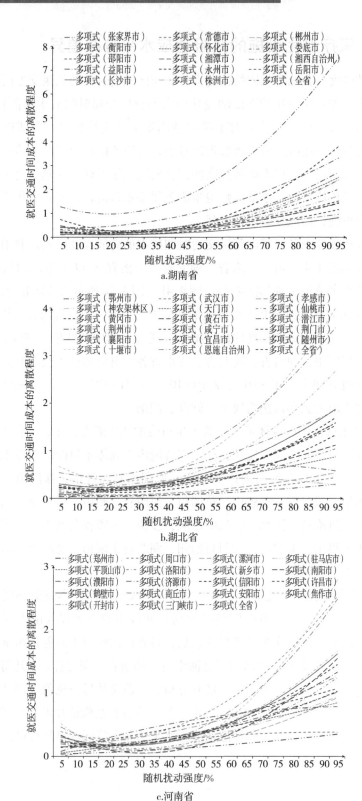

a.湖南省

b.湖北省

c.河南省

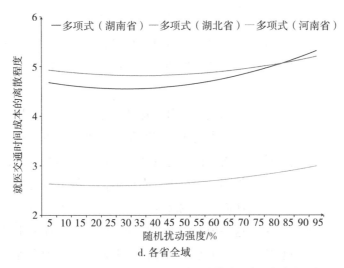

注：图a、b、c、d各省对应的曲线是在相应扰动程度下全域就医交通
时间成本离散程度的拟合曲线。

图4.4 随机扰动下湘鄂豫省域内医院就医交通时间成本的离散程度拟合曲线

4.3.3 医疗卫生设施布局韧性贡献度高的医院分布

通过分析到各医院就医的交通时间成本均值对所在市域辖区内整体就医交通时间均值的影响程度，得到医疗卫生设施就医便捷性视角下各医院对相应区域内医疗卫生设施布局韧性的作用强度。按照贡献率排位在前1%以内要素是极重要级别，排位在前1%~3%要素是重要级别，排位在前3%~5%要素是较重要级别的规则，共筛选出452家医院对区域内医疗卫生设施布局韧性具有重要作用。上述452个医疗机构中，极重要医疗机构、较重要医疗机构、重要医疗机构分别为112个、169个、171个，其中湖南省内三类级别医疗机构的个数分别为36个、55个、54个，湖北省内三类级别医疗机构的个数分别为29个、38个、40个，河南省内三类级别医院的个数分别为47个、76个、77个。

三类医疗卫生设施布局韧性贡献率处于重要性以上级别的所有医院在空间上分布相对均匀，但对医疗卫生设施就医便捷性的贡献率却存在较大的空间异质性。医疗卫生设施布局韧性贡献率较高的医院多分布于湖南省的西北部地区、湖北省的中部地区和西部地区、河南省的西部地区，即研究区的西部地区，而医疗卫生设施布局韧性贡献率较低的医院多分布于湖南省的中部和东部地区、湖北省的东部地区、河南省的中部地区和东南部地区，医院的医疗卫生设施布局韧性贡献率在空间上呈现明显的二元结构关系。究其缘由，可能是相应地区的区位特征和自身自然环境使然。相应区域与省会城市的相对空间关系越近且地形越平缓，政策、用地、资金、人才等医疗卫生服务发展的重要要素向这些区域倾斜的可能性会越大，造成这些区域内的医疗卫生设施相对丰富。

在医疗卫生服务相对充足的情况下，这些区域内各医疗机构对当地人民群众的医疗卫生设施就医便捷性产生的影响相对较少，即对医疗卫生设施就医便捷性的贡献率较低。然而,与省会城市的相对空间关系越远且地形越复杂的区域和前述情况相反,这些区域内的医疗卫生服务的发展速度相对缓慢,医疗卫生设施相对较少,相应区域内各医疗机构对当地人民群众的医疗卫生设施就医便捷性产生的影响会更大,即对医疗卫生设施就医便捷性的贡献率较高。

在研究区现有医疗卫生设施中筛选出的对市辖区医疗卫生设施布局韧性贡献率高,即对医疗卫生设施体系韧性的影响强度大的452家医院一旦遭受外界干扰,则可能会对相应区域医疗卫生服务体系的便捷性、均等性、稳健性产生较大影响。因此,为从医疗卫生服务层面提升人民群众看得见的获得感、安全感、幸福感,可将上述类型的医院作为关键医疗卫生服务并进行重点建设。具体而言,围绕要协调关键医疗卫生服务与其所处的重要性地位、发展环境之间的空间关系这一现实需求,提升这些关键医疗卫生设施服务功能的完备性和规模的适度性,将相应医疗卫生服务的建设水平调适到更加合理的状态,可为实现以较少的医疗卫生设施投入获得最大社会效益、健康效益的目标奠定空间物质基础和基本空间框架。

4.4 本章小结

通过从时空维度定量分析华中地区湘鄂豫三省1980~2019年间的医疗卫生设施核密度特征、布局均等性特征、布局韧性特征,清晰地展现了区域协同理念下医疗卫生设施空间格局的主要特征——均等性和韧性的时空差异和演变规律,研究的主要发现如下:

(1)医疗卫生设施的总体分布规律。湖南省、湖北省、河南省医疗卫生设施的分布存在明显的空间差异,其分布格局在1980年代、1990年代、2000年代、2010年代四个年代之间,由"通廊连片式"向"多中心散点式"演变,并且医疗卫生设施有向省会城市积聚的趋势。研究时段内医疗卫生设施积聚中心的分布格局与各省的城镇发展格局高度重合,且与各省域范围内铁路网络中的节点区域重叠。快速交通时代的到来为破解区域之间医疗卫生服务发展不平衡不充分的问题带来了契机,为改善城市发展进程中,伴随着不平衡不充分的经济社会发展格局而形成的医疗卫生设施布局均等性差异,并提升全域医疗卫生设施服务能力,开展交通导向的医疗卫生服务规划,以促进两者在空间上更深入的协同,有利于医疗卫生服务突破时空限制门槛使患者就医更加便捷,并形成可及性更强的医疗卫生设施网络,同时也将对新时期医疗卫生领域改革中优质医疗卫生设施空间均衡化布局目标的实现产生积极影响。

(2)医疗卫生设施布局均等性的分布规律。随着中国越来越重视医疗卫生服务领域的发展,华中地区医疗卫生设施不断增加,医疗卫生设施布局均等性程度总体处于中等水平0.7~0.8之间,区域之间差异仍旧突出。均等性程度处于较差、一般、中等、较好水平的区域在空间上交替转化不断演进，各等级对应的面积随着城市的扩张，呈现出逐渐增加的趋势，新增建设用地内的医疗卫生设施布局均等性程度相较于原有区域略有改善。现有医疗卫生设施布局均等性程度的时空发展格局和历史演变特征，为中国新发展时期医疗卫生设施更加科学合理、精准有效的配置提供了空间参考。利用医疗卫生设施布局均等性程度的地域差异，以"需求"为导向制定医疗卫生服务的区域协同战略，并重点针对均等性程度的薄弱区域补齐医疗卫生设施短板，促进医疗卫生服务体系的区域协同发展，是破解"市场"主导下医疗卫生服务全域均等性不足的重要路径，也是缩小因区域经济社会发展的方位差异带来的医疗卫生设施布局均等性程度方位差异的重要手段。

（3）医疗卫生设施布局韧性的分布规律。通过随机扰动下监测医疗卫生设施就医便捷性变化的情景模拟发现，研究区内三省医疗卫生服务体系的韧性水平由大到小依次为河南省、湖南省、湖北省。通过分析湘、鄂、豫所辖各市医疗卫生设施布局韧性特征发现，不同区域内存在空间异质性，医疗卫生设施布局韧性水平排位靠前的地区多为经济社会发展水平较好的城市，说明医疗卫生设施布局韧性水平与城市的发展水平内在联系，且各地区医疗卫生设施布局韧性水平存在适应性阈值，即研究区内现有的医疗卫生设施分布格局能够应对风险强度的大小和对风险的适应水平存在差异。另外，还筛选出了研究区域内对整个医疗卫生设施体系布局韧性水平贡献度高的医院452家，这些关键医疗卫生服务设施是后续医疗卫生领域相关规划中需要重点关注的对象。

第5章 区域协同理念下医疗卫生设施分布格局的影响规律

党的十八届三中全会中首次提出"以人为核心的新型城镇化",为构建层级有序、规模合理、分布协调的城镇体系指明了发展方向,强化医疗卫生服务是新型城镇化建设中的重要内容之一。受区域内经济社会的发展水平、各地区的城市化程度、人们的就医习惯等方面差异化的综合影响,医疗卫生服务的数量和质量在空间上呈现出非均质化的发展格局。面对区域之间发展不平衡不充分的问题,促进医疗卫生设施区域协同成为解决该领域不均衡发展问题的重要手段。医疗卫生设施区域协同的过程中,蕴含一定区域内医疗卫生设施分布格局与城市建设、人口分布及交通布局等要素相互影响的规律。厘清这些影响规律,对于调节和优化医疗卫生设施区域协同效果具有重要意义,将有利于制定更有针对性的医疗卫生设施区域协同对策。为此,本章主要围绕医疗卫生设施分布格局中所蕴含的各类影响规律展开分析。主要涉及四部分内容的研究工作,分别是医疗卫生设施分布格局的社会影响,医疗卫生设施分布格局社会影响的动力机制,医疗卫生设施布局均等性及韧性的影响因素,医疗卫生设施分布格局表征指标的关联规律。

5.1 医疗卫生设施分布格局的社会影响

5.1.1 医疗卫生设施服务能力的分布规律

由于研究区涉及的范围较大且医疗机构的数量较多,具体到各类型医疗机构的历史诊疗量数据难以获取,为保障研究结果的可靠性,故只针对 2019 年的各类型医疗机构诊疗量数据进行分析。通过网络搜索,收集到 57405 个医疗机构名称,按照医疗机构有官方网站且官方网站上公布有年度诊疗量为原则筛选所有医疗机构,最终获得 180 个符合筛选规则的医疗机构官网,利用这些医疗机构官网查询获得湘、鄂、豫三省 180 个医疗机构的诊疗人次真实值,将该数据集作为多元线性回归模型及随机森林回归模型的训练数据集和验证数据集。利用医疗卫生设施服务量的真实值以及多元线性回归模型及随机森林回归模型的估测值，计算得到的上述两个模型的平均绝对误差（MAE）和均方根误差（RMSE），如表 5.1 所示。通过评价两个模型的精度发现：①随机森林回归模型的 MAE 和 RMSE 均小于多元线性回归模型的，即随机森林回归模型总体的预测误差较小；②模型的拟合优度 R^2 方面，随机森林模型的略微弱于线性回归模型的，即随机森林回归模型的预测值在真实值周围的密集程度要略小于线性回归模型的。综上所述，由于随机森林回归模型在预测误差方面更小且总体精度较优，因此选取随机森林回归模型估测各类型医疗卫生设施的服务量。随机森林回归模型的两个重要参数基分类器数量和决策树最大深度所构成的超参数集合中，基分类器数量范围设置为 1～800，决策树最大深度范围设置为 1～50，即共 40000 组参数对，每一组参数对对应一个模型。由于参数筛选过程的数据量较大，故只展示出现最优参数组合出现的参数调优过程图（如图 5.1 所示）。

表 5.1 医疗卫生设施服务量预测模型精度对比

模型名称	平均绝对误差 （MAE）	均方根误差 （RMSE）	拟合优度（R^2）	选用
随机森林回归模型	197730.033	338013.688	0.825	是
线性回归模型	237491.371	370834.190	0.879	否

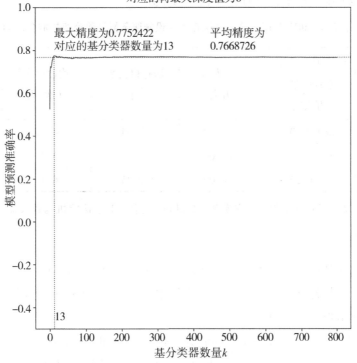

图 5.1 随机森林回归模型参数调优过程

图 5.1 中最大精度为模型交叉验证评分，平均精度为此次参数对筛选过程中所有模型的交叉验证评分的均值，筛选出的最优模型参数组合为基分类器数量 13 和决策树最大深度 6，该参数对相应的模型交叉验证评分为 0.775，是所有 40000 组参数对所对应的模型中交叉验证评分最高的模型，因而选取最优参数对相应的随机森林回归模型对各类医疗卫生设施的服务量进行估测。随后运用医疗卫生设施服务能力空间展布模型，得到 2019 年湘鄂豫建成区各类型医疗卫生设施服务量、医疗卫生服务外溢量、医疗卫生服务混合度三类指标的空间分布。

5.1.1.1 医疗卫生设施诊疗量的空间分布

2019 年湖南省、湖北省、河南省的医疗卫生设施服务量及各医疗卫生设施的服务压力如表 5.2 所示。三省医疗卫生设施服务量由大到小依次为河南省、湖北省、湖南省，常住人口数量由大到小依次为河南省、湖南省、湖北省，医疗机构数量亦是如此。人均诊疗次数方面，河南省最多且高于全国的平均水平 6.2 次/人，而湖南省的最少，可能是不同区域内人们的健康意识不同或患病率不同造成的。医疗机构平均诊疗次数方面，湖北省的最高而湖南省的最低，说明研究区各省医疗机构的服务压力湖南省的相对较小，而河南省的次之，湖北省的最高，这可能与三省的平均每个医疗机构分担的常住人口数量有关，该指标在湖南省、河南省、湖北省分别为 1209 人/个、1363 人/个、1673 人/个，换言之，每万人配置的医疗机构数量在湖南省、河南省、湖北省分别为 8.27 个、7.34 个、5.98 个，即医疗卫生设施的配置水平在三省存在较大的差异。

表 5.2　2019 年湘鄂豫三省医疗卫生设施服务量及医疗机构服务压力

省份	医疗卫生服务总诊疗量/万人次	常住人口/万人	医疗机构数/个	人均诊疗次数/（次/人）	医疗机构平均接诊次数/（次/个）
湖南省	28098.10	6918.40	57234	4.06	4909.34
湖北省	35382.58	5927.00	35432	5.97	9986.05
河南省	61020.29	9640.00	70735	6.33	8626.60

注：医疗卫生服务总诊疗量为本研究模型计算得到，常住人口、医疗机构数来源于各省国民经济和社会发展统计公报。

研究区市域和县域尺度下医疗卫生设施服务量的空间分布在 ArcGIS 10.6 中利用自然断点分类法获得。从各省范围内市域和县域不同空间尺度下医疗卫生设施服务量的具体空间分布看，主要呈现如下规律：

（1）市域层面。市域医疗卫生设施服务量排名前 10 的市由大到小依次为武汉市、郑州市、长沙市、驻马店市、新乡市、南阳市、襄阳市、安阳市、常德市、商丘市；省会城市提供的医疗卫生设施服务量远高于省内其他城市的，湖南省、湖北省、河南省省会城市的医疗卫生设施服务量在各省范围内都排在首位，首位度分别为 1.87、2.09、1.23，患者就医行为向省会城市集中趋势明显，其程度由大到小依次为湖北省、湖南省、河南省；市域范围内的医疗卫生设施服务量存在明显的梯度层级，医疗卫生设施服务量的大小在空间上的变化趋势大致呈以省会城市为中心向外围城市跳跃式变迁并逐渐缩小的趋势，远离省会的边缘城市医疗卫生设施服务量往往较少，并且这类区域往往集中连片出现。

（2）县域层面。县域医疗卫生设施服务量排名前 10 的区县由大到小依次为内黄县、延津县、老河口市、金水区、确山县、雨花区、华龙区、望城区、江夏区、蔡甸区；湖南省、湖北省、河南省三省省会城市核心区周边的区县内医疗卫生设施服务量要高于核心区域内医疗卫生设施服务量，其他市域范围内的核心区域医疗卫生设施服务量往往较高，这些区域多为城市化建设较早的区域；拥有较高医疗卫生设施服务量的区县周边往往都伴随着医疗卫生设施服务量较低的区县，以这些拥有较高医疗卫生设施服务量的区县为中心往外围延展，各区县内的医疗卫生设施服务量大小呈现出跳跃式变迁并逐渐缩小的趋势；拥有同等级医疗卫生设施服务量规模的区县呈现出集中连片分布的规律；拥有较高医疗卫生设施服务量的区县多位于铁路网的交汇处，或者沿铁路交通线路呈带状串珠式分布特征。2019 年湖南省、湖北省、河南省各区县具体的医疗卫生设施服务量详见附录 E。

省会城市和其他城市的核心区域内医疗卫生设施服务量出现截然相反的规律，可能是因为省会城市的核心区域内积聚了大量的人口、医疗卫生服务供给紧张且就医出行体验不佳等因素，促使核心区患者就医活动向周边就医较为便捷且医疗卫生服务供给相对宽裕的区域外溢，同时这些区域也吸引了省域内医疗资源配给相对薄弱的其他地区的患者来就医，从而造就了省会城市周边区域医疗卫生设施服务量高的局面；而省会城市以外的城市对应的市域核心区域内医疗资源相对于该城市周边的区域而言配置的质量更好且交通相对便捷，因而吸引了该市周边患者就医，使得非省会城市内医疗卫生设施服务量主要集中于该城市的核心区域。

综上所述，研究区域内医疗卫生设施服务量在空间上相对集中，空间聚集效应明显，主要呈现出围绕省会中心城市的环状分布特征，以及沿铁路交通线路的带状分布特征，各等级医疗卫生设施服务量所对应的区域往往集中连片出现，说明湘鄂豫三省的医疗卫生设施服务量相对集中，并且省域、市域、县域尺度下的区域内均存在医疗卫生服务供给具有相对优势的区域，这为不同空间尺度下划定相应级别的医疗卫生服务协同区提供了现实客观参考依据和定量划分的数据支撑。

5.1.1.2　医疗卫生服务混合度的空间分布

通过获取不同空间尺度下各类型医疗卫生设施所提供服务混合程度，可以定量地分析各不同类型的医疗卫生设施综合利用程度的差异，即医疗卫生服务发展的多样性。不同空间尺度下各类医疗卫生设施所提供服务混合度空间分布主要呈现如下规律：

（1）在不同空间尺度下，各类型医疗卫生设施所提供服务混合度方面。呈现出随着省域、市域、县域空间尺度的细化，研究区域内混合度的取值范围在逐渐增加，依次为

0.78~0.90、0.54~0.97、0.02~0.99。各个空间尺度上三省医疗卫生服务混合度的宏观分布趋势基本一致,呈现出中部省份湖北省医疗卫生服务混合度高,而两边省份湖南省和河南省医疗卫生服务混合度低的趋势,即研究区域内湖北省的医疗资源发挥了更加均衡的服务功能。具体而言,省域尺度上医疗卫生服务混合度由大到小依次为湖北省(0.90)、河南省(0.88)、湖南省(0.78),市域层面通过分析各省相应市域内医疗卫生服务混合度的平均值,得到各省医疗卫生服务的混合度由大到小依次为湖北省(0.86)、河南省(0.83)、湖南省(0.79),县域层面通过分析各省相应区县内医疗卫生服务混合度的平均值,得到各省医疗卫生服务的混合度由大到小依次为湖北省(0.82)、湖南省(0.70)、河南省(0.69)。

(2)市、县两级医疗卫生服务混合度在空间上的整体分布格局基本一致。市域层面医疗卫生服务混合度的高值区域和次级高值区域内,多分布有县域层面医疗卫生服务混合度的高值区域。其中,各省市域层面医疗资源所发挥服务功能的均衡性排名靠前的区域,即各省医疗卫生服务混合度前2位地级市主要是湖南省张家界市、娄底市,湖北省荆州市和黄冈市,河南省洛阳市和三门峡市;各省县域层面医疗资源所发挥服务功能的均衡性排名靠前的区域,即医疗卫生服务混合度前2位的区县分别是湖南省新晃县和南岳区,湖北省枝江市和江陵县,河南省湖滨区和夏邑县。

5.1.1.3 医疗卫生服务区位熵的空间分布

由于受到诸多因素的影响,如不同地区的疾病谱存在差异、各地区患者的就医习惯不相同、各地对不同类型医疗卫生服务的投入不同,使得不同类型的医疗卫生服务发展水平存在差异,并在不断的积累中形成了各个地区具有比较优势的医疗卫生服务。为获得基层医疗机构、医院、其他医疗机构、专业医疗机构不同类型医疗卫生服务在省域、市域、县域不同空间尺度下的比较优势,需要进一步对各个地区不同类型医疗卫生服务水平在研究区域内的比较优势展开评估。因此,通过计算三类空间尺度下各行政辖区单元内不同类型医疗卫生服务的区位熵以实现上述研究需求,并以此研究结果为在省市两级更加精细地调节各类型医疗卫生设施所提供服务的发展水平和区域之间协作策略提供科学依据。

(1)省域空间尺度各类型医疗卫生设施所提供服务的区位熵。湖南省、湖北省、河南省省域尺度下2019年基层医疗机构、医院、其他医疗机构、专业医疗机构各自对应的基层医疗卫生服务功能区位熵、医院医疗卫生服务功能区位熵、其他医疗卫生服务功能区位熵、专业医疗卫生服务功能区位熵如表5.3所示,为从宏观层面掌握各类型医疗卫生设施所提供服务的发展水平提供数据支持。

表5.3 2019年湘鄂豫省域尺度下各类型医疗卫生设施所提供服务区位熵的分布

省份	基层医疗卫生服务功能区位熵	医院医疗卫生服务功能区位熵	其他医疗卫生服务功能区位熵	专业医疗卫生服务功能区位熵
湖南省	0.974	1.930	0.252	0.293

续表

省份	基层医疗卫生服务功能区位熵	医院医疗卫生服务功能区位熵	其他医疗卫生服务功能区位熵	专业医疗卫生服务功能区位熵
湖北省	0.976	1.734	0.625	0.422
河南省	1.024	0.210	1.507	1.612

对 2019 年湘鄂豫省域尺度下各类型医疗卫生设施所提供服务区位熵进行分析发现，省域尺度下各类型医疗卫生设施所提供服务对应的成熟水平和优势度均存在较大的差异，主要呈现出如下规律：湖南省和湖北省两省医院医疗卫生服务的区位熵均高于 1.5，并且两省全域内医院医疗卫生服务发展的积聚程度均高于河南省的，说明研究区内医院医疗卫生服务具有比较优势的区域是湖南省和湖北省，两省域内的医院均具有较强的外向服务功能，其中湖南省的医院发展相对成熟且具有更高的优势度，外向医疗卫生服务功能更强；河南省的专业医疗卫生服务、其他医疗卫生服务及基层医疗卫生服务发展的集聚程度均高于湖南省和湖北省的，河南省全域内这三类医疗卫生服务的区位熵均超过 1，并且专业医疗卫生服务和其他医疗卫生服务的区位熵均大于 1.5，说明研究区内河南省的专业医疗卫生服务、其他医疗卫生服务及基层医疗卫生服务具有比较优势，这三类医疗卫生服务在河南省的发展相比于湖南省和湖北省更加成熟，并且具有较强的外向医疗卫生服务功能。

（2）市域空间尺度各类型医疗卫生设施所提供服务的区位熵。湖南省、湖北省、河南省市域尺度下，2019 年基层医疗机构、医院、其他医疗机构、专业医疗机构各自对应的基层医疗卫生服务功能区位熵、医院医疗卫生服务功能区位熵、其他医疗卫生服务功能区位熵、专业医疗卫生服务功能区位熵的分析结果可为从省级层面调节各类型医疗卫生设施所提供服务的发展水平和区域之间协作策略提供科学依据。2019 年研究区省、市尺度下不同类型医疗卫生服务区位熵的分布规律如下：

①市域四类医疗卫生服务的区位熵分布。湖南省和湖北省的医院医疗卫生服务具有较强的优势度，河南省基层医疗卫生服务、其他医疗卫生服务及专业医疗卫生服务的区位熵所反映出的优势度与医院的截然相反。由此推测，研究区内医院往往具有较强的发展优势，这可能一定程度上影响了其他三类医疗卫生服务的发展。

②市域基层医疗卫生服务的区位熵分布。各市级辖区内医疗卫生服务的区位熵均小于 1.5，其中大于 1 的市级行政单元（包括省直辖县级市）有 20 个，占研究区所有市级行政辖区数量的 40.82%，主要分布于河南的北部和东部地区，以及湖北省的中部地区，这些区域内基层医疗卫生服务发展相对成熟，具有较高的优势度，并且基层医疗卫生服务的外向功能较强；其余市级行政单元内的基层医疗卫生服务区位熵均小于 1，这些区域内基层医疗卫生服务的发展水平低于研究区的平均水平，不具有优势度，外向医疗卫生服务功能微弱。由此可见，基层医疗卫生服务作为人们身边能够最快获取、地理可及性较高、空间覆盖范围较小但量大的一类医疗卫生服务，往往定位为以解决人们的基本医疗需求为主，

由于这些医疗卫生设施往往设置的较为分散，因而在空间上形成了各市区范围基层医疗卫生服务发展的优势度差异相对较小的局面。

③市域医院医疗卫生服务的区位熵分布。市级辖区内医院医疗卫生服务的区位熵在大于1.5、小于1以及1和1.5之间三个等级均有分布，分别对应的市级辖区个数分别为26、18、5，即研究区约63.27%的市级辖区内医院医疗卫生服务发展相对成熟且高于研究区内的平均水平，具有较高的优势度，并且医院医疗卫生服务的外向功能较强，这些区域主要分布在湖南的绝大部分区域以及湖北省的东部和西部地区。由此可见，医院医疗卫生服务作为能够处理各种类型疾病和损伤、空间覆盖范围较大的一类医疗卫生服务，往往定位为以应对基层医疗卫生服务难以处理的医疗需求为主，由于受到建设运营成本及市场需求等因素的影响，该类医疗卫生设施配置往往聚集在一定区域内，因而在空间上形成了整个研究区各市区范围内医院医疗卫生服务的发展优势度差异较大的发展局面。

④市域其他医疗卫生服务的区位熵分布。市级辖区内其他医疗卫生服务的区位熵等级在湖南省境内的差异相对较小，而在湖北省和河南省境内的差异较大。湖南省全境和湖北省的绝大部分的市级辖区范围内其他医疗卫生服务区位熵小于1，而区位熵大于1的区域多分布于河南省的中部和东南部，在湖北省境内零星分布于湖北省西部、中部和东部，说明这些区域内其他医疗卫生服务的发展具有一定的比较优势，发展相对成熟，且具有一定的外向服务功能。其中，河南省其他医疗卫生服务区位熵大于1.5的区域多位于河南省的东南部地区，说明这些区域内其他医疗卫生服务的外向服务功能很强，并且具有很高的优势度。由此可见，其他医疗卫生服务作为基层医疗卫生服务和医院医疗卫生服务的补充，多负责为医疗卫生服务领域的治理和发展输送人才和技术，受当地对医疗卫生服务领域重视程度和整体医疗卫生服务发展水平的影响较大，因而在空间上形成了各市域范围内其他医疗卫生服务的发展优势度差异在湖南省境内相对较小，而在河南省和湖北省境内较大的发展局面。

⑤市域专业医疗卫生服务的区位熵分布。市级辖区内专业医疗卫生服务的区位熵等级在湖南省和湖北省境内的差异相对较小，而在河南省境内的差异相对较大。专业医疗卫生服务区位熵小于1的区域分布于湖南省的全境以及除湖北省神农架林区之外的湖北省所有市级辖区内，而河南省境内各市级辖区范围内专业医疗卫生服务的区位熵除濮阳市、郑州市及洛阳市之外均大于1，其中区位熵高于1.5的区域多分布于河南省的中部和东南部，与该等级市域其他医疗卫生服务区位熵的分布规律大致相同。说明这些区域内专业医疗卫生服务的外向服务功能很强，并且具有很高的优势度。由此可见，专业医疗卫生服务作为提供专科疾病预防控制、传染病防治等具有特殊需求的一类医疗卫生服务，受到投入产出效益的影响而致使各地对该类医疗资源的配给数量相对较少，进而形成了各市级辖区内专业医疗卫生服务优势度差异在湖南省和湖北省境内的差异相对较小，而在河南省境内较大的发展局面。

（3）县域空间尺度各类型医疗卫生设施所提供服务的区位熵。县域尺度市本研究中涉及的最小行政单元，其作为医疗卫生服务领域发展进程中承载和执行各类政策的重要治理层级和最靠近医疗卫生服务末端的空间单元，以及中国促进新型城镇化建设和构建新型工农城乡关系的重要载体，对该层级的各类型医疗卫生设施所提供服务区位熵进行分析具有重要意义。通过计算获得 2019 年湖南省、湖北省、河南省共计 383 个区县范围内，基层医疗机构、医院、其他医疗机构、专业医疗机构各自对应的基础医疗卫生服务区位熵、医院医疗卫生服务区位熵、其他医疗卫生服务区位熵、专业医疗卫生服务区位熵的分析结果可为从市级层面调节各类型医疗卫生设施所提供服务的发展水平和区域之间协作策略提供科学依据。

由于县域尺度和市域尺度空间层级下医疗卫生服务运行规律及区位熵空间分布的总体趋势大致一致，故在本节不再赘述县域尺度下各类型医疗卫生设施所提供服务区位熵空间布局规律产生的具体缘由。2019 年研究区县域尺度下不同类型医疗卫生服务区位熵的分布规律如下：

①县域基层医疗卫生服务的区位熵分布。该类医疗卫生服务的区位熵均小于1.5。其中，区位熵值在 1~1.5 之间的区县有 155 个，占研究区总区县个数的 40.47%，主要分布于研究区的中轴线附近，即湖南省、湖北省、河南省的中部地区，说明这些区域内基层医疗卫生服务的发展水平高于研究区的平均水平，发展较成熟且优势度较高，具有一定的外向医疗卫生服务功能；区位熵值小于1的区县有 228 个，占研究区总区县个数的 59.53%，主要分布于湖南西部地区和南部地区，说明这些区域内基层医疗卫生服务的发展低于研究区的平均水平，不具备优势度且外向医疗卫生服务功能弱。

②县域医院医疗卫生服务的区位熵分布。该类医疗卫生服务的区位熵值大于1.5的区县有 172 个，占研究区总区县个数的 44.91%，主要分布于湖南省的大部分地区以及湖北省的东部地区，说明这些区域内基层医疗卫生服务的发展水平很成熟且具有很高的优势度，外向医疗卫生服务功能很强；区位熵值在 1~1.5 之间的区县有 38 个，占研究区总区县个数的 9.92%，主要分布于湖南省和湖北省的中部地区，说明这些区域内基层医疗卫生服务的发展水平高于研究区的平均水平，发展较成熟且优势度较高，具有一定的外向医疗卫生服务功能；区位熵值小于1的区县有 173 个，占研究区总区县个数的 45.17%，主要分布于河南省绝大部分地区，说明这些区域内基层医疗卫生服务的发展低于研究区的平均水平，不具备优势度且外向医疗卫生服务功能弱。

③县域其他医疗卫生服务的区位熵分布。该类医疗卫生服务的区位熵值大于1.5的区县有 106 个，占研究区总区县个数的 27.68%，主要分布于河南省的东部地区，说明这些区域内基层医疗卫生服务的发展水平很成熟且具有很高的优势度，外向医疗卫生服务功能很强；区位熵值在 1~1.5 之间的区县有 31 个，占研究区总区县个数的 8.09%，主要分布于湖南省省界附近区域和湖北省的西部地区，说明这些区域内基层医疗卫生服务的发展水平高于研究区的平均水平，发展较成熟且优势度较高，具有一定的外向医疗卫生服务功能；区位熵值小于1的区县有 246 个，占研究区总区县个数的 64.23%，主要分布于湖南

省的东部地区、湖北省的中部地区以及河南省的西南部地区，说明这些区域内基层医疗卫生服务的发展低于研究区的平均水平，不具备优势度且外向医疗卫生服务功能弱。

④县域专业医疗卫生服务的区位熵分布。该类医疗卫生服务的区位熵值大于1.5的区县有92个，占研究区总区县个数的24.02%，主要分布于河南省的东部和南部地区，说明这些区域内基层医疗卫生服务的发展水平很成熟且具有很高的优势度，外向医疗卫生服务功能很强；区位熵值在1~1.5之间的区县有42个，占研究区总区县个数的10.97%，主要分布于河南省的西部地区，说明这些区域内基层医疗卫生服务的发展水平高于研究区的平均水平，发展较成熟且优势度较高，具有一定的外向医疗卫生服务功能；区位熵值小于1的区县有249个，占研究区总区县个数的65.01%，主要分布于湖南省的中部和东南部和湖北省的中部，说明这些区域内基层医疗卫生服务的发展低于研究区的平均水平，不具备优势度且外向医疗卫生服务功能弱。

⑤县域四类医疗卫生服务的区位熵对比。研究区县域范围内各类型医疗卫生设施所提供服务区位熵值的大小并不是同比例分布，说各区县内基础医疗卫生服务、医院医疗卫生服务、其他医疗卫生服务、专业医疗卫生服务四类的发展水平不一样，各自在整个研究区域内的优势度具有较大的差异，这与现实客观发展规律一致，说明研究中获得的研究结果具有可靠性；总体上而言，湖南省和湖北省县域范围内医院医疗卫生服务区位熵多高于基础医疗卫生服务区位熵、其他医疗卫生服务区位熵及专业医疗卫生服务区位熵，而河南省的则是基础医疗卫生服务区位熵、其他医疗卫生服务区位熵及专业医疗卫生服务区位熵相对较高，说明湖南和湖北大部分区县内医院的发展医疗卫生服务的发展水平较高，且具有较强的优势度，而河南省大部分区县内基础医疗卫生服务、其他医疗卫生服务、专业医疗卫生服务的发展水平较高，具有更强的优势度。因此，若区县内存在具有很强优势度的医疗卫生服务类型，可以将该区县作为市域范围内相应类型医疗卫生服务开展合作的重要支撑区域，以更好地发挥这些区域的比较优势。

（4）各空间尺度不同类型医疗卫生服务优势对比。

首先是相同空间尺度各类型医疗卫生设施所提供服务发展水平的对比。通过同一空间尺度上不同类型医疗卫生服务优势度的横向对比分析，发现湘鄂豫三省基层医疗机构优势度总体上较弱，发展具有比较优势的区域主要位于河南省。研究区域内存在优势度高的医疗机构类型，分别为医院、其他医疗机构、专业医疗机构，这些机构对应的分布特征如下：一是省域尺度上，发展具有比较优势的医疗机构类型中，医院对应区域是湖南省和湖北省，即两省具有优势的医疗卫生设施是医院，专业医疗机构和其他医疗机构对应的区域是河南省；二是市域尺度上，发展具有比较优势的医疗机构类型中，医院对应的区域在湖南省是除湘潭市之外的区域，在湖北省是除襄阳市、荆州市、宜昌市之外的区域，主要位于湖北省东西两侧，其他医疗机构、专业医疗机构对应的区域分别位于河南省东部区域和南部区域；三是县域尺度上，发展具有比较优势的医疗机构类型中，医院、其他医疗机构、专业医疗机构对应的区域在湘鄂豫三省辖区内均有涉及，尚未出现四类医疗机构优势度同时处于较高水平以上的区域，存在至多有三类医疗机构优势度同时处于较高水平以上的区域。

其次是不同空间尺度各类型医疗卫生设施所提供服务发展水平的对比。通过不同空间尺度上同一医疗卫生服务优势度的纵向对比，发现研究区域内基层医疗机构、医院、其他医疗机构、专业医疗机构发展的优势度均在省域、市域、县域尺度上呈现出相似的规律，具体体现在以下两个方面：一是各类型的医疗卫生设施优势度无论处于何种水平，优势度等级相同的区域存在明显的邻近关联规律，这为区域之间开展不同层级的医疗卫生服务合作提供了定量化的空间参考；二是空间尺度越精细体现的优势度异质性特征越明显。

最后是不同空间尺度各类型医疗卫生设施所提供服务区位熵的首位度对比。依据各空间尺度下不同类型医疗卫生服务区位熵，获得优势度排在首位的区域以及这些区域的首位度如附录 F 所示。各空间尺度下不同类型医疗卫生服务的首位区域及其首位度反映了该区域所属地区的实力和地位，若首位度大于 2，则说明相应区域所属地区该类型医疗卫生服务存在发展结构失衡的趋势；若首位度小于 2，则说明相应区域所属地区该类型医疗卫生服务发展结构正常。从省域层面看，河南省其他医疗卫生服务和专业医疗卫生服务区位熵的首位度超过 2，说明研究区内相应类型医疗卫生服务整体上存在发展结构失衡的趋势。从市域层面看，湖南省、河南省、湖北省的所有类型医疗卫生服务首位度均未超过 2，说明三个省域范围内各类类型医疗卫生服务整体上发展结构正常。从县域层面看，湖南省、湖北省、河南省各市域所辖区县的基层医疗卫生服务的首位度均未超过 2，说明三个省各市域范围内基本医疗卫生服务整体上发展结构正常；医院医疗卫生服务的首位度超过 2 的 5 个区县分别是湖北省广水市，河南省平顶山市石龙区、台前县、卢氏县、周口市川汇区，说明相应市域范围内医院医疗卫生服务存在发展结构失衡的趋势；其他医疗卫生服务的首位度超过 2 的 12 个区县分别为湖南省湘潭市岳塘区、泸溪县、桃江县、岳阳市云溪区、浏阳市、炎陵县，湖北省黄石市西塞山区、广水市、宜城市神农架林区，河南省平顶山市石龙区、新乡县，说明相应市域范围内其他医疗卫生服务存在发展结构失衡的趋势；专业医疗卫生服务的首位度超过 2 的 8 个区县分别为湖南省泸溪县、炎陵县，湖北省鄂州市鄂城区、鹤峰县、黄石市铁山区、武汉市汉南区、神农架林区，河南省安阳市北关区、漯河市郾城区，说明相应市域范围内专业医疗卫生服务存在发展结构失衡的趋势。以上存在发展结构失衡趋势的相应区域内对应类型的医疗卫生服务，可作为各空间级别制定针对性调控政策的重要关注对象。

综上所述，在不同的空间尺度下各类型医疗卫生设施所提供服务的优势度存在较大的差异，省域层面呈现出研究区内其他医疗卫生服务和专业医疗卫生服务总体上存在发展结构失衡的趋势，市域层面呈现出各省范围内所有类型医疗卫生服务发展结构比较均衡，而县域层面呈现出相应市域范围内医院医疗卫生服务、其他医疗卫生服务、专业医疗卫生服务存在发展结构失衡的趋势。由此可见，在制定医疗卫生相关发展政策时，需要找准政策能够发挥作用的空间尺度，本级层面相关指标的统计特征是上一级政策制定的参考依据，即省域层面各类型医疗卫生设施所提供服务区位熵的统计特征可作为国家级或区域级医疗卫生设施布局的参考依据，市域层面各类型医疗卫生设施所提供服务区位熵的统计特征可作为省级医疗卫生设施布局的参考依据，县域层面各类型医疗卫生设施所提供服务区位熵的统计特征可作为市域医疗卫生设施布局的参考依据。

5.1.1.4 医疗卫生服务外溢量的空间分布

由于不同地区各类型医疗卫生设施所提供服务的发展水平存在差异，因此各类型医疗卫生设施所提供服务存在具有比较优势的区域，从而会对周边区域需要获取同类型医疗卫生服务的患者产生吸引力。当某一类型的医疗机构吸纳了非医疗机构所在地区的患者就医，则表明该地区相应类型的医疗卫生服务外向功能发挥了作用，从而产生了医疗卫生服务外溢量，说明该地区存在对非医疗机构所在地患者有吸引力的医疗卫生服务类型。这些不同空间尺度下具有医疗卫生服务外溢量的区域能够对外输出服务，说明其有能力作为所在地区开展医疗卫生设施区域合作的服务输出候选区域。某一地区医疗卫生服务外溢量，以及为医疗机构所在地患者提供的医疗卫生服务量，共同构成了该地区医疗卫生服务总量，其中医疗卫生服务外溢量占服务总量的比例反映了区域内医疗卫生服务均衡性的整体发展水平。当某一地区各类型医疗卫生设施所提供医疗卫生服务外溢量总和占该地区医疗卫生服务总量的比例越大，则说明该地各类型区医疗卫生服务发展的整体均衡性水平相对滞后。通过获取不同空间尺度下各类型医疗卫生设施所提供医疗卫生服务外溢量的大小、医疗卫生服务外溢量占总服务量的比例，可进一步识别各地区医疗卫生设施对外提供服务的潜力，以及各地区医疗卫生服务发展的均衡性水平，从而为不同层级制定医疗卫生设施区域协同发展对策提供数据支撑。

（1）各类医疗卫生服务外溢量总和的分布。在省域、市域、县域不同空间尺度下湘鄂豫三省医疗卫生服务外溢量总和，体现了省域、市域、县域三类空间尺度下，各地区基层医疗机构、医院、其他医疗机构、专业医疗机构四医疗机构，向其所在辖区以外区域患者提供医疗卫生服务的服务总量空间分布，表征了研究区内省级、市级、县级各地区承载向外地数输出医疗卫生服务的能力大小。通过定量对比各级行政区的医疗卫生服务外溢量，发现研究区域内医疗机构对其所在辖区以外区域提供服务的能力，集中于省会城市和交通节点型城市。这些区域的医疗卫生服务水平相对于其周边区域发展得更好，可作为相应空间尺度下驱动医疗卫生设施区域合作，以及输出医疗卫生服务技术和人才的关键区域。

从总体格局上看。虽然分析的空间尺度存在差异，但从总体格局看，基层医疗卫生服务、医院医疗卫生服务、其他医疗卫生服务、专业医疗卫生服务中，所有类型医疗卫生服务外溢量的总和在不同空间尺度上均呈现出东部或北部较高，而西部或南部较低的分布趋势，说明更具有承载对外输出医疗卫生服务功能的区域多分布研究区内的东部或北部区域。这可能与各省的省会城市均分布于各省辖区范围几何中心的东部或北部区域内有关，这些地区的城镇化水平相对较高。由此推测，研究区内能够通过对外提供医疗卫生服务开展医疗领域区域合作的地区，其分布规律可能与各省城镇结构的空间布局关系密切，这些区域可以作为医疗卫生设施区域协同发展的重要支撑区域。

从省域层面看。河南省基层医疗卫生服务、医院医疗卫生服务、其他医疗卫生服务、专业医疗卫生服务对应的四类医疗卫生服务外溢量，其总和高于湖北省和湖南省的，由大到小依次为河南省、湖南省、湖北省，其中湖南省和湖北省的医疗卫生服务外溢量大致相当。由此可见，研究区内三省都具备对辖区外患者提供医疗卫生服务的能力，河南省、湖南省、湖北省三省均具备彼此之间开展医疗卫生设施区域协同的潜力，该层级的医疗卫生设施区域协同主要发挥"方向引领"的重要作用，从宏观结构调控方面解决区域之间医疗卫生服务发展不平衡不充分的问题。

从市域层面看。三省各市域范围内均存在医疗卫生服务外溢量，但各市域范围内承载的基层医疗卫生服务、医院医疗卫生服务、其他医疗卫生服务、专业医疗卫生服务对应的四类医疗卫生服务外溢量总和存在较大的差异，说明各市通过对外提供医疗卫生服务开展医疗领域区域合作的能力在空间上具有差异性。所有类型医疗卫生服务外溢量总和的高值区主要位于湘、鄂、豫三省的省会，即长沙市、武汉市、郑州市，以及河南省南部的南阳市、驻马店市、信阳市和湖北省东部的黄冈市。次级高值区主要位于湖南的岳阳市、常德市、郴州市，湖北省的襄阳市和孝感市，以及河南省的焦作市、安阳市、濮阳市、开封市、商丘市、周口市、漯河市，这些区域大致分布在湖南省和湖北省的北部，以及河南省的东部。上述医疗卫生服务外溢量总和的高值区和次级高值区表明这些区域对外提供医疗卫生服务的能力较强，可以分别作为省域内部开展医疗卫生设施区域合作的核心支撑区域和次级支撑区域，而各省接壤的门户区域还可以作为省际开展医疗卫生设施区域合作的重要"桥梁"，该层级的医疗卫生设施区域协同主要发挥"承上启下"的重要作用，从数量规模调控方面解决区域之间医疗卫生服务发展不平衡不充分的问题。

从县域层面看。研究区各县域范围内均呈现出一定规模的各类型医疗卫生设施所提供医疗卫生服务外溢量，但其空间分布存在明显的异质性。所有类型医疗卫生服务外溢量总和的高值区主要位于各地级市政府所在地对应的区县及其周边区域，多分布于湖南省东北部、湖北省东部、河南省东部。上述所涉及的地级市中有一部分为市域层面所有类型医疗卫生服务外溢量总和的高值区和次级高值区对应的区域。县域层面医疗卫生服务外溢量的高值区作为相应市域内部开展医疗卫生设施区域合作的重要支撑区域，同时也可作为市域层面承接省域级别开展医疗卫生设施区域合作工作中相关指标细化和调控要求落实的核心区域，进而为通过向市域内其他区县输入医疗卫生服务和更新治理手段，来带动整个市域甚至是省内相应区域内医疗卫生服务综合实力发展的方面提供支撑，该层级的医疗卫生设施区域协同主要发挥"具体落实"的重要作用，从服务可及性调控方面解决区域之间医疗卫生服务发展不平衡不充分问题。

综上所述，充沛的医疗卫生服务供给多集中于相对发达的区域，而周围区域医疗卫生服务发展水平滞后。为使区域内医疗卫生服务水平实现均衡可持续发展，需要将基层医疗卫生服务、医院医疗卫生服务、其他医疗卫生服务、专业医疗卫生服务四类型医疗卫生服务发展具有相对优势的区域与周边发展水平相对滞后的相关区域组队协同发展，以区域范围内省际协同、省域范围内市际协同及市域范围内县际之间协同的方式，从而形成如图5.2所示的分类、分区、分级医疗卫生设施区域协同发展框架，进而依据其发展进程适时调节合作区域的大小，最终实现以强带弱、分区协同、齐头并进发展格局。

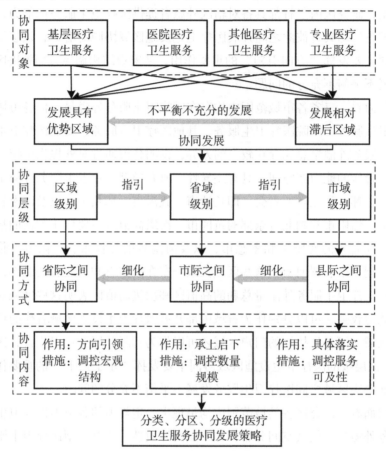

图 5.2　医疗卫生服务分类分区分级区域协同的概念框架

（2）医疗卫生服务外溢量总和占比的分布。在省域、市域、县域不同空间尺度下，湘鄂豫三省医疗卫生服务外溢量占对应区域医疗卫生设施服务量比例，反映了不同空间尺度下各类型医疗卫生设施所提供服务发展的整体均衡性水平高低。

各类型医疗卫生设施所提供服务发展的总体质量较差的区域多位于远离省会城市发展相对滞后的区县，主要呈现如下特征：从整体格局看，虽然分析的空间尺度存在差异，但总体上医疗卫生服务外溢量总和占对应区域医疗卫生服务总量比例的空间分布，在不同空间尺度上均呈现出中部低外围高的趋势，比例较高的区域表明该区域内的医疗卫生服务发展的均衡性相比于周围区域存在一定的滞后性；从省域层面看，各类型医疗卫生设施所提供医疗卫生服务外溢量总和占比由大到小依次为湖南省、河南省、湖北省，说明湖南省医疗卫生服务发展的总体均衡性水平相对滞后；从市域层面看，各类型医疗卫生设施所提供服务发展的总体均衡性相对滞后的区域多位于各省的边界区域，程度由大到小的前十个辖区分别为漯河市、信阳市、神农架林区、咸宁市、十堰市、湘西自治州、永州市、黄冈市、郴州市、益阳市；从县域层面看，各类型医疗卫生服务发展的总体均衡性相对滞后的区域往往分布在经济社会发展水平较低的区县，多为常住人口小于100万的中小型城市。

5.1.2　医疗卫生设施就医便捷性的分布规律

综合考虑湘、鄂、豫三省辖区内交通网络布局和建成区分布的影响，在基层医疗机构、医院、其他医疗机构、专业医疗机构就医所对应的极限就医通勤时间约束下，分析得到了2019年湘鄂豫建成区网格单元上，获取各类型医疗卫生设施所提供服务的平均交通时间分布。其中，获取各类型医疗卫生设施所提供服务的时间等级是在ArcGIS 10.6中按照等分法划分得到，以充分展现时间上的梯度分布。主要呈现出如下分布特征：

获取各类型医疗卫生设施服务的便捷性存在"中心—边缘"的空间梯度特征。2019年湖南省、湖北省、河南省三省的建成区范围内，获取基层医疗机构、医院、其他医疗机构、专业医疗机构分别提供的基础医疗卫生服务、医院医疗卫生服务、其他医疗卫生服务、专业医疗卫生服务所要耗费的交通时间成本，均呈现出明显的"中心—边缘"梯度分布特征。具体而言，城市中心区就医便捷性高而边缘区相对较低，与此同时建成区范围内的核心区域或交通节点区域获取医疗卫生服务的便捷性高于其他区域的。这与城市空间发展历程中先发展中心区再发展边缘区的城市扩张规律基本一致，说明研究区域内医疗卫生服务的发展与城市的建设进程存在空间关联性。

各市州辖区内医疗卫生服务的便捷性存在明显的空间异质性特征。从获取医疗卫生服务的交通时间成本较低区域呈现的结构看，其空间布局特征与现有城镇体系发展的空间结构吻合度较高，均呈现出"1个主中心+N个副中心"的模式。其中主中心多为市政府所在区域，即区域内城市化建设相对较早的区域，而副中心多为各市州下辖区县的主城区，进一步说明医疗卫生设施就医便捷性的发展与城市的空间结构联系紧密。

城乡建成区内能被所有类型医疗卫生设施服务范围覆盖的区域比例较少。在医院、专业医疗机构、基层医疗机构、其他医疗机构获取对应类型医疗卫生服务极限就医通勤时间60 min、30 min、15 min、10 min[288-291]的约束条件下，分析各类型医疗卫生设施所提供服务所能覆盖的区域范围。发现研究区域建成区内能够获得所有类型医疗卫生服务的区域范围为5685.00 km²，仅占研究区域内建成区全部面积的20.04%。研究区内部分区域无法在有限时间内获得相应类型的医疗卫生服务，特别是城镇建设的边缘区域，以及城镇之间的衔接过渡地带，而无任何类型医疗卫生服务覆盖的建成区面积533.00 km²，占研究区内建成区总面积比例为1.88%。在后续医疗卫生发展规划中，医疗卫生设施就医便捷性薄弱区域以及极限就医通勤时间内服务无法覆盖的区域需要被重点关注。

综上所述，研究区内医疗卫生设施的发展在就医便捷性方面存在明显的空间异质性和结构性特征，这对于医疗卫生设施配给要更加均衡可及的新时代里，能够在完善人们对优质医疗卫生服务获取机会均等、获取类型丰富及获取过程便捷发挥重要的决策支撑作用。

5.1.3 医疗卫生设施分布格局应急水平分布规律

针对湘鄂豫三省共49个市域范围，分析提取医院所构成的医疗卫生服务体系最大限度应对随机扰动的韧性阈值，研究区省域范围就医交通时间成本离散程度的拟合曲线顶点坐标和对应韧性阈值如表5.4所示，展现了湘鄂豫省域尺度医疗卫生设施分布格局的应急水平。

表 5.4 湘鄂豫省域尺度医疗卫生设施布局韧性阈值

省名	拟合曲线顶点坐标		韧性阈值
	扰动强度	离散程度	
湖南省	4.77	0.21	23.16
湖北省	3.29	0.20	16.77
河南省	4.06	0.17	23.36

三省医疗卫生服务体系的韧性阈值由高到低分别为河南省（23.36）、湖南省（23.16）、湖北省（16.77）。湖南省和河南省应对公共卫生风险的应急水平总体上高于湖北省的。该结果与三省截至2022年3月25日新冠总感染人数由小到大的趋势相同，即湖南省累计确诊1310人、河南省累计确诊2759人、湖北省68391人（数据来自国家卫生健康委员会官方网站），说明医疗卫生设施分布格局应急水平的结果与现实客观现象基本一致，具有一定的科学性。各市域范围内就医交通时间成本离散程度拟合曲线所对应的顶点坐标和相应区域内韧性阈值如表5.5所示。

在现有医疗卫生设施差异化配给的现实条件影响下，三省医疗卫生服务体系的韧性阈值存在较大的差异。在实际应用中，如果通过科学的定量分析确定了潜在风险扰动强度大小的情况下，监测医疗卫生服务相关指标（如就医交通时间成本）相比于平常情况下的离散程度，进而可得到当前情景下医疗卫生服务体系的韧性水平指数。当该值接近或超过韧性阈值，即超过相应地区医疗卫生设施分布格局的应急水平，则有可能引发医疗卫生服务体系的系统性崩溃，因而需要及时采取相应的应急措施以使区域内的韧性水平得到动态改善。例如，依据风险程度的大小分批次启用应急定点医院、应急方舱医院等不同类型的应急医疗机构，以及时补充应对突发公共卫生事件的医疗力量。另外，还可从降低扰动强度和增加医疗卫生服务稳健性两方面设计应对措施，以达到抑制当前的韧性水平指数抵近或超过韧性阈值的目标。例如，中国在新冠疫情防控中，采用降低人员活动强度、鼓励戴口罩等非医学措施，实现了类似降低疫情扰动强度的目标。同时，通过快速建设或改造定点收治医院、方舱医院等医学设施，补充现有医疗体系应急能力，实现了提升医疗卫生服务系统稳健性的目标，并在多重措施综合作用下使疫情的传染速度逐渐低于患者的治愈速度，进而最终控制住了疫情风险。

表 5.5　湘鄂豫市域尺度基于就医便捷性离散程度拟合曲线的韧性水平

省名	市名	拟合曲线顶点坐标		韧性阈值	省名	市名	拟合曲线顶点坐标		韧性阈值
		扰动强度	离散程度				扰动强度	离散程度	
湖南省	郴州市	6.06	0.12	49.31	湖北省	潜江市	13.96	0.71	19.54
湖南省	长沙市	3.95	0.10	39.42	湖北省	襄阳市	4.21	0.23	18.48
湖南省	岳阳市	4.60	0.12	39.02	湖北省	荆门市	3.54	0.20	18.00
湖南省	邵阳市	6.04	0.19	31.56	湖北省	十堰市	5.07	0.36	14.22
湖南省	娄底市	5.28	0.20	26.76	湖北省	黄石市	-1.24	0.10	12.63
湖南省	常德市	4.17	0.17	25.22	湖北省	恩施自治州	3.47	0.46	7.50
湖南省	湘潭市	3.78	0.16	24.26	河南省	郑州市	-4.83	0.02	312.16
湖南省	衡阳市	4.27	0.19	22.02	河南省	焦作市	6.25	0.05	136.24
湖南省	益阳市	5.20	0.25	21.18	河南省	南阳市	6.45	0.05	124.40
湖南省	永州市	3.48	0.19	18.71	河南省	平顶山市	-14.50	-0.16	89.94
湖南省	怀化市	4.75	0.27	17.90	河南省	许昌市	-18.61	-0.21	89.38
湖南省	湘西自治州	1.74	0.39	4.45	河南省	漯河市	5.55	0.10	55.38
湖南省	张家界市	4.19	0.97	4.31	河南省	洛阳市	5.71	0.12	47.25
湖南省	株洲市	-0.63	0.09	6.98	河南省	周口市	23.20	0.49	47.20
湖北省	天门市	-5.71	0.01	954.65	河南省	鹤壁市	5.28	0.17	31.61
湖北省	武汉市	4.08	0.05	77.50	河南省	安阳市	5.14	0.17	30.70
湖北省	鄂州市	2.33	0.03	75.27	河南省	开封市	5.64	0.19	30.42
湖北省	孝感市	3.53	0.07	52.57	河南省	济源市	19.53	0.76	25.54
湖北省	黄冈市	5.11	0.13	40.86	河南省	信阳市	4.20	0.18	23.16
湖北省	咸宁市	4.77	0.17	28.77	河南省	驻马店市	3.76	0.17	22.13
湖北省	神农架林区	12.15	0.42	28.60	河南省	三门峡市	4.25	0.28	15.28
湖北省	宜昌市	-3.03	0.13	22.93	河南省	新乡市	1.92	0.15	12.99
湖北省	荆州市	4.04	0.18	22.19	河南省	濮阳市	0.17	0.15	1.13
湖北省	仙桃市	2.90	0.14	20.35	河南省	商丘市	0.20	0.19	1.05
湖北省	随州市	5.00	0.25	20.19					

5.2 医疗卫生设施分布格局社会影响的动力机制

医疗卫生设施服务能力大小的最终外在表现，即医疗卫生设施服务量的多寡，是多种因素综合作用的结果。该结果不仅与被服务的对象人口有关，也与获取医疗卫生服务的时间成本有关，还与医疗卫生设施所处的建成环境发展水平和自身的空间布局有关。另外，医疗卫生设施是提供各类医疗卫生服务的关键物质载体，其形成更加合理均衡的空间布局是保障相关医疗卫生设施的服务功能能够有效发挥，以及促进医疗卫生领域体现健康公平的重要途径。为此，利用空间回归分析和相关系数矩阵方法，定量揭示医疗卫生设施服务能力的影响因素和作用机制，以及与医疗卫生设施布局的相互关系，从而为通过调节医疗卫生设施布局来改善一定区域内医疗卫生设施服务能力提供理论参考和决策支持。由于历史的交通路网数据难以获取，本研究时段内能够较为准确计算出医疗卫生设施就医便捷性的年份是 2019 年，因此主要针对 2019 年医疗卫生设施服务能力与医疗卫生设施布局的关系展开分析。

5.2.1 医疗卫生设施服务能力的影响因素及其影响规律

以研究区县域内的医疗卫生服务总量为被解释变量，常住人口总量（P_{size}）、就医交通时间成本均值（A_{time}）、建设用地布局复杂程度（$F_{dimension}$）、与最近邻医疗机构距离平均值（A_{near}）为解释变量，利用 ArcGIS 10.6 中的普通最小二乘法（OLS）工具进行多元线性回归拟合，拟合结果如表 5.6 所示。获得医疗卫生设施服务能力空间回归模型为 $S_{potential} = 0.06 + 0.34 \times P_{size} - 0.32 \times A_{time} + 0.15 \times F_{dimension} + 0.14 \times A_{near}$，该模型决定性系数为 21.40%，即该模型能够解释医疗卫生设施服务能力 21.40% 的变化，模型中各指标系数及各自统计特征如表 5.6 所示。

表 5.6 2019 年医疗卫生服务总量的 OLS 回归模型结果概况

指标	常数	常住人口总量（P_{size}）	就医交通时间成本（A_{time}）	建设用地布局复杂程度（$F_{dimension}$）	与最近邻医疗机构距离（A_{near}）
系数	0.06	0.34	−0.32	0.15	0.14
标准差	0.03	0.05	0.08	0.06	0.06
概率	0.11	0.00*	0.00*	0.01*	0.02*
T 统计量	1.6	7.59	−4.2	2.57	2.33
标准差的健壮度	0.04	0.05	0.08	0.06	0.07

续表

指标	常数	常住人口总量（P_{size}）	就医交通时间成本（A_{time}）	建设用地布局复杂程度（$F_{dimension}$）	与最近邻医疗机构距离（A_{near}）
概率的健壮度	0.17	0.00*	0.00*	0.00*	0.06
T统计量的健壮度	1.37	6.84	−4.17	2.65	1.89
方差膨胀因子	—	1.13	2.57	1.18	2.65

注：＊表示在0.01水平上显著。

由T统计量和概率两项指标可知，回归模型在0.01水平上显著性，稳健性检验结果表明所有解释变量均不存在多重共线性，即都不是冗余变量。选取的解释变量中与被解释变量医疗卫生设施服务能力关系紧密程度由大到小依次为常住人口、就医交通时间成本、设用地布局复杂程度、与最近邻医疗机构距离，其中第二个指标为负相关关系，其余三个指标均为正相关关系。

回归模型中定量呈现了医疗卫生设施服务能力与常住人口总量、就医交通时间成本、建设用地布局复杂程度、与近邻医疗机构平均距离之间的互动机制。由此可见，选取的常住人口总量、就医交通时间成本、建设用地布局复杂程度、与最近邻医疗机构距离均值四个指标，都与改善区域医疗卫生服务水平，并促进医疗卫生服务协同密切相关，其中的关键均在于医疗卫生设施的布局是否合理，具体表现的总体特征和规律如下：

人口基数越大则产生的医疗卫生服务需求越高。人口数量对医疗卫生设施服务能力的发挥有正向激励作用，且人口总量是本研究选取的要素中影响医疗卫生设施服务能力的作用强度排在首位的因素。因此，在医疗卫生设施布局规划中，必须遵守依据人口数量分布分级配置医疗卫生设施的基本原则。结合前文研究结果，医疗卫生设施的布局需要加强对人口分布空间异质性的分析。传统的医疗卫生服务规划方法中，往往按照千人指标分配医疗卫生设施，这导致从总量上看相关资源的配置可能达到了标准，但具体到使用者层面，却仍显现出局部地区医疗资源可能配给不充分的问题。在当前人口迁徙更加频繁以及国家快速发展高速铁路的时代背景下，医疗卫生设施将可能承载类型更加多元、范围更加广阔的医疗卫生服务需求。因此，秉持"以人为本"的规划理念，有必要在医疗卫生设施的配置规则中融入动态要素的影响，以促进医疗卫生设施的分布格局更加适应动态变化的医疗卫生服务需求。

医疗卫生服务的便捷性越高则会促进医疗卫生设施服务能力的发展。在极限就医时间范围内，获取医疗卫生服务所耗费的通勤时间成本越低有利于医疗卫生设施服务能力的发展，且就医交通时间成本是本研究选取的影响因素中对医疗卫生设施服务能力的作用强度排在第二的因素。由此推断，通过改善医疗卫生设施就医便捷性的措施，能够对医疗卫生设施服务能力的提升发挥积极作用。人们就医过程中必然会选择一种或多种交通方式到达其偏好的医疗机构获取服务，这其中以获取医疗卫生服务为目标的出行时间大小，即就医交通时间成本与交通网络格局存在必然的联系。因此，通过改变医疗卫生设施布局与交通网络的空间关系，将医疗机构布局在交通便捷或可达性高的区域，是达到缩小就医交通时间成本目标的重要手段之一，对于提升医疗卫生服务的覆盖范围和服务能力具有重要现实意义，有利于改善区域内医疗卫生服务发展的整体均衡性水平。

城镇建成区的发展越成熟则对应区域内医疗卫生设施服务能力越强。城镇建设用地布局越复杂（即建成区的发展越成熟），医疗卫生设施服务能力越大，并且建设用地布局复杂程度是本研究选取的要素中影响医疗卫生设施服务能力的作用强度排在第三的因素。"以健康为中心"的发展理念越来越被重视，医疗卫生服务作为与民生密切相关的基本公共服务内容，更好地发展医疗卫生服务并促进其公平可及，在城镇化发展进程中是不可或缺的一项重要工作。因此，伴随着城镇建成区的快速扩张，医疗卫生服务建设水平需要顺应城镇的发展规律并被及时完善和提升，即医疗卫生设施的布局应追求能够及时运用适当规模且布局合理的医疗卫生设施，将尽可能完备的医疗卫生服务覆盖到更多的区域内，包括已有建成区和未来一定时期内将要建设和发展的新城区，进而为区域内人们的身体健康和生命安全提供重要保障。

建成区与最近邻医疗机构距离增大会促进医疗卫生设施服务能力的发挥。各医疗卫生设施与建成环境之间的空间最邻近距离越大，则有利于医疗卫生设施服务能力的发展，并且与近邻医疗机构平均距离是本研究选取的要素中，影响医疗卫生设施服务能力的作用强度排在末位的因素。其潜在原因是人们在选择医疗机构就医时，往往会选择服务水平更好的医疗机构，而不是选择最邻近的医疗机构。对于城镇建成环境全域而言，更好的医疗机构并不都满足与居住区最邻近的条件，如三甲医院与所有的居住区都存在一定的距离，进而造就了距离远的区域内医疗卫生设施服务能力更高的局面。因此，为了更好地发挥已有医疗卫生设施的服务能力，需要充分考虑城镇发展现状，以及未来潜在发展区域，参照医疗卫生服务等公共服务水平与城市建设规模相匹配的原则，调节区域内所有医疗卫生设施布局与居住区的空间邻近关系并使其达到适宜的水平，并通过完善医疗卫生设施的空间配给规则指导城市更新或城镇新区开发中医疗卫生服务的发展。

5.2.2　医疗卫生设施服务能力、就医便捷性、布局特征的互动规律

研究区全局范围内，县域医疗卫生设施空间布局与表征医疗卫生设施服务能力的各指标在统计学上的关联特征如图 5.3 所示，其中大城市、中等城市、小城市三类城市规模按照《关于调整城市规模划分标准的通知》（国发［2014］第 51 号文件）划分。医疗卫生设施服务能力、就医便捷性、布局特征的互动规律及缘由如下：

县域辖区内医疗机构数的增多和建成区医疗卫生设施密度的增加，均会对提升获取医疗卫生服务的便捷性产生积极影响，即减少就医通勤时间和增加人均诊疗次数；同时，也会降低医疗机构的利用效率，即各医疗机构平均服务人次会下降。其可能的原因是，有更

多的医疗机构提供服务，人们就近获取医疗卫生服务的选择更多，轻症患者就医意愿会更加强烈，区域之间各医疗机构开展合作的倾向降低，彼此之间的竞争在市场因素的作用下将更加的激烈，使得各机构平均服务人次会有所下降。

　　所有医疗机构平均间距的增加所发挥的作用是会降低医疗卫生服务的便捷性，即就医交通时间成本会增加，而人均诊疗次数会有所下降；同时，会对各医疗机构利用效率的提升产生积极影响，即各医疗机构平均服务人次有所上升。其潜在原因是更加稀疏的医疗卫生设施布局降低了医疗卫生服务的区域均等性，人们获取医疗卫生服务所需的出行距离会增加，从而使得获取医疗卫生服务的交通时间成本上升。当就医便捷性下降时，人们可能更愿意花同样的出行时间到更加高等级的医疗机构获取服务，同时也促使轻症患者更易产生到附近药店买药治疗的就医习惯，从而造成人均诊疗次数下降的现象。另外，各医疗卫生设施的间距增加，各医疗资源服务的覆盖范围重叠区变少而可能趋向于更为合理的布局状态，一定程度上减少了彼此之间在医疗市场上的竞争压力，各医疗机构承载的服务更加均衡，避免了医疗资源的浪费，进而提升了医疗资源的利用效率。

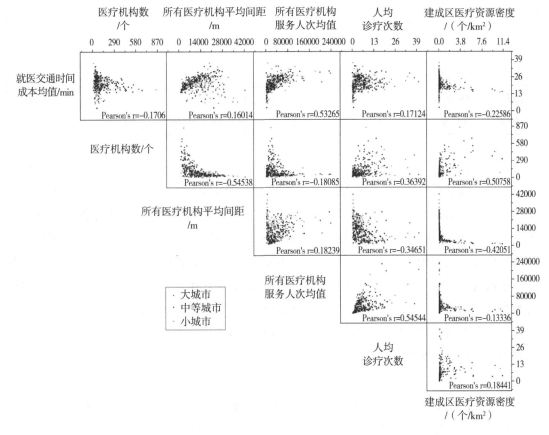

图5.3　2019年医疗卫生设施空间布局与医疗卫生设施服务能力的关系矩阵图

　　在不同城市规模下，对比分析医疗卫生设施布局和医疗卫生设施服务能力相关指标的均值，以期探索出医疗卫生设施布局与医疗卫生设施服务能力之间更加精细化的关联规律，相关表征指标均值如表 5.7 所示。通过对比医疗卫生设施空间布局与医疗卫生设施服务能力相关表征指标均值之间的相互对应关系，发现如下具体规律和特征：

规模较大的城市内医疗卫生服务领域的集聚效应会更加明显。大城市和中型城市各医疗机构承载的服务量均值相对于小城市的分别增加 44.31%、45.48%；同时，人们获取医疗卫生服务时的交通时间成本会更大，大城市和中型城市获取医疗卫生服务的交通时间成本均值相对于小城市的分别增加 23.71%、22.18%；人均诊疗的次数会降低，大城市和中型城市人均诊疗的次数均值相对于小城市的分别减少 22.39%、15.16%。

由大城市和中等城市相关指标的对比发现，大城市医疗卫生设施数量均值相比于中等城市的增加 66.09%，大城市就医交通时间成本均值相比于中等城市的仅增加 1.25%，大城市各医疗机构承载的服务人次均值相比于中等城市的反而降低 0.81%。

表 5.7　医疗卫生设施空间布局与医疗卫生设施服务能力相关表征指标均值

区域类型	医疗机构数/个	建成区医疗卫生设施的密度/（个/km²）	所有医疗机构平均间距/m	就医交通时间成本/min	人均诊疗次数	所有医疗机构承载的服务人次均值
大城市	215.69	0.55	11714.58	23.47	4.91	39772.71
中等城市	129.86	0.49	12687.11	23.18	5.37	40095.49
小城市	78.40	0.46	12426.86	18.97	6.33	27561.19
全域	114.46	0.48	12502.72	21.41	5.74	34736.61

以上规律和特征产生的主要缘由有如下几点。①传统规划中医疗卫生设施的布局较少考虑被服务人员流动性特征的影响，造成了城市因部分优质医疗卫生设施负担过重而陷入不断在其周围增补优质医疗卫生设施的循环中，最终优质资源过度集中产生的虹吸效应引发一系列区域之间医疗卫生服务发展不平衡不充分的问题。②较大规模的城市发展相对成熟且基础设施配套相对完善，区域内较高的医疗卫生服务水平会吸引周边区域的患者就医，进而增加了相应区域医疗机构的使用效率。好的医疗条件对人们的健康保健和医疗均等性具有正向效应，使得相应区域内人们的健康水平更好而减少就医次数。③规模大的城市往往存在交通拥堵等城市病问题，且比小规模的城市更加严重；医疗卫生设施相对集中于建设历史相对更久的老城区，而建设历史较新的区域医疗资源布局相对较少。上述因素对获取医疗卫生服务的便捷性具有一定负向效应，进而增加了就医通勤时间。

现实中医疗卫生设施的空间布局往往会受到诸如人口分布、政策导向、财政投入、用地指标、市场环境、健康风险等多重复杂空间因素或非空间因素的综合影响，使其追求的服务公平和使用效率在不断地博弈中寻求平衡，进而使医疗卫生设施在发展的过程中形成的局部优势和固有的空间分布格局影响着区域医疗卫生设施服务能力的空间异质性。具体而言，各医疗卫生设施的潜在服务功能被利用的强度，以及各医疗卫生设施承担的服务压力等供需关系方面存在空间差异。由于医疗卫生设施服务能力与医疗卫生设施布局的合理性和科学性有着紧密的联系，在追求就医的交通时间成本更小和医疗卫生设施利用效率更高的多重目标时，并不是配置的医疗卫生设施越多越好，需要综合权衡医疗卫生设施配给的空间均等性问题和后续使用的效率问题。因此，医疗卫生设施的空间布局需要兼顾公平与效率、供给与需求等多重关系，以便更好地发挥各医疗卫生设施的潜能，并满足多目标要求，既能实现让医疗卫生设施为群众提供便捷的服务，同时使相关医疗卫生设施的利用率最大化，又能够促进区域医疗卫生设施服务能力的提升。

5.3　医疗卫生设施布局均等性的影响因素

5.3.1　医疗卫生设施布局均等性与建设用地的关系

医疗卫生服务的发展与城市的建设进程有着紧密的联系。前者试图通过不断的发展以保障人们的就医需求得到最大化的满足，并为一定区域内人们的身体健康和生命安全保驾护航。因此，医疗卫生服务作为城市建设的一项公益性事业，在发展过程中追求更好的服务均等性是医疗卫生服务始终需要努力的方向。城市在建设的过程中，建设用地的大小是体现城市建设水平的一项重要指标。本研究利用 1980s—2010s 湖南省、湖北省、河南省的医疗卫生设施布局均等性值和建设用地面积的数量关系和增速关系，以期定量揭示医疗卫生设施布局均等性与城市建设之间关系的演变历程，进而从中认识两者的互动历程，为今后医疗卫生服务的发展如何与城市建设更好地协同发展提供历史经验。

5.3.1.1　医疗卫生设施布局均等性与建设用地的数量关系演变规律

医疗卫生设施布局均等性与建设用地的数量关系如图 5.4 所示。由该图可知，湖南省、湖北省、河南省辖区内医疗卫生设施布局均等性总体上随着城市建设用地面积的增加而呈现出逐渐降低的趋势。这说明城市在快速扩张的过程中，相应区域内医疗卫生设施的配置并未及时跟进，造成了整体上医疗卫生设施布局均等性降低的现象。

另外，湖南省、湖北省、河南省三省医疗卫生设施布局均等性程度和建设用地面积之间存在等级效应，河南省、湖北省整体的医疗卫生设施布局均等性程度和城市建设用地面积都处于相对较高的水平，而湖南省的则处于相对较低的水平。各省国土空间规划体系下有关医疗卫生领域专项规划的规划范围多以中心城区为主，医疗卫生领域主管部门卫健委则关注全域医疗卫生事业的发展。前者主要侧重具体的空间布局层面，而后者主要侧重全域统筹协调层面，两者注重的内容存在差异但相辅相成互为补充，共同为区域内的健康卫生事业的发展贡献力量。

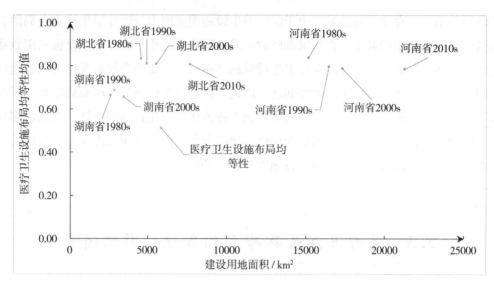

图 5.4　1980—2019 年湘鄂豫医疗卫生设施布局均等性均值与建设用地分布关系

当前，中国国土空间规划体系在改革进程中更加注重全域覆盖、全要素统筹、全周期治理，医疗卫生领域的空间发展格局在"五级三类四体系"国土空间规划框架（如图 5.5 所示）的指引下将面临新的机遇，即整体布局更体系化的空间组织、服务覆盖更全面的系统性优化、供需关系更加协调的全局谋划。在此背景下，国土空间规划体系中各层级有关医疗卫生服务方面的规划，在原有多关注重点区域规划内容的基础上，将更加重视全域范围内医疗卫生设施的统筹协调和补充完善，对于弥补医疗卫生领域历史发展进程中存在的医疗卫生设施布局均等性与城市化进程协同性不足，以及与城市扩张同步性较弱的短板具有重要意义。

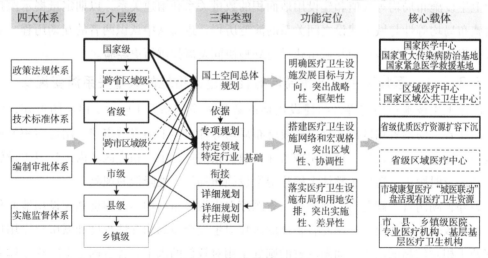

图 5.5　"五级三类四体系"国土空间规划框架下医疗卫生设施规划体系

资料来源：依据《中共中央国务院关于建立国土空间规划体系并监督实施的若干意见》和文献[57]绘制。

5.3.1.2　医疗卫生设施布局均等性与建设用地的增速关系演变规律

1980—2019 年相近年代湖南省、湖北省、河南省医疗卫生设施布局均等性增速与建设

用地增速的关系如图 5.6 所示。研究区内四个年代之间,湖南省、湖北省、河南省 1980
年代至 1990 年代、1990 年代至 2000 年代、2000 年代至 2010 年代三个时期建设用地的平
均增速分别为 33.10%、19.74%、12.21%,即城市建设用地在逐渐增加;而医疗卫生设施
布局均等性的平均增速分别为 -0.08、-0.01、-0.02,即医疗卫生设施布局均等性在逐渐
减少。

    具体而言,1980 年代至 1990 年代、1990 年代至 2000 年代、2000 年代至 2010 年代三
个时期内,随着建设用地增速的增加,湖南省医疗卫生设施布局均等性增速由正转为负,
且下降的速度逐渐增加;湖北省医疗卫生设施布局均等性增速一直为负,下降速度持续减
小;河南省医疗卫生设施布局均等性的增速变化趋势与湖北省的一致。医疗卫生设施布局
均等性程度的增速 y 和建设用地面积的增速 x 之间三阶多项式回归结果为 $y = -3.02x^3 +$
$2.32x^2 - 0.49x + 0.01$,此回归模型的拟合优度 R^2 为 0.89,说明回归模型结果较好。

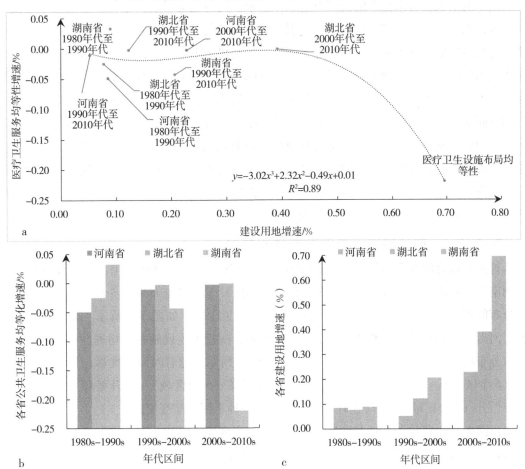

图 5.6 1980s—2010s 湘鄂豫医疗卫生设施布局均等性增速与建设用地增速及其关系

    由回归模型可知,医疗卫生设施布局均等性的增速与建设用地的增速之间存在明显的
负相关关系。研究的时段内,城市新增建设用地的速度越快,则区域内整体的医疗卫生设

施布局均等性程度增加的速度越慢，总体上呈负增长的趋势，说明医疗卫生设施布局均等性的发展与城市的扩张之间存在一定的脱钩风险。

随着中国城市化的发展重点由"数量扩张"向"质量提升"转变，城市规划和设计关注的重点也逐渐由空间物理尺度回归到自然和人的需求。当前，城市更新、城乡一体化、基本公共服务均等化、新型城镇化等工作持续推进。在这些工作开展的过程中补齐曾经的城市快速扩张遗留下来的医疗卫生设施布局均等性不足等发展不平衡不充分引发的问题，促进医疗卫生设施更加合理的分配和科学组织，防止强者虹吸效应和此消彼长的现象，对于改变医疗卫生服务发展与城镇化建设之间的关系向互补性、关联性方向发展至关重要，医疗卫生设施布局均等性也必将迎来较大的改观。

5.3.2　医疗卫生设施布局均等性—建设用地—人口分布的耦合协调度

人口的增长会带来更多的公共卫生服务需求，同时也会带动其他日常生活娱乐等需求的发展，承载这些需求的建设用地成为引导各类服务均等化发展的关键纽带。在政府兜底基本公共卫生服务和市场运作多元服务的复杂驱动机制下，人均公共卫生服务的基本要求在建设用地的发展中得到重视，对人口发展空间异质性特征和城乡需求差异性格局的适应性参差不齐，进而促进了空间上医疗卫生设施布局均等性—建设用地—人口分布的耦合状态和协同状态差异的形成。为揭示上述差异，结合各省辖区内高铁网络格局呈以省会城市为中心的放射状格局，以及各省空间发展战略以省会为中心的"米"字型格局，以湖南、湖北、河南的省政府所在地为圆心，将各省域划分为 8 个方位区域，利用耦合协调度模型分析湖南、湖北、河南各方位区域内医疗卫生设施布局均等性—建设用地—人口分布的耦合度（详见附录 G）和协调度（详见附录 H）的空间差异。

5.3.2.1　耦合协调关系的空间分布差异

首先是耦合度的空间分布差异。1980 年代、1990 年代、2000 年代、2010 年代四个时期湖南省、湖北省、河南省辖区 8 个方位区域内医疗卫生设施布局均等性—建设用地—人口分布的耦合度分布差异，以及各时代耦合度的变迁规律如图 5.7 所示。湖南省、湖北省、河南省 1980s～2010s 湘鄂豫各个方位区域内，医疗卫生设施布局均等性—建设用地—人口分布耦合度分别如图 5.7a、图 5.7b、图 5.7c 所示。随着时间的推移，呈现出持续上升（6 个区域）、先升后降（6 个区域）、持续下降（5 个区域）、降升循环（4 个区域）、先降后升（2 个区域）、升降循环（1 个区域）六种不同的演变模式。

由湖南省、湖北省、河南省 8 个方位区内耦合度均值可知：湖南省东部和东南部、湖北省东北部和北部、河南省东北部和东部在 1980 年代、1990 年代、2000 年代、2010 年代四个时期始终处于高水平耦合阶段，这些区域经济社会发展水平相对较好，人口和建设用地相对集中且周边的辐射带动作用为医疗卫生服务的均衡发展提供了便利。湖南省东北部、湖北省东南部到南部以及西部、河南省南部和西南部均处于低水平耦合阶段，其中湖南省东北部覆盖了湖南长沙的大部分区域，该区域在应对辖区医疗卫生服务基本需求的同时，还肩负着湖南全域的医疗卫生服务需求，高度集中的人口和极度紧张的建设用地给医疗卫生服务的均衡发展带挑战，湖北省和河南省对应的区域内城市发展水平相对滞后且供给和需求之间还存在一定的差距，进而影响了相应区域内医疗卫生设施布局均等性—建设用地—人口分布耦合程度。各方位区域耦合度的均值由 0.56 下降至 0.49，呈现由磨合转向拮抗的趋势，原因是快速的城市化进程中医疗卫生设施布局均等性与建设用地、人口三者之间关系密切程度不强，彼此之间的联动作用发挥不充分，尚未形成良性发展态势，进而造就了该局面。

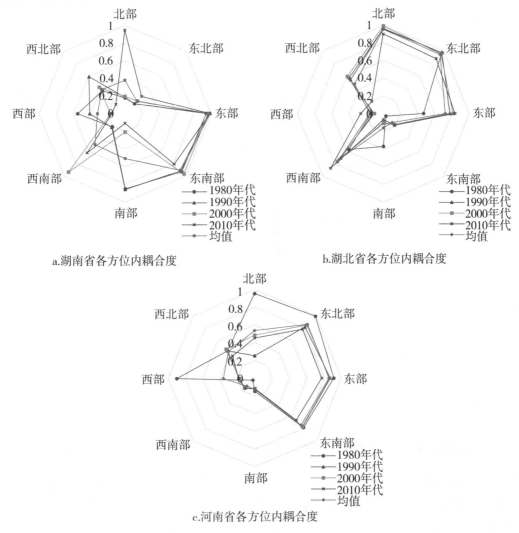

a.湖南省各方位内耦合度

b.湖北省各方位内耦合度

c.河南省各方位内耦合度

图 5.7 湘鄂豫"医疗卫生设施布局均等性—建设用地—人口分布"耦合度方位差异

然后是协调度的空间分布差异。1980 年代、1990 年代、2000 年代、2010 年代四个时期湖南省、湖北省、河南省辖区 8 个方位区域内医疗卫生设施布局均等性—建设用地—人口分布的协调度的分布差异，以及各时代协调度的变迁规律如图 5.8 所示。湖南省、湖北省、河南省辖区内各方位区域内医疗卫生设施布局均等性—建设用地—人口分布协调度

（图5.8a、图5.8b、图5.8c）在1980s—2010s四个时代的变迁中，3个相邻年代共24个方位区内呈现出先升后降（10个区域）、先降后升（7个区域）、降升循环（3个区域）、持续上升（3个区域）、持续下降（1个区域）五种不同的演化模式。

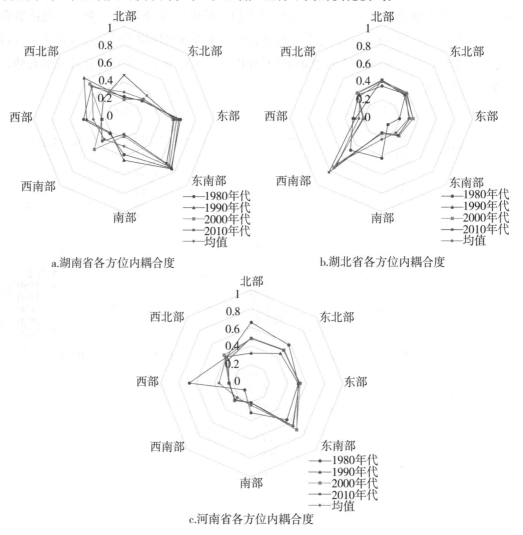

图5.8　湘鄂豫"医疗卫生设施布局均等性—建设用地—人口分布"协调度方位差异

通过分析湘鄂豫三省各个方位内不同时期医疗卫生设施布局均等性—建设用地—人口分布协调度的均值发现如下特征：湖南东南部进入中级协调阶段，湖北西南部、河南东南部的医疗卫生设施布局均等性—建设用地—人口分布协调度已经进入初级协调阶段，服务均等性、建设用地、人口呈现出相互促进的态势；湖南南部、北部，湖北东部、东南部、南部、西部，河南南部、西南部是中度失调的区域，服务均等性、建设用地、人口的发展呈现出相互牵制的状态；各方位区域内医疗卫生设施布局均等性—建设用地—人口分布协调度的均值由0.41下降至0.38，从濒临失调变迁为轻度失调。产生此现象的原因是区域内医疗卫生设施布局均等性、人口、建设用地之间不匹配的矛盾，在快速的城市化进程中尚未得到充分解决，致使三者之间的协调性仍处于过渡阶段。

5.3.2.2 耦合协调关系的等级变迁规律

按照耦合度和协调度等级的划分标准，统计得到同一时期每种耦合或协调等级的频数，进而可利用频数分析法[322,331]分析四个年代研究区医疗卫生设施布局均等性—建设用地—人口分布耦合度和协调度等级分布和演变趋势，以及耦合度和协调度组合模式（如图5.9所示）。

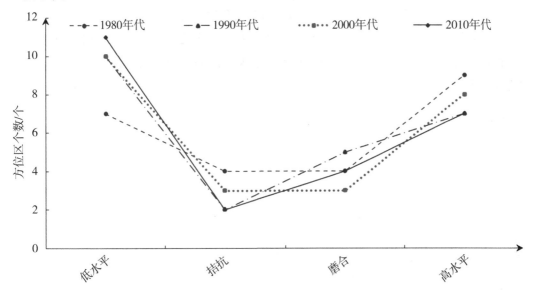

图 5.9 1980s—2010s 湘鄂豫医疗卫生设施布局均等性—建设用地—人口分布耦合度等级分布

首先是耦合度的等级变迁规律。研究区内医疗卫生设施布局均等性—建设用地—人口分布耦合度等级的频数分布呈现两端高中间低的"U"型折线，具体规律和特征如下：

不同时期处于低水平耦合阶段和高水平耦合阶段的方位区域数量位居前两位，两者在1980年代分别占三省总共24个方位区域数量的29.17%和37.50%，在1990年代分别占三省总共24个方位区域数量的41.67%和29.17%，在2000年代分别占三省总共24个方位区域数量的41.67%和33.33%，在2010年代分别占三省总共24个方位区域数量的45.83%和29.17%，平均占比分别为39.58%和32.29%；处于拮抗状态的方位区域数量占比最少，1980年代、1990年代、2000年代、2010年代四个时期的拮抗状态区域数量占三省总共24个方位区域数量比例分别为16.67%、8.33%、12.50%、8.33%，平均值为11.46%。由此可见，同时期湖南省、湖北省、河南省辖区内，已经将近1/3的区域内医疗卫生设施布局均等性—建设用地—人口分布之间的相互作用程度达到了较高的状态。较低耦合水平区域占比仍然较大，除开高水平耦合状态的区域，1980年代、1990年代、2000年代、2010年代四个时期其余方位区域占比均值达到了67.71%。

随着快速城市化和医疗卫生服务领域的不断改革完善，医疗卫生设施布局均等性—建设用地—人口分布耦合度呈现出此消彼长的"跷跷板"式演进特征。具体而言，在四个年代里，医疗卫生设施布局均等性—建设用地—人口分布处于高水平耦合度状态的方位区域数量在逐渐减少；处于中间等级耦合度状态的方位区域数量呈现出动态平衡的发展趋势，处于拮抗状态的区域在减少，处于磨合状态的区域在增加；而低水平耦合度状态的方位区域数量在增加。研究区大部分方位区域内医疗卫生设施布局均等性—建设用地—人口分布三者之间的相互作用程度较低，且总体上呈现出低耦合度区域比重增大的趋势。由此可见，在未来的新型城市化进程中，研究区有一半以上的地区，医疗卫生设施布局均等性、建设用地、人口分布三者之间的关联性和互动性还有待改善。

然后是协调度的等级变迁规律。研究区内医疗卫生设施布局均等性—建设用地—人口分布协调度等级的频数分布如图 5.10 所示，呈现出两端低中间高的倒"U"型折线，具体规律如下：

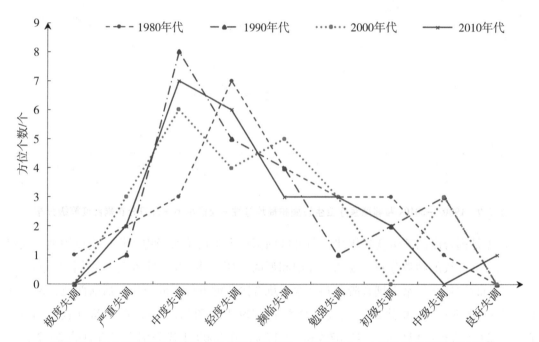

图 5.10　各年代湘鄂豫医疗卫生设施布局均等性—建设用地—人口分协调度的等级分布

1980 年代、1990 年代、2000 年代、2010 年代各个时期内研究区医疗卫生设施布局均等性—建设用地—人口分布协调度处于不同失调阶段的方位区域数量总和占三省总共 24 个方位区域数量比例分别为 70.83%、75.00%、75.00%、75.00%，平均值为 73.96%。其中，中度失调、轻度失调、濒临失调、严重失调、极度失调各自对应方位区域数量在各个时期占三省总共 24 个方位区域数量比例的均值分别为 25.00%、22.92%、16.67%、8.33%、1.04%。研究区域内医疗卫生设施布局均等性、建设用地、人口三者的发展同步程度较弱的地区占大约 3/4 的区域，这些区域中以中度失调和轻度失调状态居多。

研究区域内医疗卫生设施布局均等性—建设用地—人口分布协调度处于协调状态的方位区域数量总和在 1980 年代、1990 年代、2000 年代、2010 年代四个时期占三省总共 24

个方位区域数量比例的均值为 26.04%。这些处于不同程度协调状态的方位区域中，四个时期勉强协调的区域占三省总共 24 个方位区域数量比例的均值最大，达到 10.42%，而初级协调和中级协调状态的区域占比均值都是 7.29%，良好协调状态的区域仅在 2010s 年代出现，占三省总共 24 个方位区域数量的比例为 4.17%。各个等级的医疗卫生设施布局均等性—建设用地—人口分布协调度呈现出界限分明的"中间等级高两边等级低"的发展格局，协调水平总体上处于失调阶段，即研究区大部分区域内医疗卫生设施布局均等性、建设用地、人口三者的发展同步程度较弱。在今后医疗卫生服务的发展过程中，需要重视医疗卫生设施布局均等性程度与城市建设、人口分布的协调性。

最后是耦合度-协调度的组合变迁规律。在 1980 年代、1990 年代、2000 年代、2010 年代四个时期，湖南省、湖北省、河南省总共 24 个方位区域内，医疗卫生设施布局均等性-建设用地-人口分布耦合度和协调度之间的组合类型，以及各个类型出现的次数如图 5.11 所示，主要呈现的规律如下：经统计发现共有 19 类组合模式。其中，处于低水平耦合-中度失调状态的方位区域出现的次数最多，达到了 24 次；只出现 1 次的是拮抗-勉强协调状态、低水平耦合-极度失调状态、高水平耦合-良好协调状态所对应的区域；研究区域内大部分地区属于过渡发展类型，四个时期该类型区域数量占三省 24 个方位区域数量比例的均值为 73.96%；只有少数方位区域已经成长为协调发展类型，四个时期该类型区域数量占三省 24 个方位区域数量比例的均值为 26.04%。

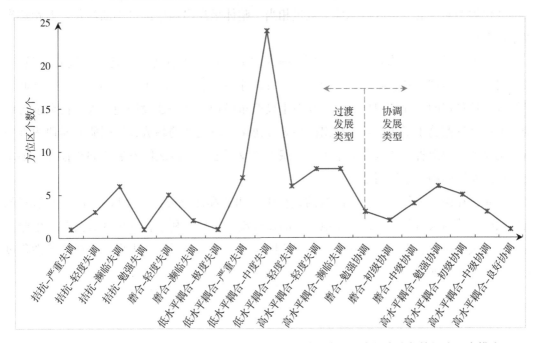

图 5.11 湘鄂豫医疗卫生设施布局均等性—建设用地—人口分布耦合度与协调度组合模式

处于协调发展类型的区域主要集中于湖南东部和东南部、湖北西南部，以及河南东北部、东部、东南部等。其中，湖北西南部 2010 年代的耦合-协调发展程度与其他方位区域相比是相对最优的状态，已经发展为高水平–良好协调阶段，即医疗卫生服务、城市建设用地、人口之间正向相互作用明显，相互促进且发展同步。该区域内的宜昌市是湖北省培育的新增长极，也是全国爱卫办在全国范围内评选的 30 个 2020 年度健康城市建设样板市（地级及以上市）中的一个，也是研究区内被评选出唯一的一个地级市。

由此可见，湖北省宜昌市在保障区域内人们的身体健康和生命安全方面具有一定的优势。目前，湖南省和河南省分别在益阳市（主要位于湖南省中西部，该区域当前处于低水平耦合–中度失调）和鹤壁市（主要位于河南省东北部，当前处于磨合–勉强协调）也已经开始健康城市建设样板市的相关工作，这对于改善湖南省中西部地区和河南省东北部地区医疗卫生设施布局均等性—建设用地—人口的耦合协调关系，促进区域内医疗卫生服务的均衡发展产生积极影响。

5.3.2.3 耦合协调关系的总体演变趋势

通过比较研究区 1980 年代至 1990 年代、1990 年代至 2000 年代、2000 年代至 2010 年代三个相邻时期内，湖南省、湖北省、河南省共 24 个方位区域内医疗卫生设施布局均等性—建设用地—人口分布耦合度等级相互转换的规律，以及协调度等级的相互转换规律（如表 5.8 所示）发现：研究区域内医疗卫生设施布局均等性—建设用地—人口分布耦合度和协调度各自等级的转换，主要存在跃迁提升、逐步提升、保持不变、逐步衰落、跃迁倒退五种发展特征。其中，保持不变的变迁规律所对应的方位区域占主导地位，上升和下降的变化类型对应的方位区域总体上数量相当，整体呈现出循序渐进不断演化、差距逐渐缩小的发展态势。

医疗卫生设施布局均等性—建设用地—人口分布耦合度各等级变迁的程度相对较小，说明研究时段内湖南省、湖北省、河南省三省医疗卫生服务、城市建设用地、人口之间已经形成比较稳定的相互作用机制；医疗卫生设施布局均等性—建设用地—人口协调度等级变迁的程度逐渐趋于平缓，且呈现出向高等级协调阶段发展的趋势，说明研究时段内湖南省、湖北省、河南省三省医疗卫生服务、城市建设用地、人口之间发展的同步性在逐渐增强，协同发展的趋势愈发明显。

因此，在医疗卫生设施空间配给的过程中，调节和优化公共卫生服务资源配置格局，需要顺应区域内人口分布和建设用地格局的发展规律，将有利于各方位区域公共卫生服务均等性、城市建设、人口增长互利共赢和协同发展，进而为医疗卫生设施布局均等性程度向更高的等级发展提供保障。

表 5.8　各年代湘鄂豫"医疗卫生设施布局均等性—建设用地—人口分布"耦合度等级和协调度等级转移矩阵

各组行列对应年代	耦合度类型转移矩阵					协调度类型转移矩阵									
	耦合阶段	低水平	拮抗	磨合	高水平	协调阶段	极度失调	严重失调	中度失调	轻度失调	濒临失调	勉强协调	初级协调	中级协调	良好协调
行：1980年代 列：1990年代	低水平	7	0	0	0	极度失调	0	0	1	0	0	0	0	0	0
	拮抗	1	1	2	0	严重失调	0	0	1	1	0	0	0	0	0
	磨合	0	1	3	0	中度失调	0	0	3	0	0	0	0	0	0
	高水平	2	0	0	7	轻度失调	0	0	2	3	2	0	0	0	0
						濒临失调	0	1	0	0	1	0	1	1	0
						勉强协调	0	0	0	0	1	1	0	1	0
						初级协调	0	0	1	1	0	0	1	0	0
						中级协调	0	0	0	0	0	0	0	1	0
						良好协调	0	0	0	0	0	0	0	0	0
行：1990年代 列：2000年代	低水平	8	1	0	1	极度失调	0	0	0	0	0	0	0	0	0
	拮抗	1	1	0	0	严重失调	0	1	0	0	0	0	0	0	0
	磨合	0	1	3	1	中度失调	0	1	5	1	1	0	0	0	0
	高水平	1	0	0	6	轻度失调	0	0	0	3	2	0	0	0	0
						濒临失调	0	1	1	0	2	0	0	0	0
						勉强协调	0	0	0	0	0	1	0	0	0
						初级协调	0	0	0	0	0	2	0	0	0

续表

各组行列对应年代	耦合度类型转移矩阵					协调度类型转移矩阵									
	耦合阶段	低水平	拮抗	磨合	高水平	协调阶段	极度失调	严重失调	中度失调	轻度失调	濒临失调	勉强协调	初级协调	中级协调	良好协调
行：1990年代 列：2000年代						中级协调	0	0	0	0	0	0	0	3	0
						良好协调	0	0	0	0	0	0	0	0	0
行：2000年代 列：2010年代	低水平	9	0	0	1	极度失调	0	0	0	0	0	0	0	0	0
	拮抗	1	2	0	0	严重失调	0	2	1	0	0	0	0	0	0
	磨合	1	0	1	1	中度失调	0	0	5	0	1	0	0	0	0
	高水平	0	0	3	5	轻度失调	0	0	1	3	0	0	0	0	0
						濒临失调	0	0	0	2	2	1	0	0	0
						勉强协调	0	0	0	1	0	2	0	0	0
						初级协调	0	0	0	0	0	0	0	0	0
						中级协调	0	0	0	0	0	0	2	0	1
						良好协调	0	0	0	0	0	0	0	0	0

注：表中数字表示具有相应变化规律的方位区域的数量；由于耦合度类型未出现无关状态和良性共振耦合阶段，协调度程度未出现优质协调阶段，故表中未展示。

5.4.1 医疗卫生设施要素间距

在获取各市域范围内关键医疗卫生服务要素的平均间距与对应区域内医疗卫生设施布局韧性阈值关系的过程中，由于三省各市域范围内医疗卫生服务体系的便捷性韧性阈值存在离群值，为保留所有数据价值并获得更加精确的关系，经过多次拟合函数的甄选和参数比选，最终确定利用 Lorentz 函数拟合得到的曲线精度较高，湖南省、湖北省、河南省拟合函数的 R^2 均在 0.55 以上（如图 5.12 所示），拟合精度高。

湖南省、湖北省、河南省各市域内关键医疗卫生服务要素之间平均间距的均值分别为 25.25 km、22.31 km、12.44 km（如图 5.12 中深色垂直虚线），韧性阈值的均值分别为 23.65、26.96、60.89（如图 5.12 中深色水平虚线所示），呈现出市域范围内关键医疗卫生服务分布更紧凑，则相应区域内医疗卫生服务体系的韧性阈值则处于相对更高的水平。由图 5.12 中展示的各省不同市域范围内关键医疗机构平均间距与医疗卫生设施布局韧性阈值的关系可知，各省域范围内均存在最佳的医疗卫生设施平均间距。该间距可以使区域内的医疗卫生服务体系的韧性水平处于最佳的状态，即图 5.12 中浅色曲线峰值对应的状态。该峰值处对应的是最佳的关键医疗卫生设施平均间距，该指标在湖南省、湖北省、河南省辖区内分别为 29.50 km、19.71 km、9.44 km。由此可见，在韧性视角下，各省对医院布局的适宜密度存在较大的差异。

各市域范围内医疗机构平均间距相比于最佳平均间距，高出的和低于的市辖区均存在于湖南省、湖北省、河南省辖区内，三省各市关键医疗机构平均间距与最佳间距大小比对如表 5.9 所示。高于最佳医疗卫生设施平均间距的市域数量，湖南省、湖北省、河南省分别对应的市域个数为 6 个、5 个、11 个；低于最佳医疗卫生设施平均间距的市域数量，湖南省、湖北省、河南省分别对应的市域个数为 8 个、11 个、7 个。为提升区域内医疗卫生服务体系的韧性水平，制定调节关键医疗卫生服务疏密程度使其更加接近最佳医疗卫生设施平均间距的策略，具有一定实践指导价值，具体对策如下：高于最佳医疗卫生设施平均间距的城市内，总体的调节策略是适当减少关键医疗卫生设施的配给数量，以降低该类医疗机构的密度。低于最佳医疗卫生设施平均间距的城市内，总体的调节策略是适当加大关键医疗卫生设施的配给数量，以提升该类医疗机构的密度和缩小相对间距。

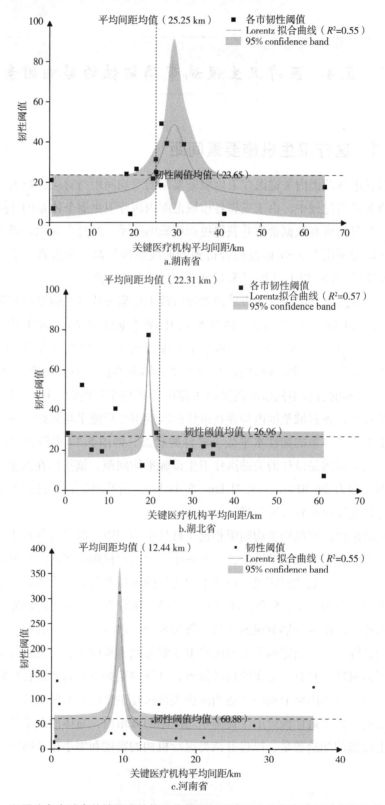

图 5.12 湘鄂豫各市域内关键医疗机构平均间距与医疗卫生设施布局韧性阈值的关系

表5.9　湘鄂豫各市关键医疗机构平均间距与最佳间距大小比对

类型	省域	市域个数	市域名称（与最佳间距的差值）
大于最佳间距的市	湖南	6	常德市（5.57 km）、湘西自治州（21.59 km）、怀化市（45.3 km）、岳阳市（12.08 km）、邵阳市（5.5 km）、娄底市（1.04 km）
	湖北	5	恩施自治州（31.62 km）、宜昌市（5.52 km）、襄阳市（5.38 km）、荆州市（3.16 km）、随州市（0.12 km）
	河南	11	商丘市（20.91 km）、南阳市（26.71 km）、洛阳市（18.51 km）、郑州市（0.1 km）、许昌市（5.46 km）、安阳市（0.82 km）、驻马店市（7.83 km）、开封市（2.87 km）、漯河市（4.62 km）、周口市（7.85 km）、信阳市（11.64 km）
小于最佳间距的市	湖南	8	张家界市（-0.4 km）、益阳市（-19.27 km）、永州市（6.72 km）、长沙市（8 km）、湘潭市（-1.29 km）、衡阳市（4.85 km）、株洲市（-18.86 km）、郴州市（6.77 km）
	湖北	11	黄冈市（-17.51 km）、潜江市（-20.74 km）、天门市（-11.74 km）、孝感市（-25.51 km）、仙桃市（-23.22 km）、武汉市（-9.79 km）、黄石市（-11.17 km）、十堰市（-4.16 km）、荆门市（-0.27 km）、咸宁市（-7.96 km）、神农架林区（-28.85 km）
	河南	7	三门峡市（-9.05 km）、济源市（-8.82 km）、焦作市（-8.64 km）、平顶山市（-8.32 km）、新乡市（-9.06 km）、鹤壁市（-1.05 km）、濮阳市（-8.41 km）

5.4.2　医疗卫生设施层级比例

依据市辖区内医疗卫生设施体系韧性阈值的大小，将各市域范围划分为不同韧性阈值等级的区域。其中，各市域的韧性阈值等级按照如下标准划分，即1.05~20.35为低等级韧性水平，20.35~31.61为中等级韧性水平，31.61~954.65为高等级韧性水平。各分类区间运用ArcGIS 10.6中分位数法划分，以保证划分出的各个等级中城市数量基本一致，同时保障各等级组内韧性阈值排列位序相对集中。作为关键医疗卫生服务的医院，构成了各市域范围内一类重要的医疗卫生服务体系。针对极重要级别、重要级别、较重要级别三个层级共452个医院，将其中各层级医疗机构空间上的分布形态，与湖南省、湖北省、河南省辖区内具有不同韧性阈值等级的城市空间布局进行叠加。具有高等级医疗卫生设施体系韧性阈值的城市主要分布于研究区东部和省会城市附近；具有较低等级医疗卫生设施体系韧性阈值的城市主要分布于研究区西部和远离省会的边缘城市，梯度分布的特征较为明显。

对比不同韧性水平的城市中各层级医疗卫生设施的数量比例，以获取关键医疗卫生设施层级结构对各市医疗卫生设施体系韧性水平的影响。

图5.13中各级别医疗机构总个数占比是城市内相应级别的关键医疗机构总个数与该城市内所有级别关键医疗机构总个数的比值，即各城市中三类级别关键医疗卫生设施各自总个数占比的加和值为1。

湖南省、湖北省、河南省各等级关键医疗卫生服务的分布与不同医疗卫生设施布局韧性等级的市域分布之间存在层级化、结构化的关联特征，两者在结构上的映射关系主要呈现如下规律：

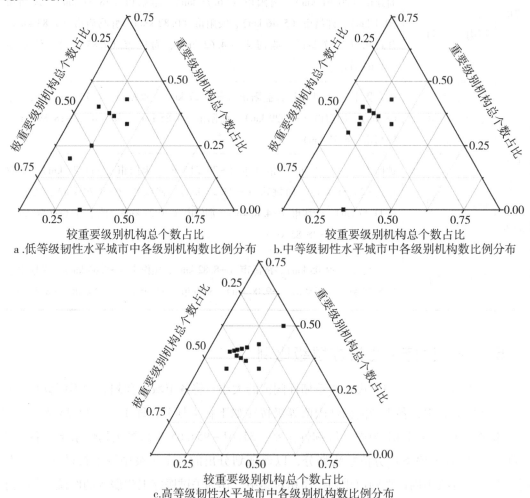

图5.13 湘鄂豫各级别关键医疗卫生设施在不同韧性阈值等级城市内的结构关系

资料来源：作者自绘。

（1）从总体分布结构看。较重要级别、重要级别、极重要级别三个层级的医院机构总个数结构比例为1∶1.51∶1.53，低等级、中等级、高等级三类医疗卫生设施体系韧性阈值的城市个数比例为1∶0.94∶0.88，呈金字塔状分布。其中，具有高等级医疗卫生设施体系韧性阈值的城市中，较重要级别、重要级别、极重要级别三个层级的医院机构总个数结构比例为 1∶1.69∶1.55，呈纺锤状分布；具有中等级医疗卫生设施体系韧性阈值的城市中，较重要级别、重要级别、极重要级别三个层级的医院机构总个数结构比例为 1∶1.45∶1.61，呈扁平的金字塔状分布；具有低等级医疗卫生设施体系韧性阈值的城市中，较重要级别、重要级别、极重要级别三个层级的医院机构总个数结构比例为 1∶1.27∶1.40，呈细长的金字塔状分布。由此可知，较重要等级的关键医疗卫生设施比重越大，则区域内医疗卫生服务体系的韧性水平等级越高；在重要级别医疗机构数量一定的情况下，适当增加极重要医疗机构的配给比例，对于提升区域内医疗卫生设施体系韧性具有积极作用，但需要控制其比例不超过较重要级别医疗卫生服务的占比。

（2）从市域分布看。不同等级医疗卫生设施体系韧性阈值的市域范围内，较重要级别机构、重要级别机构、极重要级别机构个数占相应市域内关键医疗卫生服务总个数的比例在三角形坐标系中的分布如图 5.13 所示，三类级别各自占相应市域内关键医疗机构总数比例的最大值分别为 0.33、0.50、0.67。各城市中三类级别医疗卫生服务的占比均等性越好，即各级别的占比值相对集中，则区域内的医疗卫生设施布局韧性水平越高。现实中为提升医疗卫生设施体系韧性水平，往往需要新增或改造医疗卫生设施。对于如何满足这些需求，上述规律为其提供了市域范围内精准调节各等级医疗卫生服务结构比例的数据参考和理论支撑。

5.4.3　医疗卫生设施布局形态

不同重要性等级的医院在湖南省、湖北省、河南省辖区内分布的疏密程度不同，为保证能够精确识别出各重要性级别的医院分布模式，在 ArcGIS 10.6 中运用空间自相关分析工具（spatial autocorrelation）时，搜索半径（search threshold）选择默认，则会自动根据输入数据的分布规律确定出最佳的搜索半径，不同区域各自对应的搜索半径如表 5.10 所示。通过对研究区及各省辖区内医疗卫生设施布局韧性贡献率等级为极重要、较重要、重要级别的医院分布格局进行空间自相关分析发现，在不同区域各韧性贡献率等级下，相应医院体系各自空间分布的全域 Moran's I 值分别为 0.03、0.40、0.03，并且三类对韧性的影响等级为极重要、较重要、重要的所有医院，整体空间分布的 Moran's I 值为 0.07（如表 5.10 所示）。

从全域整体分布模式看。对医疗卫生设施体系韧性的影响等级为极重要、较重要、重要的医院，在空间上的分布模式具有空间正相关性。其中，对医疗卫生设施体系韧性的影响等级为极重要、重要级别的医院主要呈现出随机分布的特征，而对医疗卫生设施体系韧性的影响等级为较重要级别的医院具有 0.10 水平的显著聚集分布特征。

从各省的分布模式看。湖南省、湖北省、河南省辖区内，医疗卫生服务体系对医疗卫生设施体系韧性的影响等级为极重要、较重要、重要的医院，在空间上的分布模式都具有空间正相关性。湖南省和湖北省的各个对医疗卫生设施体系韧性的影响等级的医院均呈现出随机分布特征，而河南省内对医疗卫生设施体系韧性的影响等级除较重要级别的医院呈现显著的随机分布特征以外，对医疗卫生设施体系韧性的影响等级为重要级别和极重要级别的医院两类则是呈聚集分布特征，并且在 0.05 的水平上显著。

对于所筛选出的对医疗卫生设施体系韧性影响强度处于重要等级以上的医院（即关键医疗卫生服务），从其在空间上呈现的随机分布特征看，一定程度上保障了区域内人民群众就医的均等性，即对所有区域的医疗卫生服务需求可以最大限度满足。若某一区域人民群众需要医疗卫生服务，均有可供其就近选择的医疗机构就医。结合前文分析得到的研究区三省行政辖区内医疗卫生设施布局韧性水平由高到低依次为河南省、湖南省、湖北省的研究结果，针对已经筛选出的湖南省、湖北省、河南省三省辖区内共计 442 个关键医疗卫生设施（即医院），通过对比它们的空间分布模式及区域内的医疗卫生设施布局韧性水平发现，对医疗卫生设施体系韧性影响程度具有重要等级以上的医疗机构若具有相对集中的分布规律，则会对区域内的医疗卫生设施体系韧性水平产生积极影响。

表 5.10　湘鄂豫各医疗卫生设施体系韧性影响等级的医院空间自相关分析结果

对系韧性的影响等级	区域	Moran's I	expected index	variance	$Z-score$	$P-value$	search threshold /km	分布模式
重要级别的医院	全域	0.03	−0.01	0.03	0.20	0.84	120.52	随机
	湖南省	0.60	−0.02	0.31	1.11	0.27	132.23	随机
	湖北省	0.06	−0.03	0.07	0.34	0.73	213.07	随机
	河南省	1.63	−0.01	0.08	5.89	0.00	104.91	聚集
较重级别的医院	全域	0.40	−0.01	0.05	1.87	0.06	130.05	聚集
	湖南省	0.41	−0.02	0.13	1.21	0.23	91.33	随机
	湖北省	0.20	−0.03	0.30	0.41	0.68	120.77	随机
	河南省	0.36	−0.01	0.07	1.37	0.17	138.34	随机
极重要级别的医院	全域	0.03	−0.01	0.00	0.58	0.56	101.38	随机
	湖南省	0.31	−0.03	0.15	0.88	0.38	115.85	随机
	湖北省	0.02	−0.04	0.03	0.36	0.72	181.87	随机
	河南省	0.64	−0.02	0.09	2.22	0.03	142.04	聚集
三类重要级别的医院	全域	0.07	0.00	0.01	0.78	0.43	90.39	随机

河南省具有重要等级以上的医疗机构呈现出相对聚集的分布规律，其关键医疗卫生服务体系中的重要医疗卫生服务和极重要医疗卫生服务呈聚集分布特征，而较重要医疗卫生服务呈随机分布特征，只有后者与湖南省、湖北省的相似而前者却截然不同。当对医疗卫

生设施体系韧性的影响等级为极重要、较重要、重要的医院在空间上的分布具有空间正相关的程度越大，即对韧性的贡献率相近的医院在空间上适度的聚集，则区域内医疗卫生服务体系的韧性水平越高。其原因在于，对医疗卫生设施布局韧性贡献率高的医院适度聚集形成规模效应，有利于集中优势力量解决所在地区内部的遭受的突发公共卫生事件威胁，将其控制在一定的范围内；同时，在该分布模式下，若区域内某一对医疗卫生设施布局韧性贡献率高的医院发生突发状况而被迫停止服务后，区域内还有其他同等重要的医院替补，进而避免区域内医疗卫生服务系统的崩溃。

由此可以推测，相对聚集的医疗机构布局能够对提升区域内的医疗卫生设施体系韧性水平产生积极影响。其中的相对聚集内涵在于，部分类型的医疗机构需要一定程度的聚集，如河南省辖区内对医疗卫生设施布局韧性的影响等级为极重要和重要的医疗卫生设施，以解决医疗卫生服务体系诊疗能力和应急水平需要作为一个整体快速拔高的问题；而有一部分的医疗机构需要适度的疏散，如河南省辖区内对医疗卫生设施布局韧性的影响等级为较重要的医疗卫生设施，以解决医疗卫生服务体系关键环节承上启下和补充协调的问题，进而在一定程度上保障了医疗卫生服务体系应对不确定性公共卫生风险的结构稳健性，有利于对所有区域的公共卫生风险实现系统化、体系化应对。最终，若某一地区发生公共卫生安全事件，则都有与之最近的医疗卫生服务体系更加及时地响应并快速处置风险，最大限度减少因相关风险的长时间无序蔓延而造成的损失。

5.5　医疗卫生设施分布格局表征指标的关联规律

5.5.1　医疗卫生设施服务能力、均等性及就医便捷性的数量关系

5.5.1.1　Pearson 相关系数的分析结果

研究区全域内，以及湖南省、湖北省、河南省辖区内医疗卫生设施服务能力、均等性及便捷性之间 Pearson 相关系数如表 5.11 所示。

表 5.11　医疗卫生设施服务能力、均等性及便捷性之间的 Pearson 相关系数

区域	均等性与能力的 Pearson's R	均等性与便捷性的 Pearson's R	能力与便捷性的 Pearson's R
研究区	−0.19	0.25	−0.32
湖南省	−0.09	0.06	−0.27
湖北省	−0.27	0.21	−0.34

续表

区域	均等性与能力的 Pearson's R	均等性与便捷性的 Pearson's R	能力与便捷性的 Pearson's R
河南省	−0.27	0.22	−0.30

医疗卫生设施布局均等性与医疗卫生设施服务能力之间具有负相关性，医疗卫生设施布局均等性与医疗卫生设施就医便捷性之间具有正相关性，医疗卫生设施服务能力与医疗卫生设施就医便捷性之间具有负相关性。其可能的原因如下：

（1）从医疗资源布局方面看，在医疗卫生设施有限的情况下，当医疗卫生设施布局更加均衡时，有利于医疗卫生设施布局均等性的发展，同时也会使人们的就医出行距离更短耗时更短，因而使就医的便捷性增加。但是，这样造成的弊端是太过分散布局的医疗卫生设施不利于形成规模效应，其医疗卫生设施服务能力会受到一定的负面影响。因此，在制定通过调节医疗卫生设施布局促进医疗卫生服务区域协同发展的相关政策时，需要兼顾政策作用区域内医疗卫生设施服务能力和便捷性的现实情况，以及可能会受到的影响，从中制定出最佳平衡方法，以使政策的作用效果趋向于更有利的方面。

（2）从医疗卫生设施服务能力方面看，当医疗卫生设施服务能力达到一定规模时，会对周边的医疗卫生设施产生虹吸效应，特别是对医护人员及患者的吸引力会大幅增加，致使规模较小的医疗卫生设施面临流失人才和患者的双重困境。长此以往，最终造成优质医疗卫生设施的过度集中而使部分地区不能被优质医疗资源的服务覆盖，进而对医疗卫生设施布局的均等性产生负面影响。对于优质医疗卫生服务覆盖相对薄弱区域里的患者，他们要想获得更好的医疗卫生服务就不得不到更远的地区就医，从而增加了就医距离和就医通勤时间成本，使得医疗卫生服务的便捷性降低。因此，在制定通过调节医疗卫生设施服务能力促进区域协同发展的相关政策时，需要兼顾政策作用区域内医疗卫生设施布局均等性和便捷性的现实情况和可能会受到的影响，从中甄选出最佳平衡途径，以使政策的作用效果趋向于更有利的方面。

5.5.1.2 等值区分布的分析结果

2019年湘鄂豫医疗卫生服务的能力、均等性及便捷性等值线图如图5.14所示，在由医疗卫生设施布局均等性和能力指标数值构成的二维坐标系中，医疗卫生设施就医便捷性水平主要呈现出"高低值交错渐变，相近区间值聚集"的相互影响规律。医疗卫生设施服务能力、均等性及就便捷性之间的等值区分布的具体特征如下：

（1）对于整个研究区而言，当医疗卫生设施服务能力水平较低时（即0.0~0.13之间），整个研究区内医疗卫生设施就医便捷性在不同医疗卫生设施布局均等性水平下呈现出较强的细碎分布特征，连贯性较差，医疗卫生设施就医便捷性水平同一区间相近的值所对应的区域呈小范围聚集分布的趋势；随着医疗卫生设施服务能力水平的增加（高于0.13的部分），整个研究区内医疗卫生设施就医便捷性在不同医疗卫生设施布局均等性水平下的分布呈现出细碎程度逐渐降低且连贯性逐渐增强的特征，医疗卫生设施就医便捷性水平同一区间内相近的值所对应的区域呈大范围聚集分布的趋势，即出现"同频共振"的现象。

（2）对于研究区各省而言，湖南省、湖北省、河南省各省医疗卫生服务的能力、均等性及便捷性相互影响规律，与研究区全域范围内医疗卫生服务的能力、均等性及便捷性相互影响规律相似，但细碎程度分界线所对应的医疗卫生设施服务能力水平存在差异，分别为0.03、0.09、0.08。在医疗卫生设施布局均等性和能力指标数值构成的二维坐标系中，各省医疗卫生设施就医便捷性水平同一高值区间相近的值所对应的区域范围由大到小依次为河南省、湖南省、湖北省。

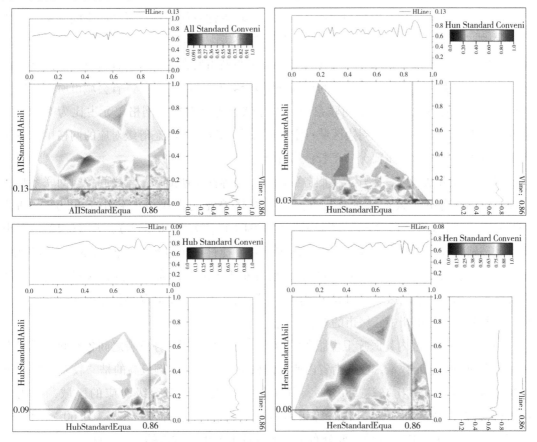

注：图中 All、Hun、Hub、Hen 分别代表研究区全域、湖南省、湖北省、河南省，Standard 代表极差标准化后的数据，Equa、Abili、Conveni 分别代表医疗卫生服务的能力、均等性及便捷性，HLine、VLine 分别代表图中的水平参考线和垂直参考线。

图5.14 2019年湘鄂豫医疗卫生设施服务能力、均等性及便捷性的等值线图

5.5.2 医疗卫生设施服务能力、均等性及就医便捷性的空间联系

2019年湖南省、湖北省、河南省医疗卫生设施服务能力、均等性及便捷性的空间联系

等级分布，主要呈现出如下规律：

（1）整个研究区内，按照既定的分级规则发现，研究区域内医疗卫生服务的能力、均等性及便捷性三者之间，空间联系主要处于"差"、"较差"、"一般"、"较好"及"好"状态等级，而"非常差"和"非常好"的状态等级在研究区内尚未出现；各空间联系状态级别对应的网格单元数量，在研究区内所有网格单元的占比由大到小依次为"较差"（69.26%）、"一般"（24.37%）、"较好"（3.71%）、"差"（2.55%）、"好"（0.11%），各级别的空间联系状态对应的区域相对而言，中间等级对应的区域占比较高，而两侧高等级和低等级对应的区域占比较少，呈典型的"纺锤型"分布特征；各省"较好"状态等级的区域在省会城市武汉市、郑州市、长沙市分布较多。

（2）湖南省辖区内，医疗卫生服务的能力、均等性及便捷性三者之间空间联系，主要处于"差"、"较差"、"一般"及"较好"状态等级。其中，空间联系状态处于"较差"和"一般"状态等级的区域，主要位于各市州中心城市所在的区域。各自对应的网格单元数量占湖南省内所有网格单元数量的比例分别为54.76%和27.83%，省会城市所占的比重相比于各市州的占比更大；空间联系为"差"状态等级对应的网格单元占比为17.15%，主要分布于各市州中心城市周边区域；空间联系为"较好"状态等级对应的网格单元占比最少，占比为0.27%，主要分布于长沙市和常德市中心城区。

（3）湖北省辖区内，医疗卫生服务的能力、均等性及便捷性三者之间各空间联系状态等级对应的网格单元数量，在湖北省内所有网格单元的占比由大到小依次为"一般"（69.97%）、"较好"（15.43%）、"较差"（13.94%）、"好"（0.54%）、差（0.12%）。由此可见，湖北省医疗卫生服务的能力、均等性及便捷性三个维度的空间联系状态等级中，"一般"状态等级对应的区域范围较广，主要分布于湖北省的东部地区，这些区域也是经济发展水平相对靠前的区域；研究区域内"好"状态等级的空间联系仅在湖北省辖区内出现，主要分布于各市州中心城市的核心区域。

（4）河南省辖区内，医疗卫生服务的能力、均等性及便捷性三者之间各空间联系状态级别对应的网格单元数量，在河南省内所有网格单元数量的比例最高的是"较差"状态等级对应的区域，其占比高达88.54%，其次是"一般"状态等级对应的区域，占比为10.03%；"较好"和"差"状态等级对应的区域占比分别为0.82%、0.60%。其中，"好"状态等级所对应的区域主要分布于河南省各市州中心城市的核心区域。

由以上分析可知，湖南省、湖北省、河南省三省辖区内医疗卫生设施区域协同需要关注的能力、均等性及便捷性内容，三个维度的空间联系状态在不同等级上对应的区域占比存在差异，但总体趋势基本一致，即总体上存在数量上呈"纺锤型"分布特征，以及空间上呈"省会城市等级高-市州中心城区等级高-周边区域等级圈层式递减"的分布格局。因此，制定出能够对医疗卫生服务的能力、均等性及便捷性提升和空间相互关系的改善发挥积极作用的调节策略，对于三省分别在省域层面、市域层面、县域层面调节医疗卫生设施区域协同均存在适用性。具体而言，可基于研究中揭示的医疗卫生服务的能力、均等性及便捷性空间联系规律,将空间联系状态相对于周边区域具有优势的省会城市、重点市州城市、其余市州中心城市所在的区域分别作为省际、市际、县际医疗卫生设施区域协同网络中的重要节点区域,按照"由点及面,串联成网"的建设思想,形成湘、鄂、豫三省的省、市、县各层级医疗卫生设施区域协同的空间发展框架。

5.6 本章小结

以湘、鄂、豫三省医疗卫生服务的便捷性为研究点,针对医疗卫生设施的就医交通时间成本、能力分布、优势水平、服务外溢量、空间混合度等内容,基于改进的潜能模型、特征值关联比较等方法,从省域、市域、县域三种空间尺度进行了定量化的特征分析和规律挖掘,得到研究区医疗卫生设施服务能力的发展水平及其强弱的空间异质性特征和关联规律。另外,本章还利用空间关联分析、空间回归分析、耦合协调度分析等空间建模分析方法,对医疗卫生设施区域协同中需要关注的医疗卫生设施布局特征、社会影响相关指标,进行了彼此之间的空间联系和相互影响研究,获得了湖南省、湖北省、河南省 8 方位区域内医疗卫生设施布局均等性—建设用地—人口分布耦合协调度的空间分布差异和等级变迁规律,并从医疗卫生服务供需全过程中,提供服务的医疗卫生设施布局、服务需求侧的人口分布、获取医疗卫生服务的便捷性、承载服务全要素的建设用地布局四大方面,揭示了医疗卫生设施布局均等性及能力的影响因素,以及这些因素的作用机制。研究的主要发现如下:

(1)医疗卫生设施服务能力的分布规律。医疗卫生设施服务能力较高的区域,主要集中于湖南省、湖北省、河南省的省会城市周围和铁路交通沿线区域,分别呈现环状和带状分布特征,充沛的医疗卫生服务供给多集中于相对发达的区域,而周围区域医疗卫生设施服务能力发展受限,亟须从空间布局结构层面开展调控工作。医疗卫生服务外溢量高值区域,多为省会城市和省际交界处的城市,这些地方可以作为各层级区域之间开展医疗卫生设施区域协同的重要支撑区域。医疗卫生服务外溢量占医疗卫生设施服务能力比例的高值区,多分布于远离省会城市且发展相对滞后的区域,这些区域与周边区域相比,医疗卫生服务发展存在一定的滞后性,后续医疗资源的配置中需重点考虑这些区域。

(2)医疗卫生设施就医便捷性的分布规律。在湖南省、湖北省、河南省各建成区内,获取基层医疗机构、医院、其他医疗机构、专业医疗机构就医交通时间成本,即医疗就医便捷性高低分布的规律与城市空间的建设进程有着紧密的联系,城市中心区的就医交通时间成本相对于外围区域更低。就医交通时间成本较低的区域所形成的空间布局结构与现有城镇体系的空间结构吻合度较高。

(3)医疗卫生设施分布格局应急水平的分布规律。不同经济社会发展水平的地区医疗卫生设施布局存在不同的韧性阈值，发展水平越高的地区内韧性阈值越大，即医疗卫生设施分布格局应急水平更高，更能够应对强度更大的随机扰动。各市域范围内医疗卫生设施体系韧性阈值高的区域多位于省会城市及其周边区域；

（4）医疗卫生设施布局均等性的影响因素。湖南省、湖北省、河南省1980年代、1990年代、2000年代、2010年代四个年代期间，医疗卫生设施布局均等性程度的发展与建设用地、人口之间的关系因地域发展水平的差异而存在时空异质性。城市扩张的速度与区域内医疗卫生设施布局均等性程度的增加速度存在明显的负相关性，快速的城市化使得医疗卫生服务"供"与"需"的博弈更加凸显，医疗卫生设施布局均等性程度、建设用地面积、普查人口数量三者之间的耦合度和协调度，在方位区域上和时期上的变化均呈现出相似的演变特征，存在跃迁提升、逐步提升、保持不变、逐步衰落、跃迁倒退五种发展模式。城市发展带来的人口分布和建设用地格局的改变，造就了医疗卫生服务需求和市场的变迁与发展。面对这一复杂的人—地关系变迁规律，通过调节医疗卫生设施布局均等性—建设用地—人口分布三者之间的耦合度和协调度使其达到更高水平，促进医疗卫生设施的配置格局顺应上述变迁规律，是促进医疗卫生设施布局均等性程度有序提升和区域协同更加顺畅的重要手段。

（5）医疗卫生设施布局韧性水平的影响因素。关键医疗卫生设施对区域内医疗卫生设施体系韧性水平的影响，可通过布局形态、层级结构、要素间距三种途径产生。这也为医疗卫生设施体系韧性提升目标下的调控手段和优化策略制定提供了实现路径和侧重点，有利于更加精细的调节依据，即促使关键医疗卫生服务建构相对聚集的布局形态、达到配给适度的结构比例、形成区域自适应的疏密程度。

（6）医疗卫生设施服务能力的影响因素。医疗卫生设施服务能力与常住人口总量、建设用地布局复杂程度、与近邻医疗机构平均距离之间存在正相关性，而与就医交通时间成本存在负相关性。经研究发现，本研究选取的影响因素中，影响医疗卫生设施服务能力的作用强度由强到弱的因素依次为常住人口总量、就医交通时间成本、建设用地布局复杂程度、近邻医疗机构平均距离。进一步分析得出，表征医疗卫生设施布局的医疗机构数、所有医疗机构平均间距、建成区医疗资源密度三项指标，以及表征医疗卫生设施服务能力的所有医疗机构服务人次均值、人均诊疗次数两项指标，上述五项指标之间均存在相关性但关联程度有差异，五项指标彼此之间的影响相互交织形成了较为复杂的系统，并且上述五项指标在不同规模的城市之间表现出不同的作用强度。通过一系列的定量分析发现，调节医疗卫生设施的空间布局对于改善医疗卫生设施服务能力具有重要作用，但需要兼顾公平与效率、供给与需求等多重关系。

（7）医疗卫生设施布局均等性、能力、便捷性之间的联系及相互影响。研究区全域医疗卫生设施服务能力、均等性及便捷性不同等级之间的空间对应关系呈现出"较好""好""中等""良好""较优"五种状态，各状态所对应的区域面积具有"纺锤型"的分布特征，即中间等级所对应的区域较多而两侧低等级和高等级所对应的区域数量较少。湖南省、湖北省、河南省辖区内，医疗卫生设施服务能力、均等性及便捷性三者的空间联系状态中，较高等级联系状态对应的区域多分布于经济社会发展水平较好的地区，如省会城市、各市州中心城市等。另外，上述高等级联系状态对应的区域周边，医疗卫生设施服务能力、均等性及便捷性三者的空间联系状态等级呈圈层式递减的状态。在医疗卫生设施布局均等性和能力指标组成的二维坐标系中，医疗卫生设施就医便捷性相近的值呈积聚分布态势，存在"同频共振"的现象。医疗卫生设施服务能力、均等性及便捷性彼此之间相互牵制，其中医疗卫生设施布局均等性与医疗卫生设施服务能力之间具有负相关性，医疗卫生设施布局均等性与医疗卫生设施就医便捷性之间具有正相关性，医疗卫生设施服务能力与医疗卫生设施就医便捷性之间具有负相关性。因此，为更好地实现医疗卫生设施区域协同，需要综合考虑所制定的相关空间策略在医疗卫生设施服务能力、均等性及便捷性三个维度的影响。

研究结果对于引导区域医疗卫生服务体系区域协同的高质量发展，实现服务资源供给均等性、服务需求匹配精细化、服务范围设置合理化、建设重点推进有序化等目标具有启示意义，不仅可为湖南省、湖北省、河南省各地区在落实健康中国战略中建立优质高效的医疗卫生服务体系提供决策依据，同时也可为通过调节医疗卫生服务与建成环境之间的关系提升医疗卫生服务发展的均衡性，国土空间总体规划中跨市区域级、省级、跨市区域级、市级等医疗卫生服务布局，以及医疗卫生设施配置相关专项规划的编制提供理论支撑，并指导市县及以下地区详细规划中医疗卫生设施配置。

第6章 区域协同理念下医疗卫生设施
分布格局的优化策略

在之前章节中已经获取的湘鄂豫医疗卫生设施分布格局特征评估结果、影响因素及其作用机制分析结果基础上，本章针对研究区内湖南省、湖北省、河南省各辖区的医疗卫生设施要实现区域协同发展愿景，围绕医疗卫生设施区域协同发展过程中医疗卫生设施的规划布局这一重要环节，研究医疗卫生设施跨省域、跨市域、跨县域三类区域协作网络架构思路，以及各级功能定位和任务分工。然后顺应当前国土空间规划体系中重视信息技术应用的趋势，以国内基础设施建设中越来越被重视，且对促进经济社会发展发挥重要作用的轨道交通系统作为空间参考系，构建多情景模拟模型，并开展医院这一典型医疗卫生设施类型分布格局调控的情景模拟。进而明确医疗卫生设施布局在不同强度的调控措施下，服务覆盖范围、服务能力、就医交通时间成本的空间分布差异，从中识别出各地区适应性最佳的调节强度。最终结合研究区内的现实发展情况和实际需求差异，对顺应空间差异的医疗卫生设施区域协同对策、适配"平急需求"的多尺度医疗卫生设施布局调节对策、激活资源禀赋的医疗卫生设施布局调节对策展开研究，分门别类地制定区域协同视角下具有地域适应性的医疗卫生设施分布格局优化策略，以及各自在当前新的国土空间体系中对应的具体任务和目标，以完善和扩展国土空间规划中医疗卫生设施区域协同发展问题的研究内容。研究结果可为促进区域内形成更加科学合理的医疗卫生设施分布格局提供决策参考，也为同类型区域医疗卫生设施配给水平均衡发展提供经验借鉴和理论依据。

6.1 医疗卫生设施分布格局调控措施的作用效果

交通系统在医疗卫生服务领域发挥的作用是，为医疗卫生服务体系提供凝聚服务能力的空间基准和构建协同服务要素的空间通道，与医疗卫生设施布局的空间关系尤为密切。国家卫健委发布的《医疗机构设置规划指导原则（2021—2025年）》[39]中明确提出，在各级各类医疗卫生设施的布局中，需要根据人口数量、分布、年龄结构以及交通条件、诊疗需求等，实行中心控制、周边发展，合理配置各区域医疗机构数量，鼓励新增医疗机构在中心城区周边居民集中居住区设置，推动各区域医疗资源均衡布局、同质化发展。因此，基于人民群众的就医活动与交通系统有着紧密的联系这一现实客观规律，以湖南省、湖北省、河南省轨道交通系统中位置相对固定的铁路站点作为参照系，在医院的极限就医交通时间 60 min 内，通过按比例（范围为 0% ~ 90%）减少医疗卫生设施与这些铁路站点之间的相对距离的方式，共开展了 10 批次的定量模拟，并监测了每批次规划模拟中研究区各市医院医疗卫生服务未覆盖范围占比、医疗卫生设施服务能力、就医交通时间成本随距离改变而产生的变化情况。

选择医院这类医疗卫生设施开展情景模拟主要是基于以下几点原则做出的选择：①医院这类疾病医治场所在中国发展历史悠久，中国早在西汉年间为应对黄河一带瘟疫流行，就有配备了医生、药物的救治场所给人们治病，这些医院的雏形，以及后来发展起来的"别坊""安济坊""养济院""寿安院""慈幼局"均证明中国是世界上较早设置医院的国家[332]；②医院相比于其他类型的医疗机构，是科室配置齐全、实力雄厚、技术水平高，拥有大量病床并且医护人员配比较高且综合性很强的一类医疗机构，通常作为一个地区的主要医疗卫生设施，病患对这类医疗卫生设施的信任度较高；③国内外应对突发公共卫生事件的经验表明，医院是有效遏制该类事件的负面影响进一步扩大的关键物质空间场所和根本保障；④医院这类医疗卫生设施发展的空间格局会对其他医疗卫生设施的发展产生多重影响，并且具有更强的优势度，会对医疗卫生设施产生"虹吸效应"。

6.1.1　医疗卫生服务覆盖范围的变化规律

湖南省、湖北省、河南省辖区内各市（区、州）的医院医疗卫生服务在极限就医交通时间成本 60 min 的约束条件下，随着医院空间位置和铁路站点之间的距离发生改变并逐渐减少时，湘鄂豫建成区内医院医疗卫生服务未覆盖范围的变化趋势如图 6.1 所示。医院类医疗卫生服务设施分布格局调控措施的作用规律如下：

基于铁路站点分布开展医疗卫生设施布局调节的情景模拟，发现随着距离缩减强度不断增大，即医院这类医疗卫生设施越靠近铁路站点，2019 年湖南省、湖北省、河南省辖区内医院提供的医疗卫生服务不能覆盖的建成区面积占各省建成区总面积的比例在逐渐增加。

由各省医疗卫生服务未覆盖区与面积占比拟合的趋势线斜率可知，三省对调控措施的敏感程度由大到小依次为湖南省、湖北省、河南省，即调节医院与铁路站点之间相对距离相同时，对各省医院服务覆盖范围的影响由大到小依次为湖南省、湖北省、河南省，湖南省内医院医疗卫生服务未覆盖区域的面积会增加的更多，而河南省的相对而言最少。

湖南省、湖北省、河南省辖区内，医院与铁路站点距离减少比例、医院服务未覆盖区域面积占比两者之间拟合趋势线的斜率均小于 1，即三省范围内以一定幅度缩减医院与铁路站点之间的距离，所引起的医院医疗卫生服务未覆盖区占建成区比例的变化幅度都小于距离的变化幅度，说明改变医院与铁路站之间相对距离的调控措施能够对医院医疗卫生服务范围发挥调节作用,但作用的强度有限。

湖南省、湖北省、河南省辖区内,医院与铁路站点距离减少比例、医院服务未覆盖区域面积占比两者之间拟合趋势线在纵轴的截距为负,分别为-0.043、-0.029、-0.026。说明改变医院与铁路站之间相对距离的调控措施存在能够缩小医院医疗卫生服务未覆盖区域范围的阈值。这些阈值具体体现在横轴的截距上,当距离缩减比例小于这些阈值时医院医疗卫生服务未覆盖区域面积占比为负值,总体上呈现出减小的趋势。上述调控阈值由大到小依次为河南省16.993%、湖南省12.991%、湖北省10.985%。

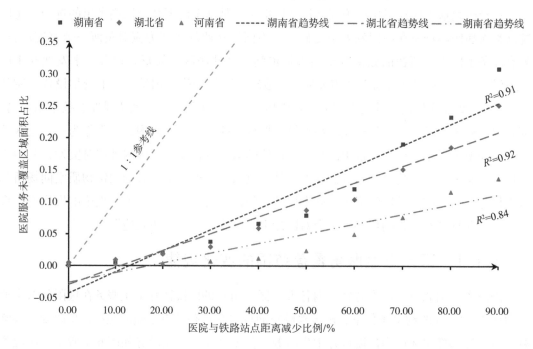

图6.1 2019年湘鄂豫医院布局调节后服务未覆盖范围占比变化趋势

湖南省、湖北省、河南省各市(区、州)在医院医疗卫生服务在极限就医通勤时间成本60 min的约束下,当医院和铁路站点之间距离发生改变时,距离缩减比例相近的调节措施之间,医院医疗卫生服务覆盖范围在占比的变化幅度方面,以及占比的变化率方面分别如图6.2a和图6.2b所示。

(1)湘鄂豫各距离调节措施下医院医疗卫生服务未覆盖范围占比稳定性方面。随着医院与铁路站点之间距离缩减比例的增加,相邻调节强度的措施中医院服务未覆盖区域面积占比的变化幅度呈波动上升的趋势,增加的幅度逐渐增大(如图6.2a所示)。总体而言,变化幅度最大的省份是湖南省(变化幅度平均值为0.034),其次是湖北省(变化幅度平均值为0.027),河南省的变化幅度相对较小(变化幅度平均值为0.015)。说明在医院医疗卫生服务覆盖范围的稳定性方面,研究区三省的表现存在差异,稳定性由高到低依次为河南省、湖北省、湖南省。

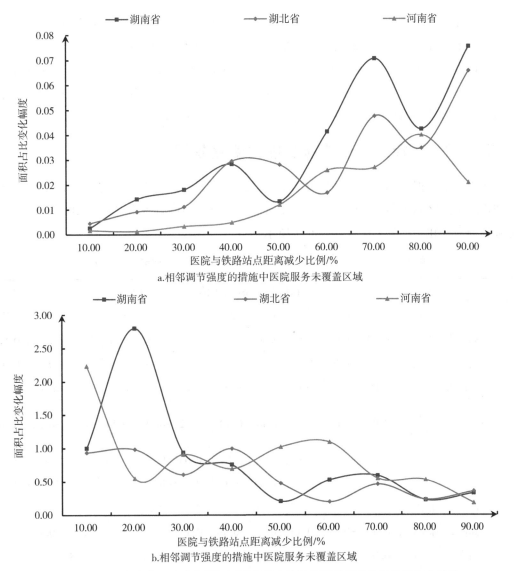

图 6.2　湘鄂豫建成区医院布局相近调节强度的措施所发挥的作用效果变化趋势

（2）湘鄂豫医院医疗卫生服务未覆盖范围占比对距离调节措施的敏感性方面。湖南省、湖北省、河南省辖区内，医院医疗卫生服务覆盖范围对医院与铁路站点之间距离调节强度的敏感程度存在差异（如图 6.2a 所示）。当距离调节强度（即医院与铁路站点距离缩减比例）小于 40.00% 时，相邻调节强度的措施中医院服务未覆盖区域面积占比的变化幅度由大到小依次为湖南省（变化幅度平均值为 0.016）、湖北省（变化幅度平均值为 0.014）、河南省（变化幅度平均值为 0.003）；当调节强度高于 40.00% 时，相邻调节强度的措施中医院服务未覆盖区域面积占比的变化幅度在湖南省、湖北省、河南省辖区内的波动性较大，变化幅度的均值分别为 0.049、0.038、0.025。

（3）各距离调节措施对湘鄂豫医院医疗卫生服务未覆盖范围占比的作用强度方面。随着医疗卫生设施布局调节强度的增加，相邻强度调节措施中医院服务未覆盖区域面积占比的变化率在波动中逐渐变少并趋于平缓，距离调节措施的作用强度呈现出逐渐减弱的趋势（如图 6.2b 所示）。说明本研究中提出的改变医院与铁路站点间距的医院布局调节措施，能够对调控医院服务覆盖范围的大小发挥作用，小范围的距离调节措施作用效果更明显。图 6.2b 中呈现的作用强度波动起伏的特征，说明研究中提出的调控措施存在最佳的调节阈值，最佳调节阈值可能出现在距离缩减比例 0.00% ～ 30.00% 之间。

6.1.2　医疗卫生设施服务能力变化规律

运用情景模拟技术探索医院的分布格局对其医疗卫生设施服务能力的影响发现，当医院和铁路站点之间距离发生改变后，湖南省、湖北省、河南省各市（区、州）医疗卫生设施服务能力变化率的分布规律如表 6.1 所示。

表 6.1　按比例改变医院与铁路站点距离后医院服务潜能变化率分布

指标	省份	市(区、州)	医院与铁路站点间距离减少的比例										本市平均值
			0%	10%	20%	30%	40%	50%	60%	70%	80%	90%	
医疗卫生服务潜能的变化率	湖南省	邵阳市	0.00	0.14	0.42	0.80	0.82	1.05	0.81	0.74	1.28	1.50	0.84
	湖南省	怀化市	0.00	0.09	0.51	0.15	0.33	0.05	-0.06	0.06	-0.07	-0.24	0.09
	湖南省	长沙市	0.00	0.04	-0.08	-0.08	-0.05	-0.04	0.07	0.01	0.16	0.03	0.00
	湖南省	湘西自治州	0.00	0.12	0.07	0.46	0.10	-0.12	-0.19	-0.14	-0.06	-0.32	-0.01
	湖南省	衡阳市	0.00	-0.01	-0.04	0.01	0.04	-0.03	-0.13	-0.10	-0.06	0.06	-0.03
	湖南省	湘潭市	0.00	-0.02	-0.11	-0.11	-0.09	-0.15	-0.11	-0.10	-0.07	0.36	-0.04
	湖南省	岳阳市	0.00	-0.18	-0.25	-0.20	-0.18	-0.19	-0.21	-0.14	-0.02	-0.13	-0.17
	湖南省	张家界市	0.00	-0.11	-0.15	-0.16	-0.10	-0.13	-0.23	-0.28	-0.29	-0.15	-0.18
	湖南省	永州市	0.00	0.15	-0.02	-0.09	-0.17	-0.31	-0.32	-0.30	-0.48	-0.50	-0.23
	湖南省	常德市	0.00	-0.16	-0.25	-0.24	-0.28	-0.30	-0.37	-0.39	-0.42	-0.30	
	湖南省	株洲市	0.00	0.14	-0.33	-0.36	-0.40	-0.41	-0.46	-0.43	-0.35	-0.35	-0.33
	湖南省	娄底市	0.00	-0.04	-0.31	-0.43	-0.47	-0.52	-0.57	-0.55	-0.62	-0.69	-0.46
	湖南省	郴州市	0.00	-0.41	-0.41	-0.49	-0.51	-0.48	-0.49	-0.58	-0.64	-0.69	-0.52
	湖南省	益阳市	0.00	-0.40	-0.52	-0.73	-0.79	-0.81	-0.82	-0.86	-0.86	-0.87	-0.74
	湖南省	平均值	0.00	-0.05	-0.11	-0.11	-0.12	-0.17	-0.22	-0.22	-0.18	-0.17	-0.15
	湖北省	武汉市	0.00	0.17	0.09	0.40	0.69	0.57	0.57	0.63	0.63	0.72	0.50
	湖北省	黄冈市	0.00	-0.07	-0.01	0.24	0.29	0.36	0.36	0.14	0.14	0.34	0.20
	湖北省	孝感市	0.00	0.11	-0.02	0.02	-0.15	0.40	0.40	0.05	0.22	0.54	0.17
	湖北省	宜昌市	0.00	0.22	0.10	0.16	0.10	0.17	0.17	0.20	0.17	0.25	0.17

续表

指标	省份	市(区、州)	医院与铁路站点间距离减少的比例										本市平均值
			0%	10%	20%	30%	40%	50%	60%	70%	80%	90%	
医疗卫生服务潜能的变化率	湖北省	十堰市	0.00	0.02	0.04	0.00	0.02	0.00	0.00	0.23	0.63	0.34	0.14
	湖北省	襄阳市	0.00	-0.06	-0.11	-0.10	-0.02	0.08	0.08	0.19	0.31	0.52	0.10
	湖北省	荆州市	0.00	-0.04	-0.09	-0.17	-0.13	0.09	0.09	0.18	0.24	0.08	0.03
	湖北省	黄石市	0.00	0.00	0.00	0.00	0.00	0.00	0.00	0.00	0.00	0.00	0.00
	湖北省	荆门市	0.00	-0.09	-0.13	-0.14	-0.17	-0.15	-0.15	-0.04	-0.27	-0.19	-0.15
	湖北省	咸宁市	0.00	-0.01	-0.08	0.06	-0.18	-0.23	-0.23	-0.23	-0.29	-0.39	-0.17
	湖北省	鄂州市	0.00	-0.23	-0.24	-0.29	-0.31	-0.28	-0.28	-0.26	-0.22	-0.28	-0.27
	湖北省	随州市	0.00	-0.14	-0.25	-0.28	-0.33	-0.30	-0.30	-0.35	-0.38	-0.46	-0.31
	湖北省	恩施自治州	0.00	-0.19	-0.24	-0.34	-0.21	-0.16	-0.16	-0.50	-0.65	-0.62	-0.34
	湖北省	仙桃市	0.00	-0.23	-0.37	-0.46	-0.43	-0.35	-0.35	-0.44	-0.37	-0.12	-0.35
	湖北省	天门市	0.00	-0.26	-0.41	-0.44	-0.44	-0.37	-0.37	-0.18	-0.35	-0.36	-0.35
	湖北省	潜江市	0.00	-0.21	-0.41	-0.46	-0.38	-0.40	-0.40	-0.40	-0.39	-0.26	-0.37
	湖北省	神农架林区	0.00	0.04	-0.34	-0.54	-0.62	-0.53	-0.53	-0.48	-0.55	-0.74	-0.48
	湖北省	平均值	0.00	-0.06	-0.14	-0.14	-0.13	-0.06	-0.06	-0.07	-0.07	-0.04	-0.09
	河南省	济源市	0.00	0.14	0.38	0.60	0.39	0.38	0.30	0.54	0.58	0.67	0.40
	河南省	三门峡市	0.00	0.07	0.12	0.16	0.22	0.16	0.13	0.37	0.33	0.44	0.20
	河南省	郑州市	0.00	-0.04	-0.04	0.04	0.06	0.22	0.36	0.44	0.64	0.21	0.19
	河南省	焦作市	0.00	-0.01	-0.01	0.01	0.04	0.16	0.18	0.26	0.13	0.31	0.12
	河南省	鹤壁市	0.00	0.00	-0.01	-0.05	0.13	-0.01	0.13	0.10	0.13	0.29	0.07
	河南省	平顶山市	0.00	-0.09	-0.03	-0.05	0.15	0.01	0.03	0.02	0.19	0.35	0.06
	河南省	许昌市	0.00	0.02	-0.14	-0.19	-0.19	-0.20	-0.20	-0.05	-0.12	0.20	-0.09
	河南省	洛阳市	0.00	-0.13	-0.14	-0.15	-0.10	-0.10	-0.05	-0.06	-0.05	-0.08	-0.09
	河南省	漯河市	0.00	-0.23	-0.21	-0.23	-0.12	-0.13	-0.24	0.04	-0.24	-0.12	-0.15
	河南省	新乡市	0.00	-0.20	-0.28	-0.22	-0.27	-0.17	-0.29	-0.21	-0.15	-0.22	-0.20
	河南省	开封市	0.00	-0.18	-0.24	-0.27	-0.25	-0.20	-0.31	-0.22	-0.20	-0.13	-0.20
	河南省	南阳市	0.00	-0.21	-0.18	-0.20	-0.14	-0.25	-0.27	-0.32	-0.33	-0.23	-0.21
	河南省	信阳市	0.00	-0.17	-0.33	-0.32	-0.31	-0.31	-0.43	-0.25	-0.24	-0.37	-0.27
	河南省	商丘市	0.00	-0.33	-0.37	-0.37	-0.40	-0.40	-0.52	-0.47	-0.46	-0.41	-0.37
	河南省	周口市	0.00	-0.32	-0.45	-0.42	-0.40	-0.40	-0.56	-0.46	-0.56	-0.46	-0.40

续表

指标	省份	市(区、州)	医院与铁路站点间距离减少的比例										本市平均值
			0%	10%	20%	30%	40%	50%	60%	70%	80%	90%	
医疗卫生服务潜能的变化率	河南省	安阳市	0.00	-0.25	-0.35	-0.33	-0.46	-0.56	-0.54	-0.51	-0.54	-0.51	-0.41
	河南省	濮阳市	0.00	-0.26	-0.32	-0.37	-0.33	-0.40	-0.57	-0.60	-0.73	-0.63	-0.42
	河南省	驻马店市	0.00	-0.36	-0.42	-0.42	-0.46	-0.45	-0.48	-0.57	-0.63	-0.63	-0.44
	河南省	平均值	0.00	-0.14	-0.17	-0.16	-0.13	-0.15	-0.18	-0.11	-0.12	-0.07	-0.12

（1）医疗卫生设施服务能力受到医院分布格局的影响较大。当改变医院的空间布局时，医院与铁路站点相对距离调节强度不同的措施中，湖南省、湖北省、河南省各市（区、州）辖区内对应的医院服务潜能总量相比于医院与铁路站点之间距离未改变时，医院服务潜能变化率的平均值分别为-0.15、-0.09、-0.12，医疗卫生设施服务能力在不同的模拟方案中总体上呈下降的趋势。由此可见，医院设施的空间分布格局对医院医疗卫生设施服务能力影响较大，影响程度由高到低依次为湖南省、河南省、湖北省。

（2）调控医院分布的措施对调控不同人口规模城市内医疗卫生设施服务能力存在适用范围。湖南省、湖北省、河南省内医疗卫生设施服务能力上升和下降的市（区、州）辖区在空间上共存，并且随着医院与铁路站点距离缩减比例的变化，共存的特征较为稳定并未发生改变。医疗卫生设施服务能力上升的区域中，在湖南省主要位于人口规模在1000万以上的区域，变化率均值为0.02；在湖北省主要位于人口规模在300万至500万的区域，变化率均值为0.08；在河南省主要位于人口规模在50万至100万，以及300万至500万的区域，变化率均值为0.22。医疗卫生设施服务能力下降的区域中，在湖南省主要位于人口规模在100万至500万的区域，变化率均值为-0.21；在湖北省主要位于人口规模在小于300万或大于1000万的区域，变化率均值为-0.23；在河南省主要位于人口规模在100万至300万，以及大于500万的区域，变化率均值为-0.21。由此可见，为充分发挥区域内现有的医院这类医疗卫生设施的服务能力，调节医院分布格局的措施在不同人口规模的城市中所发挥的效能存在差异，上述调节措施存在其适用的范围，区域内的人口规模可以作为决定这类措施能否适用的重要依据之一。

（3）市域范围内调节医院的分布格局会对各市域内医疗卫生设施服务能力的产生双重效应。各距离缩减比例下，湖南省、湖北省、河南省各市（区、州）范围内医院服务潜能变化率的平均值为正值（即服务潜能上升）和负值（即服务潜能下降）的城市个数比例分别为2∶11、7∶9、6∶12。其中，不同强度的调节措施下，医院医疗卫生服务潜能一直保持上升态势的市（区、州）中，湖南省1个（邵阳市）、湖北省2个（宜昌市、黄石市）、河南省2个（济源市、三门峡市）；医院医疗卫生服务潜能处于持续下降态势的市（区、州）中，湖南省6个（岳阳市、张家界市、常德市、娄底市、郴州市、益阳市），湖北省7个（荆门市、襄阳市、天门市、荆州市、孝感市、黄冈市、仙桃市），河南省10个（洛阳市、漯河市、新乡市、开封市、南阳市、信阳市、商丘市、周口市、安阳市、濮阳市、驻马店市）。由此可见，调节医院这类医疗卫生设施的空间布局，使其向铁路站点积聚的措施中，对市域范围内现有医院医疗卫生设施服务能力发挥作用的影响存在双重效应，即部分区域内产生积极作用，会使区域内医院医疗卫生服务的潜能提升；而部分区域内则会产生消极作用，会使区域内医院医疗卫生服务的潜能下降。这些具有空间异质性的作用规律，为各市域范围内调节医院这类医疗卫生设施的分布格局提供了定量化的空间参考。

（4）存在调控医院分布格局的措施对医疗卫生设施服务能力的作用效果最明显的区域。在极限就医交通时间成本约束下，湖南省、湖北省、河南省各市（区、州）现有医院的医疗卫生设施服务能力变化率较大的区域中，医疗卫生设施服务能力增加幅度排在首位的城市分别是湖南省邵阳市、湖北省宜昌市、河南省济源市，说明在这些区域内调控医院的空间分布格局对提升医院医疗卫生设施服务能力的作用效果最明显；医疗卫生设施服务能力减少幅度排在首位的城市分别是湖南省益阳市、湖北省潜江市、河南省驻马店市，说明在这些区域内调控医院的空间分布格局对提升医院医疗卫生设施服务能力的作用效果最差，甚至还会产生负面影响。

综上所述，研究区内各市（区、州）医院服务潜能对医院的空间布局敏感性较强，通过调节医院这类医疗卫生设施布局使其向重要交通节点靠近时，在提升医院的医疗卫生设施服务能力方面，对不同发展水平下的城市所发挥的存在较大的差异，具体如下：

（1）对于发展相对成熟的区域，当调节区域内医院这类医疗卫生设施布局使其向重要交通节点靠近时，有利于区域内医院医疗卫生设施服务能力的提升。其原因在于，这些区域的优势医疗卫生设施已经发展相对成熟，可以借助更加便捷的轨道交通系统加强空间联系，形成医疗卫生设施服务能力不断提升且在满足本土医疗卫生服务需求的同时，为更多周边区域提供医疗卫生服务的良性局面，对促进整体医疗卫生设施服务能力的提升发挥着积极作用。

（2）对于发展相对滞后的区域，当调节区域内医院这类医疗卫生设施布局使其向重要交通节点靠近时，不利于区域内医院医疗卫生设施服务能力的提升。可能的原因之一，区域内整体的医疗系统外部联系环境被不断优化，而使辖区内的患者在有限的时间内可以到周边更好的医疗优势区获取相关服务，使患者流出区域内的医疗卫生服务实际使用水平下降；可能的原因之二，原本较为分散的医院这类医疗卫生设施布局的相对集中后，反而不利于其医疗卫生服务功能的发展。上述潜在影响使得相应区域内医疗卫生服务功能实际发挥的作用在逐渐降低，进而最终表现为对相应区域内整体医疗卫生设施服务能力的提升产生一定的抑制作用。

通过调节医疗卫生设施布局与铁路站点间距的规划模拟中，对区域内整体医疗卫生设施服务能力提升的正向效应和负向效应基本持平，不同的间距调节强度对不同发展程度的区域调控医疗卫生设施服务能力具有一定的适应性，即部分地区间距调节强度加大会增强医疗卫生设施服务能力的提升效果，而有些区域则会抑制医疗卫生设施服务能力的改善，甚至发挥负向作用。

因此，对于医疗卫生服务领域要实现"均衡发展、区域协同"这一目标下的相关规划工作，重要的辅助工具和重点对接的专项规划内容之一是交通系统。具体而言，在现有医疗卫生设施布局框架下，理顺区域内医疗卫生设施服务能力水平的影响因素及其作用途径，特别是交通体系方面对区域内医疗卫生设施服务能力的影响程度大小和正向负向作用类型，进而聚焦医疗卫生服务领域在国土空间规划体系范畴可直接调节的维度展开相应规划内容，如医疗卫生设施类型的增补腾挪或转型升级、医疗机构数量和位置的确定、医疗卫生服务协同分区的动态划分等，借助交通体系格局突破医疗卫生服务的空间限制，为医疗卫生设施所提供的服务能够快速流通创造有利条件，促进病患跨区域流动性就医模式向医疗卫生服务流动而病患就近就医模式转变。

该研究结果验证了为充分激发以医院为代表的医疗卫生设施相关服务功能，依托交通网络体系的空间布局，制定和调节医疗卫生设施空间分布格局的可行性和有效性。在改进优质医疗卫生设施布局的策略中，交通导向的医疗卫生设施规划与协同具有一定的实践价值。例如，对于医院未来发展而言，可依托区域内医院等优质医疗卫生设施，通过建设分院的方式布局到交通节点区域，进而为实现区域内医疗卫生设施服务能力的整体提升和局部优化目标提供物质空间基础。

6.1.3 患者就医交通时间成本的变化规律

随着医院和铁路站点之间相对距离调节强度的变化，医院的空间分布格局发生改变后，湖南省、湖北省、河南省各市（区、州）辖区内，患者到医院就医所需的交通时间成本发生了不同程度的改变，具体变化规律如图6.3所示。在以不同强度调控医院分布格局的各类方案中，湖南省、湖北省、河南省各市（区、州）就医交通时间成本发生了不同程度的改变，主要表现出如下规律：

（1）研究区就医交通时间成本的总体规律。在医院极限就医交通时间成本60 min的约束条件下，按不同比例改变医院和铁路站点之间距离的医院分布格局调节方案中，湖南省、湖北省、河南省各市（区、州）辖区内就医交通时间成本的均值分别为40.57 min、39.56 min、42.63 min。总体到医院就医的交通时间成本在增加，湖南省、湖北省、河南省在医疗卫生设施布局调节后就医交通时间成本的变化率均值为0.25、0.11、0.06。

（2）各省就医交通时间成本的总体规律。随着医院与铁路站点距离的改变，湖南省、湖北省、河南省内就医交通时间成本下降和上升的市（区、州）辖区在空间上共存，存在持续上升、波动上升、持续下降、波动平衡等不同的演变特征。但主要以上升的趋势为主，并且随着医院与铁路站点距离缩减比例的变化，该上升的趋势在研究区域内较为稳定且并未发生较大的改变。

（3）湖南省就医交通时间成本的具体变化规律。在湖南省就医交通时间成本下降的区域主要位于人口规模在 100 万至 300 万，以及 1000 万以上的区域，分别对应湘潭市和长沙市，这些区域内就医交通时间成本变化率平均值为 -0.06。其中，长沙市的就医交通时间成本一直处于下降的状态，其余城市的就医交通时间成本均呈现出上升的趋势，这些区域内就医交通时间成本变化率平均值为 0.31。其中，一直处于上升状态的城市有 10 个，分别是张家界市、湘西自治州、永州市、怀化市、娄底市、益阳市、常德市、衡阳市、郴州市、岳阳市。

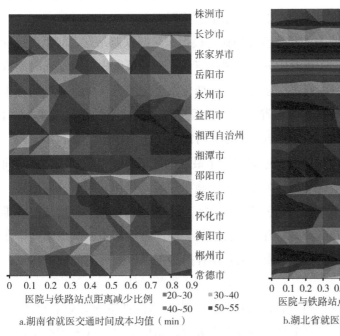

a.湖南省就医交通时间成本均值（min）

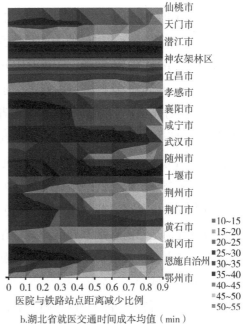

b.湖北省就医交通时间成本均值（min）

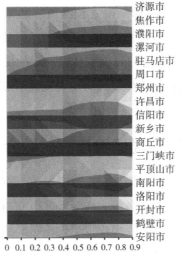

c.河南省就医交通时间成本均值（min）

图 6.3　按比例改变医院与铁路站点距离后就医交通时间成本均值的分布

（4）湖北省就医交通时间成本的具体变化规律。在湖北省辖区内尚未出现就医交通时间成本持续下降的区域，医院与铁路站点距离缩减 10% 所对应的调控方案中，医院就医交通时间成本下降区域主要位于人口规模在 100 万至 500 万的区域，共有 5 个城市，分别是十堰市、随州市、武汉市、天门市、仙桃市，变化率均值为 -0.01。神农架林区因无铁路站点覆盖，医院位置未被改变，其就医交通时间成本不变；上述城市之外，其余所有区域内就医交通时间成本均呈现出上升的趋势，这些区域内就医交通时间成本变化率均值为 0.12。其中，一直处于上升状态的城市有 10 个，分别是恩施自治州、荆门市、荆州市、襄阳市、黄冈市、咸宁市、鄂州市、潜江市、孝感市、黄石市。

（5）河南省就医交通时间成本的具体变化规律。模拟医院与铁路站点之间距离持续减少的医院分布格局调控方案中，通过对比分析发现，河南省全域范围内就医交通时间成本均呈现出上升的趋势，这些区域内就医交通时间成本变化率平均值为 0.06。说明研究中设计的调控医院分布格局的方案对改善河南省各市州就医交通时间成本的作用效果不明显，主要发挥负向作用，而增大医院与铁路站点之间距离可能发挥正向作用。

（6）医院布局调控方案作用于就医交通时间成本最佳的区域。在极限就医交通时间成本约束下，从缩短医院与铁路站点距离的医疗卫生设施布局策略作用效果看，湖南省、湖北省、河南省各市（区、州）就医交通时间成本变化率均值较大的区域中，增加幅度排在首位的城市分别是湖南省张家界市、湖北省恩施自治州、河南省濮阳市，减少幅度排在首位的城市是湖南省长沙市，而湖北省和河南省因各调控措施下就医交通时间成本持续上升不存在减少的区域。

综上所述，研究区各市（区、州）就医交通时间成本对医院的空间布局敏感性较强，当通过调节医疗卫生设施布局使其向重要交通节点靠近时，总体上对区域内就医交通时间成本产生负向效应，但在局部区域（如湖南省长沙市、湘潭市，湖北省十堰市、天门市等）发挥正向效应。由此可见，一定范围内调控医疗卫生设施与铁路站点的距离（如缩减比例在 10% 以内），对于降低就医交通时间成本具有一定的促进作用。在制定调控医疗卫生设施布局的相关措施时，促进医疗卫生设施向重要交通节点靠近有一定的适用范围，即相应的措施存在最佳的调控阈值。

6.1.4 医疗卫生设施布局调控措施的综合作用规律

调节医院这类医疗卫生设施布局的措施中，改变医院与重要交通节点空间相对关系的手段，对于区域内提升医疗卫生设施服务能力和降低就医交通时间成本的作用均存在正向作用和负向作用共存的现象。为揭示改变医疗卫生设施布局的同一调控措施对区域内医疗卫生服务潜力和就医交通时间成本作用的具体关联模式，进一步对医院这类医疗卫生设施与铁路站点之间相对距离减少 10% ~ 90% 的方案中，医疗卫生服务潜力和就医交通时间成本变化率正负的组合规律展开分析，具体的组合特征如表 6.2 所示。

表 6.2　医院布局调节措施对医疗卫生设施服务能力和就医交通时间成本作用的组合分布

省份	措施的作用组合模式对应的区域名称（调控措施中距离减少比例）			
	A⁺T⁺	A⁺T⁻	A⁻T⁺	A⁻T⁻
湖南省	长沙市（10%、60%~90%）；株洲市（10%）；湘潭市（90%）；邵阳市（90%）	衡阳市（30%、40%、90%）；邵阳市（10%~80%）；永州市（10%）；怀化市（10%~50%，70%）；湘西自治州（10%~40%）	长沙市（20%~50%）；湘潭市（30%~80%）	本省域内其余作用组合模式对应的区域和相应措施组合之外的部分
湖北省	十堰市（10%）；宜昌市（60%、80%）	武汉市（50%~90%）；黄石市（10%~90%）；十堰市（30%，50%~90%）；宜昌市（10%~50%、70%、90%）；鄂州市（10%~40%、70%、90%）；咸宁市（30%~90%）；随州市（30%）；恩施自治州（50%~90%）；潜江市（10%）	武汉市（10%）；随州市（10%）；仙桃市（10%、60%~70%）；天门市（10%~30%、70%）；神农架林区（10%~90%）	本省域内其余作用组合模式对应的区域和相应措施组合之外的部分
河南省	无	三门峡市（10%~90%）；济源市（10%~90%）；鹤壁市（40%、60%~90%）；郑州市（30%~90%）；漯河市（70%）；平顶山市（40%~90%）；焦作市（30%~90%）；许昌市（10%、90%）	无	本省域内其余作用组合模式对应的区域和相应措施组合之外的部分

注：按比例减少医院与交通站点距离的调节措施对提升医疗卫生设施服务能力发挥正向作用（即相应措施下对应的医疗卫生设施服务能力变化率为正）记为 A⁺，对提升医疗卫生设施服务能力发挥负向作用（即相应措施下对应的医疗卫生设施服务能力变化率为负或零）记为 A⁻；调节措施对减少就医交通时间成本发挥正向作用（即相应措施下对应的就医交通时间成本变化率为负）记为 T⁺，对减少就医交通时间成本发挥负向作用（即相应措施下对应的就医交通时间成本变化率为正或零值）记为 T⁻。

各调控措施对研究区内提升医疗卫生设施服务能力和降低就医交通时间成本发挥的作用主要有四种组合模式，具体如下：模式一，同时对提升医疗卫生设施服务能力和降低就医交通时间成本发挥正向作用；模式二，对提升医疗卫生设施服务能力发挥正向作用且对降低就医交通时间成本发挥负向作用；模式三，对提升医疗卫生设施服务能力发挥负向作用且对降低就医交通时间成本发挥正向作用；模式四，同时对提升医疗卫生设施服务能力和降低就医交通时间成本发挥负向作用。其中，能够对提升医疗卫生设施服务能力和降低就医交通时间成本同时发挥正向作用的医院这类医疗卫生设施空间布局调节措施，主要是将区域内医疗卫生设施与铁路站点间距离整体减少10%所对应的调控方案，该方案涉及的区域主要是湖南省的长沙市和株洲市，以及湖北省的黄石市。其余三类作用组合模式对应的措施，主要是将医疗卫生设施空间布局按照更大的比例缩小医疗卫生设施与铁路站点之间距离的调控方案，此类调节措施适用区域较大。

综上所述，具体的医院分布格局调控措施有其发挥效用的特定范围和适合的作用空间，即存在调控阈值和调控手段的作用域。从中寻找顺应当前医疗卫生发展格局且为实现相应发展目标（如降低就医时间成本、提升医疗卫生设施服务能力等）发挥积极作用的空间调控措施尤为关键。通过调节医疗卫生设施布局以达到提升区域内医疗卫生设施服务能力和降低就医交通时间成本的措施中，若只实现单一目标，则调节医疗卫生设施与铁路站点之间距离的措施适用范围很广，且相应措施的设置准则相对宽松；若要实现双目标甚至多维目标，则调节医疗卫生设施与铁路站点之间距离的措施能够发挥作用，但其适用范围有限，且相应措施的设置准则会更加严格。

6.2 医疗卫生设施分布格局中区域协同网络宏观架构

基于对医疗卫生设施布局韧性贡献率重要性程度筛选出的452个医院，作为一类关键医疗卫生设施，构成了研究区内主要的医疗卫生设施网络节点体系。该节点体系在空间上连接成稳定的区域协同网络并有效运行，对于医疗卫生服务体系结构化、系统化、更韧性地发展具有重要现实意义。为此，围绕452个关键医疗卫生服务构成的医疗卫生设施网络节点，进一步探索了它们相互链接并形成网络格局的适宜模式。452个作为关键医疗卫生服务组成的医疗卫生服务完全网络中，筛选出了发挥重要联系作用的医疗卫生设施网络，该网络主要由1209组产生联系的医院组合形成，并得到了由重要联系、较重要联系、极重要联系构成的关键医疗卫生设施网络联系格局，该格局可作为医疗卫生设施网络化、系统化建设的基准参考框架。

各等级空间联系网络的具体功能和作用，主要体现在研究区湖南省、湖北省、河南省三省省际医疗卫生设施区域协同网络中，以及各省域范围内市际医疗卫生设施区域协同网络中。两者在空间上互为补充、相互配合，形成分层级、有侧重、全覆盖的医疗卫生设施区域协同网络。其中，分层级主要包括因具体医疗卫生服务合作需要，而在区域之间产生的重要联系、较重要联系、极重要联系三类层级，而医疗卫生服务的合作内容则主要是，围绕平时的日常医疗卫生服务需求，以及突发公共卫生事件暴发后的应急医疗需求开展。

6.2.1 省际医疗卫生设施区域协同网络

为促进研究区湖南省、湖北省、河南省之间的医疗卫生服务合作网络明确了可供选择的合作路径和参考范围。其中，湖南省、湖北省、河南省辖区内各选分别取了两个用于开展省际合作的医院，这主要是出于要使省际联系网络更加稳定的目的而做出的选择。两者可以相互补充互为支撑，当一个医院出现突发状况而被迫中止对外输出医疗卫生服务后，则另一个还可以发挥对外输出医疗卫生服务的重要作用。这其中的合作内容，不仅包括省际针对日常医疗卫生服务需求开展的合作，例如医疗技术的交流合作、高层次医疗卫生人才培养、大型高端医疗设备共享、患者病例信息互认等；还包括省际针对应急医疗卫生服务需求开展的合作，例如应急状态下医护人员、医疗设备、医疗耗材等医疗卫生设施的驰援。

6.2.2 市际医疗卫生设施区域协同网络

省域范围内为在空间上分层级、有梯度地开展市与市之间的医疗卫生设施区域合作，需要确定主要的医疗卫生设施区域合作框架，以及需要合作对接的潜在区域。上述两类医疗卫生设施区域协同网络中的关键要素，并不能被相互孤立或割裂开，需要彼此之间密切配合以发挥医疗卫生设施区域合作的主要作用。

针对平时的日常诊疗服务需求。为破解区域之间医疗卫生服务发展不平衡不充分的问题，在不同发展水平的医疗卫生设施之间建立重要联系、较重要联系、极重要联系三类分层级的区域协同发展网络。其中，重要联系围绕各地区之间建设医联体、医共体、专科联盟、远程医疗协作等发展需求开展的区域合作；较重要联系围绕患者在各地区之间的定向转诊、医技人员的挂职锻炼和培训等需求开展的区域合作；极重要联系围绕疑难杂症诊疗、高层次医疗卫生人才定向培养等需求开展的区域合作。架构出同等发展水平的医疗机构之间抱团发展，以及不同发展水平的医疗机构之间以强带弱的区域合作机制，进而使医疗卫生服务形成供给区域全覆盖、治疗类型有侧重的区域协同发展格局。

针对应急状态下的医疗卫生服务需求。将单点孤立应对突发公共卫生事件的传统方式，转化为以网络化、结构化应对突发公共卫生事件的新方式。通过在空间上形成更加体系化，以及适应风险等级及其影响程度的公共卫生事件响应手段，促进应急情景下医疗卫生设施及患者的在区域之间形成定向且有序的流动通道，使流通通道处于可控状态以防止风险外溢。针对市际应急医疗卫生服务的区域合作需求，赋予前文三类针对平时医疗卫生服务需求新的功能和作用，为达到快速降低突发公共卫生事件影响和阻断进一步传播扩散的目标，建立重要联系、较重要联系、极重要联系三类不同等级的应急医疗卫生设施区域协同网络。

应急状态下的三类医疗卫生设施联系中，重要联系围绕突发公共卫生事件暴发后影响较小阶段的应急医疗卫生服务需求开启的区域合作；较重要联系在上一等级联系的基础上，围绕突发公共卫生事件暴发后影响中等阶段的应急医疗卫生服务需求开展的区域合作；极重要联系在上一等级联系的基础上，围绕突发公共卫生事件暴发后影响较大阶段的应急医疗卫生服务需求开展的区域合作。其中所涉及的医疗卫生设施，均可作为不同突发公共卫生事件风险程度下收治相关患者的备选医疗机构，并从中结合各医疗卫生设施的特色和区位条件筛选出传染病确诊患者的定点收治医院、满足特殊人群医疗需求的"黄码医院"等机构。最终构建出不同风险等级下启用不同等级医疗卫生服务联系网络的机制，进而为实现医疗卫生服务体系防灾韧性的系统提升目标奠定空间基础。

综上所述，基于韧性影响程度的医疗卫生设施区域协同网络架构中，不仅考虑了平时的医疗卫生服务需求，也考虑了应急状态下的医疗卫生服务需求。利用同一套医疗卫生设施，运用平疫结合的思想赋予它们在日常状态和应急状态不同情景下所需发挥的功能和作用，并构建与这些情景相匹配的多层级、有侧重、全覆盖的运行秩序，这对于区域内医疗卫生领域实现资源节约、高效利用、韧性建设的多维目标提供了新的发展思路和空间参考，也为不同经济社会发展水平的地区之间开展省际、市际的医疗卫生设施区域合作提供了实现路径。

6.2.3　医疗卫生设施区域协同网络分区

医疗卫生设施彼此之间在空间上往往存在潜在的联系，若452个关键医疗卫生设施产生联系并形成医疗卫生服务合作网络，则会在空间上形成对上述空间联系发挥不同支撑作用的区域。通过对关键医疗卫生设施相互关联形成的完全网络进行分析发现，其空间分布格局呈现出圈层布局与放射状布局相结合的方式，并构成了包含补充辅助区、中继协同区、核心引领区三大区域的空间组织模式。

利用这类融合多种布局组合模式构建医疗卫生设施网络分区格局，对发挥现有医疗卫生设施的优势并形成更加稳健的医疗卫生设施网络具有重要的实践价值。关键医疗卫生设施相互关联的分区组织模式中，圈层式布局有助于决策者充分考虑并顺应区域内医疗卫生服务发展水平是以省会为中心向外围区域由高到低梯度发展的规律。本研究将其划分补充辅助区、中继协同区、核心引领区。通过上述三类区域的共同作用，促使医疗卫生服务体系的建设更加精准和科学，进而从综合服务能力层面提升医疗卫生设施网络体系的韧性水平。

在补充辅助区、中继协同区、核心引领区所对应的相应区域内，开展与这些区域重要性等级相匹配的医疗卫生设施配置与建设工作。其中，不同类型的区域需要发挥的作用如下：①对于核心引领区，主要针对省域范围内医疗卫生设施服务能力建设上水平、有高度的发展需求，发挥科研攻关、技术研发、人才培养、高端设备引进等前沿引领作用；②对于中继协同区，主要围绕承上启下的功能定位，发挥中继协同的作用，主要包括承接核心引领区战略转移的医疗卫生服务资源，通过定向结对帮扶的方式辐射带动医疗资源相对薄弱地区内医疗卫生服务领域的发展，在空间上传导上下层级之间医疗卫生服务邻域的发展需求和要求，为核心区健康安全的稳定可持续发展构筑风险缓冲区，同时也为其他区域医疗卫生服务的应急驰援和物资转运提供"踏脚石"；③对于补充辅助区，主要针对上述两类区域发挥的作用进行补充和具体落实，弥补医疗卫生服务领域在历史发展进程中遗留下来的短板和不足，努力解决区域内医疗卫生服务发展水平相对落后的问题。另外，关键医疗卫生设施相互关联的分区组织模式中辅以放射状的布局，则可借助各省域范围内的放射状铁路网络分布格局，最大限度拓展医疗卫生设施网络的覆盖范围，并提升其服务水平。进而从缩小区域发展差距层面提升医疗卫生设施网络体系日常医疗卫生服务供给的均等性，以及从公共卫生风险响应层面提升医疗卫生设施网络体系应急医疗卫生服务供给的及时性。

6.3　多目标导向的医疗卫生设施分布格局优化策略

6.3.1　顺应空间差异的医疗卫生设施区域协同治理对策

当前，中国正大力倡导树立全周期管理意识，并致力于不断提升各层级治理能力和治理水平，与此同时也在不断推进区域协调高质量发展，聚焦于实现城市化地区更优质的分工协作，以及激发城镇地区"点—轴"网络结构中节点区域的引领作用[333]。在良好的政策环境和发展背景下，医疗卫生设施的发展已然成为城市治理体系、城乡基层治理体系、区域协调合作的重要部分，且与城镇体系建设存在复杂的空间互动关系。因地制宜发展医疗卫生设施体系，使其与城镇体系相协调，并形成良好的医疗卫生设施区域协同发展机制，进而更好地保障人民的生命安全和身体健康，是健康城市规划、建设、运营、管理等医疗卫生服务全周期管理相关工作的关注重点和决策目标。

在不断变化和发展的建成环境下，保障平时提供基本服务和急时应对突发事件多重需求的医疗卫生设施，受多元主体共同参与、制约因素交织重叠的影响而存在复杂的空间联系。医疗卫生设施的发展中所需考虑的因素逐渐增多，医疗卫生设施运作过程中各环节的空间衔接模式和关联要素空间互动规律越来越复杂多变，相关环节及各个要素在医疗卫生设施全生命周期的各发展阶段中所发挥的作用和产生的影响不尽相同。因此，准确把握医疗卫生设施运行全过程中，发挥关键作用的环节及其总体发展趋势，协调医疗卫生服务关键环节的运作模式并精准施策，对于医疗卫生设施区域协同具有重要意义。结合前期研究结果将医疗卫生设施核心要素空间关系、网络组织关键联系、关联主体互动过程、多维信息交叉融合四个重要维度作为突破口，构建出医疗卫生设施体系的区域协同治理对策。

6.3.1.1　基于医疗卫生设施关联要素空间关系的跨区域协同

湖南省、湖北省、河南省辖区内医疗卫生服务领域经过不断的发展，实现了医疗卫生设施配置和服务能力水平的持续改善，但医疗卫生服务发展不均衡不充分问题依旧存在。该现实问题中诸如人口的空间分布、医疗卫生设施布局、交通网络组织结构等核心要素的影响机制和作用途径不断发展，使得医疗卫生服务关联的核心要素互利共生，且促进医疗卫生服务跨区域协同发展的局面面临一定的挑战。然而，人口在空间上的总体分布趋势、医疗卫生设施配置优势区和弱势区域的分布格局、各类型交通网络的空间组织结构等特征，长期受到地形特征、气候条件、建设强度、人类活动等自然或人为因素的综合影响而逐渐形成，是医疗卫生服务实现跨区域协同需要面对的重要内容。

由于上述特征经过历史发展的不断积淀，在未来一定时期内发生较大程度结构性转变的可能性较低，且对医疗卫生服务的发展已经形成了具有固定规律的综合影响，进而为破解上述挑战营造了相对稳定的环发展环境。另外，上述综合影响主要体现在医疗卫生服务关联的静态要素和动态要素的空间耦合关系中，如医疗卫生设施布局与潜在患者分布的关系、医疗卫生服务可及性与区域交通联系的关系、医疗能力建设与城市经济社会水平的关系等。这些空间层面的关系，为进一步破解上述挑战提供了具体的实践路径，有助于更加精细地确定医疗卫生服务跨区域协同过程中，围绕关联的核心要素调节医疗资源空间布局产生的正向效应和负向效应（如表6.3所示）。在顺应医疗卫生服务发展环境中相对稳定的演变趋势、分布格局、组织结构基础上，通过权衡相关空间布局调节策略正向效应和负向效应的影响范围，从而确定具体措施的调控强度及其适用的主要地区。

借助当前信息时代发展较为成熟和应用较为广泛的数字化模拟技术，在有利于医疗卫生服务实现区域协同，并且促进其所处的各发展阶段（起步阶段、成长阶段、稳定阶段）均衡发展的多目标前提下，筛选出核心要素关系中对应的最佳空间调控范围和调控层级。其中，核心要素耦合关系的确定需要综合考虑区域内医疗卫生服务的历史发展脉络、当前发展阶段、未来发展需求等现实情况（如表6.4所示），从相关要素的影响强度排序、作用时效长短、直接或间接关联类型等维度综合分析后得出。进而，可为有针对性地引导医疗卫生服务多层级区域协同，以及为诸如制定医疗卫生服务基本组成要素的关系调节规则，并明确这些规则的作用层级和功能定位，以及制定开展大医院帮小医院、医疗优势区扶持弱势区等空间策略等相关调控工作内容的开展提供定量化的参考依据。

表 6.3　医疗卫生设施跨区域协同中依托核心要素调节空间布局的正向和负向效应

关联要素	具体措施	正向效应		负向效应	
		作用效果	主要适用地区	作用效果	主要规避地区
人口的空间分布	分级分区分类配置医疗卫生设施	增强医疗卫生设施布局均等性、建设用地、人口三者发展的同步程度	湖南省、湖北省、河南省	无	无
医疗卫生设施布局	增加资源密度、降低医疗机构平均间距	提升医疗卫生服务公平性、韧性，以及医疗卫生设施利用效率	湖南省、湖北省、河南省内发展相对滞后的地区	增加区域内医疗卫生服务的就医交通时间成本	湖南省、湖北省、河南省发展相对成熟的地区
交通网络组织结构	缩减医院与铁路站点之间相对距离	一定阈值范围内扩大医疗卫生服务覆盖范围	长沙市、株洲市、邵阳市、宜昌市、十堰市、三门峡市、济源市等	一定阈值范围外缩小医疗卫生服务覆盖范围	怀化市、益阳市、湘西州、随州市、潜江市、神农架林区、漯河市、驻马店市等
交通网络组织结构	医院向铁路站点集聚	激发医疗卫生设施服务能力	邵阳市、宜昌市、济源市	抑制医疗卫生设施服务能力	益阳市、潜江市、驻马店市

　　湖南省、湖北省、河南省辖区内，无论是平时的日常医疗卫生服务，还是突发公共卫生事件下的应急医疗卫生服务，其实现过程均离不开相关医疗卫生设施、道路交通组织、医疗专业技术人员和患者、城市健康运营决策者和管理者等多种核心要素的密切配合和分工协作。通过之前的研究发现，这些核心要素在空间上的分布、对空间尺度的敏感性、对空间特征的响应往往存在异质性，如各类型医疗机构的配置原则、可达性，不同地区就医患者的比例、结构、满意度，各主管部门对医疗卫生服务及其配套的决策依据、功能定位、布局选址等不尽相同。因此，医疗卫生设施体系在不断的发展过程中，要实现区域协同和落实平疫结合理念，并保障医疗卫生设施体系能够顺畅地运转，关键在于医疗卫生服务所涉的核心要素之间需要创建彼此协同的空间基础、形成合作共赢的空间秩序、畅通互惠互利的空间渠道，这也正是国土空间规划体系发挥的重要作用之一。进而通过医疗卫生设施体系内外部核心要素的调节，在人文社会系统和自然生态系统的动态关系中，创造出有利于医疗卫生设施核心要素空间关联关系更加和谐的国土空间环境，以促进医疗卫生设施区域协同局面的良性发展。

表 6.4　医疗卫生设施区域协同发展目标下不同维度核心要素耦合关系的分析范式

关注维度	主要任务	分析内容
历史的发展脉络	确定医疗卫生设施区域协同的大致方位	城市扩张中医疗卫生设施布局等静态要素和城市人口分布、用地扩张等动态要素的方向性耦合特征
当前的发展阶段	总结医疗卫生设施区域协同面临的阻碍	各地区、各类型医疗卫生设施所提供服务的发展水平不平衡不充分，并且发展速度滞后于城市用地建设速度
未来的发展需求	探寻医疗卫生服务应重点开展协同的区域分布	医疗、人口、交通布局之间在空间耦合协调过程中产生的医疗卫生设施布局均等性、便捷性、韧性相对薄弱的地区

6.3.1.2　基于医疗卫生设施网络组织关键联系的分层级治理

在医疗卫生设施体系的改革完善进程中，中国投入了大量的人力、物力、财力，已经将医疗卫生服务发展成层级结构相对稳定，并且各类要素网络互联的医疗卫生设施体系。该体系主要由医院、基层医疗机构、专业公共卫生机构多种类型医疗机构构成，这些机构在设定之初就确定了其功能定位和职责分工。其中，医疗机构以疾病诊断和治疗为主，但疾病预防职能缺失，而公共卫生机构则以疾病预防为主，"医防分离"的现象较为严重[334]。

早在 2011 年，上海就开展了一系列社区首诊、有序转诊、分级诊疗服务模式的探索[335]，为我医疗卫生服务领域分层级结构化治理积累了丰富的实践经验。中国共产党第十八次全国代表大会中提出要合理配置医疗卫生设施，构建分级诊疗服务体系的要求，这为中国医疗卫生设施体系的改革指明了方向。国务院办公厅 2021 年发布的《深化医药卫生体制改革 2021 年重点工作任务》（国办发〔2021〕20 号）中指出，要推进医疗联合体建设，并推动省、市、县、乡、村等各级各类医疗机构落实功能定位，深化疾病预防控制体系改革，创新医防协同机制[336]。中国医疗卫生服务过去发展历程中总结出的优秀实践经验，以及未来的发展愿景中需要满足的具体要求，均与平时的日常诊疗服务和急时的应急医疗卫生服务，都需要落实分层级结构化治理的理念有着密切的联系。构建与之相匹配的医疗卫生设施网络组织联系，引导传统医疗空间服务模式向更加韧性的模式转变，是促使分层级结构化治理措施发挥作用的重要空间保障[337]。

湖南省、湖北省、河南省的医疗卫生设施网络建设还存在一定的短板和不足。这些不足主要体现在以下两个方面：一是对区域内医疗卫生设施布局韧性影响较大的医疗卫生设施多集中布局于中心城市，而欠发达地区缺乏医疗卫生设施的现象较为普遍；二是医疗卫生设施网络的结构性失衡问题，在医疗卫生领域的改革进程中尚未得到充分解决。为顺应国家倡导的医疗卫生服务领域分层级结构化治理的新发展理念，在湖南省、湖北省、河南省改进传统医疗卫生设施网络的组织联系和其布局模式，克服相关短板和不足，构建并形成平急兼顾、网络互联的医疗卫生设施网络体系具有重要的现实意义。

利用医疗卫生设施在平时的网络组织联系，引导参与主体有序流动。医疗卫生设施因平时的日常需求而产生联系，主要体现在病患就医是跨区域流动性就医模式、"医—患"空间互动关系是"被动—主动"模式等方面。在交通便捷性逐步提升的客观发展环境下，由于优质医疗卫生设施空间配给在数量和质量方面存在非均等性特征，患者在其就医交通时间成本可以接受的范围内，通过更高等级医疗卫生设施获取服务的发展趋势越来越明显[231]。患者作为医服务领域重要参与主体，其单向流动形成的空间网络，可能使病患流出地的医疗卫生设施利用率降低甚至浪费，而病患流入地的医疗卫生设施负担过重而影响其服务效率，一定程度上会降低全局医疗卫生服务效率和增加社会经济成本，并且可能给公众带来更加不确定的健康风险，如传染性疾病患者的长途迁徙可能使疾病影响范围迅速扩大。迫切需要使医疗卫生设施平时的网络联系更加多元，如促进形成医护人员流动而病患就近就医模式、引导"医—患"空间互动关系形成"双向流动"模式，其本质是破解区域医疗卫生设施布局的均等性和便捷性问题，可参照的实现对策和具体措施示例如表6.5所示。

利用医疗卫生设施在急时的网络组织联系，指导区域之间应急救援。重平时需求轻急时需求的医疗卫生设施配给模式，使得以主要应对平时诊疗服务需求而布局形成的医疗卫生设施网络，难以有效应对具有不确定性的突发公共卫生风险挑战。当发生突发公共卫生事件时，依靠暴发地外部区域医疗卫生设施驰援的现象时有发生。这也充分体现了医疗卫生服务在急时的网络组织联系中，为保障一定区域内公共卫生安全发挥了重要作用。这些医疗卫生设施应急联系主要体现在周期有限、见效显著的临时应急救援方面。当前，中国正积极开展传染病疫情常态化防控工作，迫切需要使医疗卫生设施应急的网络联系形成更加长效且稳定的发展机制，以使突发公共卫生事件的应对体系能够及时响应和快速控制风险，并能够使针对平时需求和急时需求的医疗卫生设施体系从随机扰动中快速恢复到正常水平，其本质是提升医疗卫生设施体系的韧性水平，可参照的实现对策和具体措施示例如表6.6所示。

表6.5　改善医疗卫生设施"平时"日常需求联系状态的对策和措施

针对的问题	具体目标	空间策略
医疗卫生设施空间上的协同路径不清晰	围绕定向开展医疗卫生服务联系的医疗卫生设施制定分级分区的组合规则	依托湘鄂豫国土空间总体规划中城镇体系的战略发展格局，架构"省会城市—省域区域中心城市—主要节点城市"三级医疗卫生设施区域协同格局，各级分别对应省际协同、市际协同、县际协同。

续表

针对的问题	具体目标	空间策略
区域之间医疗卫生服务要素空间互动不深入	创建优质医技人员和高端设备在区域之间共享和互助的机制	依托研究区内不断完善的交通网络体系,建立并形成区域之间,以高速铁路和高速公路为主要空间载体的医疗卫生设施核心要素流通廊道。其中高速铁路主要承载省际之间和主要城市之间的要素流通,而高速公路主要承载市州之间和区县之间的要素流通。
区域内发展不平衡补充的医疗卫生服务水平	促进优质医疗卫生服务的外溢和服务范围的延伸拓展	在优质医疗卫生设施相对丰富区域之外的地区,筛选、改扩建或新建与医疗卫生服务流动和下沉相配套的优质医疗卫生服务分中心[59,338]。

表6.6 改善医疗卫生设施"疫时"应急需求联系状态的对策和措施

针对的问题	具体目标	空间策略
各层级关键要素形成的医疗卫生设施基准网络相互孤立	系统调节医疗卫生设施网络,使其形成更加有韧性的空间联系	在明确医疗卫生设施布局网络、信息传播网络、人口流动网络、交通组织网络等网络体系层级定位和相互影响的基础上,从省际和市际两个维度搭建分层级、有侧重、全覆盖的医疗卫生设施区域协同网络。
公共卫生安全领域专业应急管理人才的缺失	持续向不同发展水平的地区输送高质量应急医疗卫生人才	在交通节点型城市内结合三甲医院等优质医疗卫生设施,建设应急医疗救援教学培训基地、公共卫生应急演练基地、医学中心、区域医疗中心,为周边区域定向培养医疗卫生领域所需的各类人才。
医疗卫生服务应急防控能力薄弱地区的医疗卫生设施配给水平低	营造配套且更加系统的医疗卫生服务国土空间发展环境	在省域范围内统筹划拨应急医疗机构建设用地指标和制定相关空间政策时,结合湖南省西部、湖北省西部、河北省东南部薄弱地区的实际服务管理人口向这些地区适当倾斜。
应急医疗物资的储备和分发不及时	营造配套且更加系统的医疗卫生服务国土空间发展环境	结合各地医疗卫生设施的空间布局特色,兼顾时间成本和经济成本,借助机场、高速铁路、高速公路等交通体系的建设,搭建用于满足医疗卫生服务物资流通、人员转移、外部驰援等应急需求的交通应急通道。

6.3.1.3 基于医疗卫生设施供需主体互动过程的多领域调节

医疗卫生设施供需主体在空间上的互动过程能够顺畅完成，是生产、生活、生态不同领域多种空间要素和非空间要素共同作用的结果，构成了包含供给侧和需求侧的复杂空间系统。因此，借鉴系统学的相关思想，医疗卫生服务的供给侧不只是狭义的医疗机构、医护人员，还包括维系该系统运行的外部环境，如交通、电力、通讯、给排水等。基于此，医疗卫生服务供给主体所涉及的领域主要有医疗卫生服务系统，以及支撑医疗卫生服务系统正常运转的上下游领域，如医药生产销售系统、指挥协调系统、交通系统、给排水系统、能源系统、通信系统、物流系统等。

另外，医疗卫生服务需求主体所涉及的领域主要有人口结构及其空间分布、各地域独特的疾病谱系、人们的就医理念与行为习惯等。当前，中国持续推进供给侧结构性改革，同时也注重需求侧改革。在此宏观发展背景下，上述关联领域作为医疗卫生服务供给侧改革和需求侧改革需要重点关注的对象，它们不仅在医疗卫生服务活动过程中发挥着重要影响，也在城市运营管理过程中起着决定性作用。其中，供给侧往往会受到土地供给模式、医技人员结构、资金政策投入、服务创新力培育等因素的影响，需求侧往往会受到医疗消费观念、医疗卫生服务品质、接受医疗卫生服务的人群分布等因素的影响。因此，促进医疗卫生服务的供需主体良性互动，对于医疗卫生服务相关的多个领域实现协同调节而言，既是目标也是手段。

从医疗卫生设施供需主体及其多个关联领域形成的复杂空间系统中，梳理出能够平衡供需差异且精确有效的空间策略具有一定的挑战性。在优化医疗卫生设施供需空间均衡关系的过程中，若调控手段不精准则可能造成医疗卫生设施体系的运行效率大幅度降低甚至"宕机"。为尽量避免"牵一发而动全身"的被动局面形成，需要在平时状态、急时状态，以及两者兼容状态下，以调适医疗卫生设施供需主体各自的相互作用关系为主线，从不同的领域维度解读供需双方的关联机制。从中凝练并理解医疗卫生设施体系关联的多个领域里，具体的影响因素及各因素的影响过程，并筛选出最为关键的环节，进而对医疗卫生服务供需关联体系形成更加系统全面的认识。这对于医疗卫生设施供需主体互动过程的多领域调节而言，将有利于设计出更有针对性和更加精细化的调节策略。

通过将促进医疗卫生设施供需主体在空间良性互动的任务分解，主要围绕供给侧、需求侧、外部环境三大领域展开，使上述任务简化为解决各主体密切关联领域内具体对象的核心问题，即调节哪一项作用效果会更好，其概念框架如图6.4所示。通过上述分解过程，可以使医疗卫生设施互动过程的调节途径更加多元且应对手段更加系统，这对于利用影响最小的策略，实现医疗卫生服务关联领域互动关系更加系统和精细地调节，并促进医疗卫生设施供需主体形成良性互动的状态，以及在医疗卫生服务领域达到"需求牵引供给、供给创造需求"的高质量发展目标具有重要意义。

人口存在流动性特征，可能使特定区域内相关机构的医疗卫生服务输出量和本土居民医疗卫生服务接收量不对等，依据相应空间内医疗卫生服务输出流和接收量的多寡程度，医疗卫生设施供需主体互动形成的空间关系可主要划分为四种类型，即供给大—需求小、供给大—需求大、供给小—需求大、供给小—需求小。针对不同类型的空间互动关系和互动状态，挖掘出医疗卫生设施供需主体互动关系的潜在优化路径，进而可为制定出促进医疗卫生设施供需主体良性互动的空间政策提供决策参考，如表 6.7 所示。

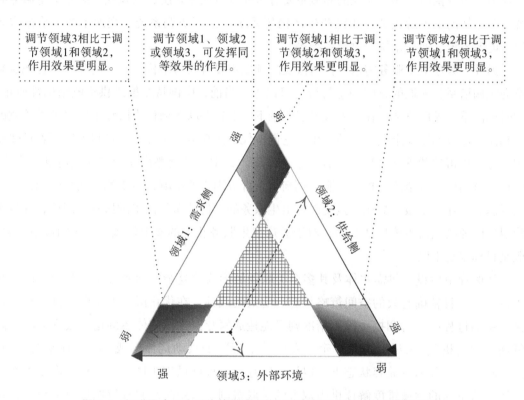

图 6.4   促进医疗卫生设施的供需主体互动实现多领域调节的概念框架

表 6.7   医疗卫生设施供给与需求关系类型及潜在优化策略

供需关系类型	空间互动关系的状态	潜在优化策略
供给大—需求小	医疗卫生设施供需主体空间互动关系不协调	供给侧医疗卫生设施的布局与其配套支撑体系的空间耦合协调性、医疗卫生设施服务能力差异与人口分布的关联关系
供给大—需求大	医疗卫生设施供需主体空间互动关系相对协调	本土居民人均享有的医疗卫生设施服务量与异地就医量的空间对应关系

续表

供需关系类型	空间互动关系的状态	潜在优化策略
供给小—需求大	医疗卫生设施供需主体空间互动关系不协调	医疗卫生设施服务能力差异与人口分布的关联关系、医疗卫生服务发展水平与城市建设强度的协同性
供给小—需求小	医疗卫生设施供需主体空间互动关系相对协调	医疗机构利用效率和承载的平均服务量压力与医疗卫生设施间隔大小的空间匹配度

6.3.1.4 基于医疗卫生设施多维信息交叉融合的全过程衔接

信息技术作为中国提升现代化治理能力和治理水平的重要辅助工具，在医疗卫生服务、国土空间规划、交通等多个领域的管理和决策工作中发挥了重要作用[339-341]。医疗卫生服务领域涉及的部门较多且条块分割，相关多维信息的交叉融合和数据的有效利用方面还有待进一步提升和完善，存在的问题主要体现在以下几个方面：

为激发医疗体系内部协同潜能，以及建立和维护稳定的就医分流秩序，分级诊疗制度应运而生并被推广实施。然而该制度在落实的过程中，因各参与主体之间掌握的信息不完全，患者自主选择且倾向于向更高等级医疗卫生设施获取服务的就医现象仍然比较普遍，与分级诊疗制度的初衷还存在一定的差距[342]。

为满足疫情防控要精准、及时、系统的要求，基于数字信息技术来突破科层制的信息壁垒，并开展跨部门的数据融合、信息共享和组织协同，已经被实践验证能够发挥积极作用。但是，在抗击新冠疫情的过程中仍然暴露出一些短板和不足，在精细化、系统化、长效性方面还有待改善[343]。

为有效分流对实体医院服务的需求、改善患者就医便捷性、解决医疗卫生设施分布不均衡等问题，产生了"互联网+医疗"的新型医疗卫生服务模式，但医疗卫生服务线上、线下信息的融合对接还有待深入[344]。

综上所述，医疗卫生服务过程中的相关信息，从所涉及的空间主体看，涵盖了疾病预防空间、诊断救治空间、健康管理空间、应急响应空间、相关配套空间等要素，包括各自的分布特征和彼此之间关系的静态信息，以及运行效能和发展趋势等方面的动态信息；从应用的具体场景看，涵盖了医疗卫生服务规划、建设、监督、运营、管理、优化等环节中调控政策、规范标准等定性或定量化的规则信息。医疗卫生服务领域丰富的信息实现交叉融合，对于医疗卫生设施实现区域协同发展和韧性建设，以及两者有效衔接，将发挥重要作用。具体而言，医疗卫生设施各关联主体相互关系的精准调节对策和措施，需要在多维信息的支撑下通过综合分析得出；实现并促进医疗卫生领域相关信息的交叉融合，可为精准的医疗卫生设施配置[345]和精细化的疫情防控[346]等决策的制定，以及各部门跨区域的协同等相关工作的开展，提供多维度、全过程、定量化的信息支撑，并为表征相关决策的实施成效、相关部门协同配合的程度奠定数据基础。

新时代医疗卫生设施规划、建设、运营、管理的过程中，需要兼顾均等性、韧性及平疫适应性的差异化发展水平，这对医疗卫生服务领域相关数据的全面性和详实度提出了更高的要求。为便于医疗卫生设施体系形成相关设施利用方式监测细致、管控措施有效、调整策略灵活的发展局面[347]，医疗卫生服务领域多维信息的交叉融合在其中发挥着重要的支撑作用。上述所涉及的多维信息是提升医疗卫生设施规划、建设、运营、管理各个环节衔接水平的重要决策依据，这些信息的详实程度将直接影响到医疗卫生设施体系治理的精细化水平。利用多维信息的交叉融合，可以使医疗卫生服务领域不同来源的数据体系相互印证，并补充完善彼此的不足。这赋予了医疗卫生设施规划、建设、运营、管理的相关人员，从不同视角全面审视医疗卫生设施所处状态和发展水平的能力。除此之外，基于智能化、信息化技术，采集更加完备且多元的数据并使其充分融合，有利于挖掘数据背后的价值。可以在相关调节策略实施前或实施后，对医疗卫生设施体系的治理过程进行定量化的模拟或复盘，便于溯源各项调节策略实施过程中的漏洞和不足，进而可从中凝练出系统性缺陷，提出改进或优化策略，并进一步总结和传承成功治理经验。由此可见，在提升医疗卫生服务领域治理能力和治理水平方面，促进医疗卫生服务领域多维信息交叉融合能够发挥非常重要的作用。

《国土空间规划"一张图"实施监督信息系统技术规范》于2021年10月1日开始实施，作为中国国土空间规划体系改革后该领域发布的首个国家标准，为在新时代国土空间规划体系中综合运用信息技术实现国土空间规划编制、审批、修改和实施监督全周期管理，以及推进国土空间治理体系和治理能力现代化提供了重要依据。当前，中国正建设覆盖部、省、市、县多个级别的国土空间规划"一张图"实施监督信息系统。该系统作为新时代国土空间规划体系中的一项重要信息化技术，将为实现全域全要素国土空间的精细化治理，以及国土空间规划的全周期管理提供重要支撑。其中，必然会涉及国土空间多维信息的交叉融合，这与医疗卫生服务领域实现规划、建设、运营、管理全过程衔接的信息化技术需求十分契合。因此，建设医疗卫生设施规划、建设、运营、管理信息平台并将其作为一项子模块，融入国土空间规划"一张图"信息系统的建设过程中，为医疗卫生设施规划布局相关信息的互联互通，以及为促进医疗卫生设施管理全过程有效衔接搭建数据支撑平台。以多维信息交叉融合作为纽带，促进医疗卫生服务领域内需求挖掘和策略优化、功能定位和布局设计、运营优化和升级改造的全过程衔接（如图6.5所示），进而发挥好信息化技术在提升医疗卫生服务领域治理能力和水平的支撑作用。

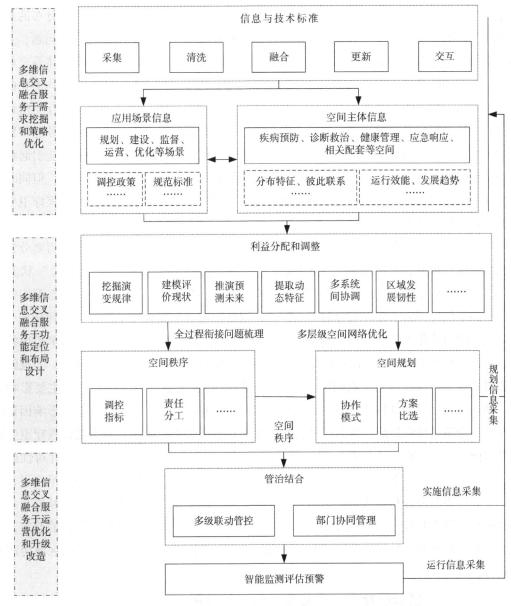

图 6.5　多维信息交叉融合下医疗卫生服务全过程衔接的概念框架

资料来源：依据文献[347]绘制。

6.3.2　适配"平急需求"的多尺度医疗卫生设施布局调节对策

医疗卫生设施体系在"平时"和"急时"均能高效地运转，是提升医疗卫生设施体系韧性水平的重要目标。湖南省、湖北省、河南省辖区内，"平时"的医疗卫生服务和"疫时"的应急响应，是在各层级不同类型医疗卫生设施相互配合，以及区域之间相互协同的作用下实现的。其中，所涉及的医疗卫生设施主要有国家级、省级、市级的医学中心、区域医疗中心、疾病预防控制中心以及医院等。这些设施在"平时"状态和"疫时"

状态下的功能定位、职责分工及供需关系既有差异也有联系，主要体现在空间分布的异质性和相互影响的关联性方面。针对当前医疗卫生服务领域发展不平衡不充分的问题，开展不同空间尺度下医疗卫生设施布局的调控工作中，同一措施可对医疗卫生设施体系全局均等性、防灾韧性及"人—物—地"耦合协调性等方面产生不同的影响。若实施均质化的空间调控策略，则可能引发相关策略在局部空间作用失效的问题，如通过增补医疗卫生设施来提升区域内医疗卫生设施服务能力和水平的措施，在优质医疗卫生设施的服务能够覆盖到的区域内产生的效果并不明显；若实施相对集中的医疗资源配给措施，则可能引起相关资源全局利用效率失衡的问题，如医疗卫生设施的聚集会产生一定的规模效应，但同时也会使相应区域内医疗卫生服务要素的虹吸效应更加明显，而可能使部分地区的医疗卫生设施利用效率变低甚至闲置。

为避免医疗卫生设施体系调节策略作用失效或资源利用效率失衡等问题，需要分别在区域、省域、市域、跨区域四类空间尺度下，明确医疗卫生设施体系"平时"状态和"疫时"状态中调节的侧重点和层级传导内容，并促进"平时"和"疫时"状态下医疗卫生服务的不同协同需求能够充分兼容。因此，围绕医疗卫生服务规划设计、运营管理、应急处置、调节优化等环节，系统梳理和总结医疗卫生服务领域的历史发展规律和现状条件，进而可在此基础上制定出更加精细、实用、高效的医疗卫生服务调节对策。实现路径主要包括如下内容：首先，识别医疗卫生设施体系各层级空间异质性特征的主要影响因素，例如，医疗卫生设施总量不足和结构失衡的现象并存；其次，在明确主要影响因素的基础上，为满足日常诊疗服务需求及公共卫生风险精细化防控需求，制定关键医疗卫生服务的功能分区和结构优化策略，用以引导医疗卫生服务分区域、分层级、有针对性的调控。因此，湖南省、湖北省、河南省在未来一定时期内要强化医疗卫生设施体系建设，加快优质医疗资源扩容和区域均衡布局，以及建立和完善突发公共卫生事件应急处置和指挥协调机制，可主要通过区域、省域、市域、跨区域不同尺度医疗卫生设施布局的调节，以及医疗卫生服务的层级传导等不同方式实现，进而更好地支撑医疗卫生服务的区域协同发展目标。

6.3.2.1　区域医疗卫生设施布局的调节对策

受医疗卫生设施布局均等性程度、便捷性高低、韧性水平等因素的综合影响而形成空间分布特征和发展规律，为湖南省、湖北省、河南省从区域层面调节医疗卫生设施体系，使其向网络化、多中心的宏观格局发展提供了决策参考；另外，也为搭建"平时"状态和"疫时"状态兼容的医疗卫生设施发展框架，促进其更好地顺应区域内城市群、都市圈的空间发展格局提供了重要依据。因此，以促进区域内形成均等性更好、结构更稳定、韧性更强的医疗卫生设施体系为目标，利用湖南省、湖北省、河南省在医疗设施布局模式、医疗资源建设方式、医疗卫生服务供给水平等方面的空间分布特征及发展规律，在等时圈套合分析、距离加权平均、地理信息建模等方法的支持下，可制定出分类型、有侧重、多目标的区域医疗卫生设施布局改进措施和调节策略，如表6.8所示。进而为破解医疗卫生设施服务能力建设和高质量发展进程中面临的问题提供新的思路。其中的问题主要包括，应对日常医疗卫生服务需求的资源配置相对充足而应对应急医疗卫生服务需求的资源配置相对薄弱的问题，以及医疗卫生服务供给质量在空间上不平衡不充分的问题等。

表6.8 区域医疗卫生设施分布格局改进措施和调节策略

核心载体	主要目标	规划类型	具体对策
交通组织网络	延展医疗卫生设施的服务覆盖范围	总体规划	在国家区域中心城市和重要交通节点型城市内，依托大型三级医院，建设国家级的医学中心、区域医疗中心、应急救援中心，发挥国家医学中心、国家区域医疗中心的引领辐射作用
		专项规划	在相邻省份结合处建设聚焦于省际流动性就医需求的优质医疗卫生设施分中心或分院区，满足应急需求的重大传染病防治基地、紧急医学救援基地、医疗物资储备基地
城镇发展格局	架构多中心医疗卫生设施网络	总体规划	推进城市多中心体系构建，依托城市功能中心和功能节点承担所在片区的医疗等公共服务功能，构建一主多副的医疗卫生服务格局
		专项规划	依托重要交通节点型城市，构建跨省域的60 min医疗卫生服务圈和应急防疫圈
医疗卫生服务类型	组建完备的医疗卫生设施体系	总体规划	合理配置医疗卫生设施，促进医疗卫生服务均等化，补齐基层医疗卫生服务短板，提升应对重大疫情和突发公共卫生事件能力
		专项规划	完善医疗卫生服务配套设施建设，促进医疗用地与周边交通、仓储物流、防灾减灾等设施用地搭配规划、同步建设

6.3.2.2 省域医疗卫生设施布局的调节对策

厘清省域范围内现有医疗卫生设施利用规律及其主要影响因素，对于确定省医疗卫生设施体系的规划内容具有重要支撑作用，不仅可以为提升医疗卫生设施配给策略的精准性、合理性、时效性等提供空间依据，同时也可以为尽量避免现有或新增医疗卫生设施的浪费现象提供实现路径。为此，选取湖南省、湖北省、河南省境内各市医疗卫生设施服务量表征相应省域内医疗卫生设施利用规律，并利用相关性分析方法确定各省域内与医疗卫生设施服务量关系密切的空间因素，进而因地制宜确定省域尺度下医疗卫生设施体系规划的侧重点，并制定有针对性的应对策略。湖南省、湖北省、河南省医疗卫生服务的发展情况与各自所处的环境联系密切，各省域范围内影响医疗卫生设施服务量空间再分配的因素有人口规模、医疗卫生设施的就医交通时间成本、建设用地布局复杂度、医疗机构之间平均距离等，但各省域范围内的各因素的影响程度存在差异，如表6.9所示。

表6.9 三省医疗卫生服务总量及其他关联指标之间的相关系数矩阵图

		$S_{potential}$	P_{size}	$A_{distanc}$	$A_{medical}$	$P_{medical}$	N_{people}	A_{time}	$F_{dimension}$
湖南省	$S_{potential}$	1.00							
	P_{size}	0.61	1.00						
	$A_{distanc}$	-0.52	-0.12	1.00					
	$A_{medical}$	0.72	0.41	-0.38	1.00				
	$P_{medical}$	0.87	0.47	-0.69	0.44	1.00			
	N_{people}	0.88	0.36	-0.74	0.75	0.84	1.00		
	A_{time}	0.32	0.18	-0.39	0.75	0.22	0.61	1.00	
	$F_{dimension}$	0.52	0.52	-0.31	-0.11	0.65	0.35	-0.25	1.00
湖北省	$S_{potential}$	1.00							
	P_{size}	0.95	1.00						
	$A_{distanc}$	-0.50	-0.37	1.00					
	$A_{medical}$	0.36	0.26	0.03	1.00				
	$P_{medical}$	0.83	0.73	-0.80	0.08	1.00			
	N_{people}	0.61	0.42	-0.67	0.51	0.61	1.00		
	A_{time}	0.07	-0.12	-0.09	0.82	0.01	0.52	1.00	
	$F_{dimension}$	0.54	0.50	-0.80	-0.20	0.84	0.38	-0.24	1.00
河南省	$S_{potential}$	1.00							
	P_{size}	0.77	1.00						
	$A_{distanc}$	0.01	0.36	1.00					
	$A_{medical}$	0.56	0.28	0.25	1.00				
	$P_{medical}$	0.53	0.29	-0.54	-0.10	1.00			
	N_{people}	0.53	-0.03	-0.41	0.61	0.41	1.00		
	A_{time}	0.42	0.65	0.53	0.58	-0.21	-0.03	1.00	
	$F_{dimension}$	0.23	0.06	-0.55	-0.38	0.78	0.30	-0.51	1.00

注：$S_{potential}$为医疗卫生服务总量、为P_{size}人口规模、$A_{distanc}$为所有医疗机构平均距离、$A_{medical}$为医疗机构平均服务人次、$P_{medical}$为医疗机构密度、N_{people}为人均诊疗次数、A_{time}为平均就医交通时间成本、$F_{dimension}$为建设用地布局复杂度。

各省在制订医疗卫生设施体系规划内容的过程中，需要深入挖掘实际发展需求和关键制约因素。各关键制约因素的影响规律如下：湖北省、河南省两省医疗卫生设施服务量空间分布的首要影响因素为人口规模，次级影响因素为医疗机构密度，而湖南省则相反，说明三省境内医疗卫生设施服务量发展的驱动力主要来源于人口规模大小和医疗机构配置的完备程度，但这两个因素在河南省、湖北省的作用强度大小顺序与湖南省的相反。医疗机构之间的平均间距对于湖南省和湖北省的医疗卫生设施服务能力而言具有负向效应，即间距越大医疗卫生设施服务能力会越小，说明湖南省、湖北省内医疗卫生设施集聚的规模效应还有待进一步挖掘；河南省医疗机构之间的平均间距与医疗卫生设施服务量之间的关系较弱，说明河南省境内的医疗卫生设施布局已经发展的相对成熟。湖北省境内的医疗卫生设施服务量与平均就医交通时间成本的相关性程度较低，说明该区域内交通网络系统经过不断的发展，对医疗卫生服务功能的发挥影响程度较小，而河南省和湖南省的则影响程度相对较大。研究区内城市建设环境所营造的医疗卫生服务载体结构越复杂，即城市发展的成熟度越高则更有利于医疗卫生服务功能的发挥，从建设用地布局复杂程度对医疗卫生设施服务量的作用强度看，湖南省和湖北省的相当而河南省的相对较弱。

综上所述，为达到更好地发挥湖南省、湖北省、河南省境内医疗卫生设施的潜能这一目标，相应区域内存在多种实现路径和策略可供选择，主要调节措施和作用方式如表6.10所示。需要注意的是，以调节医疗卫生设施服务能力分布格局为目标的空间规划措施或策略中，利用同样的措施或策略作用于不同的空间对象，可能会有不同的效果，也可能产生相同的效果。与此同时，在同一的空间上采用不同措施可能会有相同的效果，也可能会有不同的效果。为提升医疗卫生服务领域空间规划决策的科学性、精准性、实用性，在结合各省实际发展情况而制定的备选空间政策和措施集合中，甄选出最佳的或最适宜的单一对策或组合对策时，需要经过反复推演和验证后确定，遵循的主要原则是按照实际需求并结合当前区域内经济社会的发展阶段开展综合客观的对策筛选。

采取能够在省域内对现有医疗资源配给密度的调节发挥作用的措施，对于湖南省、湖北省、河南省三省医疗卫生设施服务能力的改善而言是一种有效的途径。通过适当增补医疗卫生设施的方式优化省域内所有医疗机构的平均距离，对于湖南省和湖北省而言能够发挥更显著的作用。采取能够调节就医交通时间成本的措施，对于湖南省、湖北省、河南省三省医疗卫生设施服务能力的改善而言是一种有效的途径。依托区域内不断完善的交通网络格局，通过改善医疗卫生设施体系整体分布格局与现有交通系统的空间相对关系，进而可以实现提升到各类型医疗机构获取服务的交通便捷性目标，节省就医交通时间成本，同时也可以改善医疗卫生服务在省域全境的整体可及性目的。

表 6.10　省域医疗卫生设施分布格局改进措施和调节策略

核心载体	主要目标	规划类型	具体对策
医疗卫生设施供给规模	优化医疗卫生设施的配给密度	总体规划	在省级区域中心城市交通节点型城市（湖南长沙、岳阳、衡阳、怀化；湖北武汉、襄阳、宜昌、黄石；河南郑州、洛阳、南阳、商丘、安阳）建设省级医学中心、区域医疗中心，发挥优质医疗辐射带动作用
		专项规划	因地制宜建设适当规模应急救援中心、重大传染病防治基地、紧急医学救援基地、医疗物资储备基地等省级区域性重大医疗卫生设施，构建疾病预防控制网
医疗卫生服务的便捷性	降低整体就医交通时间成本	总体规划	基于总体平均近邻距离等指标，改善医疗卫生设施体系整体空间分布格局与现有交通系统组织结构的空间相对关系。加快优质医疗资源扩容和区域均衡布局
		专项规划	创建能够承载特定医疗卫生服务需求且定位明确的跨市域分级医疗联系网络，在省域范围依托省域中心城市，构建 60 min 医疗卫生设施协同圈和应急防疫圈
医疗卫生服务的外部环境	提升医疗卫生设施综合能力	总体规划	完善公共卫生应急指挥体系、监测预警体系、疾病预防控制体系、应急医疗救治体系、社会治理体系等
		专项规划	协调医疗卫生服务发展与城市开发建设、产业升级转换、经济结构调整等方面的空间互动与共生关系

上述措施在湖南省和河南省发挥的作用和效能，相比于湖北省更加明显。通过湖南省、湖北省、河南省建设用地布局复杂度的影响规律可知，采取可以改善城市建设和发展水平的综合措施，均是能够对省域内医疗卫生设施服务能力的提升发挥积极作用的方式，在三省范围发挥的作用强度由大到小依次为湖北省、湖南省、河南省。该类措施主要围绕医疗卫生服务的外部环境展开，具体的作用对象相对宽泛，由于涉及的空间要素较多且多通过复杂的间接途径发挥作用，因此需要进一步细化相关应对措施。由于其中的很多因素并非医疗卫生服务领域可控或管辖的范畴，故不在本研究中深入探讨。

6.3.2.3　市域医疗卫生设施布局的调节对策

不同的城市发展水平对医疗卫生服务的需求存在差异，围绕市域范围内要更加精细地解决局部医疗卫生设施布局配给均等性、就医便捷性、平疫适应性等问题的现实需求，从湘鄂豫三省 2019 年不同人口城镇化率水平的省辖市中选取高（位居首位的城市）、中（中位数对应的城市）、低（位居末位的城市）三种人口城镇化率水平的城市作为典型区，探讨不同城镇化水平下市域尺度医疗卫生服务规划需要面对的具体问题，以及应对这些问题的关键举措。其中，选取的 9 个典型省辖市（人口城镇化率水平）分别为湖南长沙（79.56%）、常德（54.45%）、湘西（47.75%），湖北武汉（80.49%）、潜江（57.80%）、恩施（45.86%），河南郑州（74.58%）、许昌（54.13%）、周口（44.36%）。

之前研究中初步发现距离这一因素对医疗卫生设施服务能力的发挥具有重要影响，且存在负相关性。为更加精细地展现相应区域内医疗卫生服务综合需求水平的空间异质性特征，以及医疗卫生设施服务能力有待提升地区的总体分布规律，对典型市域内建成区网格单元上获取的医疗卫生服务总量展开分析，进而得到了湖南省、湖北省、河南省3种人口城镇化率水平对应的典型市域内医疗卫生服务潜能指数的分布。

湖南省、湖北省、河南省不同人口城镇化率水平下，所有典型城市的医疗卫生服务潜能指数均呈现出高低值交错分布的格局，存在明显的空间异质性。这些差异化的空间分布格局，为在市域范围内揭示医疗卫生服务总体发展趋势和医疗卫生服务需求结构特征提供了定量化的空间数据支撑，也为更系统地实现医疗卫生服务分区调控提供了决策依据。针对湖南省、湖北省、河南省三类不同人口城镇化率水平下的典型市域，结合相应市域范围内医疗卫生服务潜能指数的空间差异，以及相应区域内医疗卫生设施的分布规律，遵循以医疗卫生服务需求为导向，有序疏导和梯级配置医疗卫生服务的原则，探究了不同城镇化率水平的城市内各有侧重的医疗卫生服务调节策略，如表6.11所示。

表6.11 市域医疗卫生设施分布格局改进措施和调节策略

核心载体	主要目标	规划类型	具体对策
高城镇化率的城市	解决市域内医疗卫生设施服务能力与水平不协调的问题	总体规划	结合旧城区、新城区、小城镇等不同类型地区内医疗卫生服务的布局特征，分别针对性地开展医疗卫生服务功能的优化、拓展、完善工作
		专项规划	将市域划分为不同类型的医疗卫生服务战略分区并因地施策
		详细规划	明确各类型医疗卫生设施转型升级具体指标要求
中城镇化率的城市	解决过渡地带医疗卫生服务覆盖相对薄弱的问题	总体规划	依托县域内优势医疗卫生设施建立邻接关系更加紧密的医疗卫生服务协同网络，实行网格化布局和规范化管理
		专项规划	与存在医疗卫生服务比较优势的邻近城区对接，在市域范围内构建30 min、15 min医疗卫生设施协同圈和应急防疫圈
		详细规划	协同圈内明确医疗卫生设施建设指标腾挪转移规则
低城镇化率的城市	解决医疗卫生服务建设水平相对落后的问题	总体规划	加强基层医疗卫生设施标准化建设，县域内办好一所综合医院和中医院，乡镇办好一所标准乡镇卫生院（社区卫生服务中心），提升基层医疗卫生水平
		专项规划	开展医疗卫生设施的提质改造和扩容增效工作
		详细规划	明确区域内新增医疗卫生设施的最佳选址

（1）高城镇化率市域内医疗卫生设施调节对策。湖南省、湖北省、河南省各省人口城

镇化率水平排在首位的城市分别是湖南省长沙市、湖北省武汉市、河南省郑州市。在这类典型城市中，有待提升医疗卫生设施服务能力的区域，即医疗卫生服务潜能指数的高值区多分布在各市中心城区周边的县（区）内，以及相邻的市域接壤的边界区域内。

对于人口城镇化率处于较高等级的城市，主要需要解决市域内医疗卫生设施服务能力与水平不协调的问题，特别是医疗卫生服务需求较大且远离中心城区的区域。可通过"一院多区"的模式，在相应区域内建设中心城区向医疗卫生服务薄弱区域输送服务的分院区，建立与中心城区分级分区的对接机制，以充分发挥中心城区医疗卫生服务优势和辐射带动作用。

（2）中城镇化率市域内医疗卫生设施调节对策。湖南省、湖北省、河南省各省人口城镇化率水平中位数对应的3个典型城市分别为湖南省常德市、湖北省潜江市、河南省许昌市。在这类典型城市中，有待提升医疗卫生设施服务能力的区域，即医疗卫生服务潜能指数的高值区多分布于各区县主城区之间的区域内。

对于人口城镇化水平处于中等的城市，需要解决城市之间过渡地带医疗卫生服务覆盖相对薄弱的问题，可通过建立科学的医疗联合体空间协同规则，以减少行政边界壁垒对医疗卫生服务发展的影响。探索落实60 min、30 min、15 min等不同等级医疗卫生设施协同圈和应急防疫圈的具体途径和参考基准，促使医疗卫生服务过渡地带更精准地对接存在医疗卫生服务比较优势的邻近城区，形成邻接关系更紧密的医疗卫生设施协同网络。

（3）低城镇化率市域内医疗卫生设施调节对策。各省人口城镇化率水平排在末位的3个典型城市分别是湖南省湘西自治州、湖北省恩施自治州、河南省周口市。在这类典型城市中，医疗卫生服务潜能指数的高值区多分布在靠近各市域地理中心的区域内。对于人口城镇化水平处于较低等级的城市，主要需要解决医疗卫生服务建设水平相对落后的问题，可通过加大区域内医疗卫生服务领域的投入，特别是在相应区域内新建比较匮乏的医疗卫生设施，同时对区域内现有的医疗卫生设施实施改扩建工程，在这些区域通过医疗卫生设施的提质改造和扩容增效，实现医疗卫生设施服务能力的整体提升，并通过情景模拟确定出相应区域内新增医疗卫生设施的最佳选址，避免发生因盲目建设而造成区域内医疗卫生设施被闲置的现象。

6.3.2.4 医疗卫生设施布局的层级传导对策

区域、省域、市域不同空间尺度下，医疗卫生设施体系的建设目标均是保障人民群众的身体健康和生命安全，所涉及的要素有医疗卫生服务对象，以及承载所有服务过程的具体物质载体。前者是具有空间异质性分布特征的人民群众，而后者是多种约束条件下被不断完善的医疗卫生设施体系。其中，医疗卫生设施体系往往是在特定时期内按照当时的标准设计和配置的。然而，随着经济社会的发展，这些传统医疗卫生设施体系在面对空间异质性越来越复杂的服务对象和医疗卫生服务需求时，以及在面对越来越频发的传染病疫情等新情况时，暴露出了一定的短板和不足，即医疗卫生设施体系在系统性、协同性、应急性等方面还有进一步提升的空间。

医疗卫生设施体系的建设要顺应新时代高质量发展要求，需要在多个空间层级上协同开展医疗卫生服务的优化升级和改造工作，促进平急状态下区域协同引导的医疗卫生服务实现精细化的分区调控。其中，关键环节在于以提升医疗卫生服务的系统性、协同性、应急性为目标，建立有效的医疗卫生服务规划层级传导机制，促进医疗卫生设施体系的关联部门之间、上下层级之间形成分工明确、平疫结合、传导精准的空间协同模式。进而，为满足现实需求中对医疗卫生服务不断发展的高标准要求，以及为实现医疗卫生服务体系"整体谋划、系统重塑、全面提升"的发展目标奠定重要基础。

因此，医疗卫生设施布局调节策略的层级传导的主要内容可围绕健康利益共享、公共责任共担的原则展开，遵循上一层级解决下一层级不能破解的问题，以及下一层级充实上一层级尚未涉及的影响因素为实践路径。在大空间尺度构建并优化空间规则，注重解决全局战略性、结构性、包容性等问题；而在小空间尺度落实并细化空间规则，注重解决局部均等性、便捷性、适应性等问题。最终建立医疗卫生设施布局相关主体各司其职、分工明确的区域协同策略，使各空间尺度对应的上下层级管理与相邻领域互惠之间形成协调发展的局面。具体而言：

（1）在区域层面，发挥国土空间规划的战略引领作用。树立医疗卫生服务领域体系化建设的参考范式，培育并建设辐射范围广、带动能力强、集群效应明显的医疗卫生设施体系空间框架，遵循国土空间规划空间正义的核心价值追求，为协调医疗卫生服务的区域整体利益和局部利益，建立以共享利益和公共责任为主要内容的空间合作秩序，将区际利益竞争关系引向区际利益的合作共享[348]，从发展战略高度整体提升医疗卫生设施体系的系统韧性。

（2）在省级层面，发挥承上启下、内部整合的协调作用。依托区域医疗卫生设施体系空间框架，进一步构建符合本省疾病谱系的医疗卫生设施网络，并聚焦医疗卫生服务均衡发展进程中本省域尺度下关键制约因素的应对策略，甄选出能够最大限度消除负面影响并促进正向作用发挥的实现路径和调节对策，明确各地区医疗卫生服务的总体功能定位，从空间协调性方面精准提升医疗卫生设施服务能力和水平。

（3）在城市层面，发挥具体设施的建设实施和局部优化作用。围绕上一层级医疗卫生服务总体发展战略定位，在区域医疗卫生设施体系空间框架、省级医疗卫生设施网络的导引下，落实上述空间框架或网络中各类医疗卫生服务节点的具体建设工作。聚焦局部配给均等性、就医便捷性、平疫适应性等问题，统筹各地医疗卫生服务基于历史发展规律而形成的独特优势和现实条件，从地方实践层面进一步解决优质医疗卫生服务覆盖不均衡、医疗卫生服务水平参差不齐、医疗卫生设施配给不合理等具体问题。同时，通过局部设施改造、适当增补机构、优化资源配给等措施，补充完善各类型医疗卫生设施所提供服务的功能，并提升医疗卫生设施体系的建设水平。

6.3.3 激活资源禀赋有侧重的医疗卫生设施布局调节对策

城市之间越来越紧密的经济社会联系，使得城市群、都市圈等抱团寻求更好发展前景的趋势愈发明显。与此同时，在新型城镇化进程中，城市的发展由增量扩张模式转入存量优化模式成为必然趋势。在上述宏观背景下，城市追求更高质量的发展成为必然选择，促进区域之间形成合作共赢的局面已成为各地的重要发展目标。医疗卫生设施的规划布局，作为城乡高质量发展中资源配给的重要环节，需要始终保持与城乡的人口规模、建设用地的布局、交通网络的结构、区域联系的格局等维度相适应，并在适宜的空间范围内开展区域协同工作，以促使医疗卫生设施的服务能力达到最佳状态，并不断满足新时代人民日益增长的追求身体健康以及生活健康的需求。

为此，结合前期研究中探索出的医疗卫生服务相关规律和特征，要实现并促进医疗卫生设施区域协同并使其更好地发挥作用，潜在的调控措施和规划应对策略，主要有基于互动关系调节医疗卫生设施协同水平、基于供需差异调控医疗卫生设施分布格局、基于交通组织协调医疗卫生设施网络结构。

6.3.3.1　基于互动关系调节医疗卫生设施协同水平

现有医疗卫生服务领域相关政策的制定均从各行业领域的专业视角出发而有所侧重，相关政策在医疗卫生服务领域的考虑显现出较弱的空间关联性和协同性。后续在增强人民健康福祉的相关政策制定中，需要重点关注各领域之间的空间协同潜能及其差异，制定空间指向性更强、关联主体衔接更紧密的医疗卫生服务政策，以更好地推进医疗卫生服务领域治理能力和治理水平的现代化。

从医疗卫生服务全过程中关联对象的互动关系看，主要涉及的内容有主导医疗卫生服务质量的医疗卫生设施布局、影响潜在服务对象分布的人口布局、制约就医通勤时间成本的交通格局等，这些要素构成了复杂系统，彼此之间相互影响、相互促进、互为因果，且在不同的空间层级相互牵制。因此，促进医疗卫生服务领域涉及的医疗卫生设施、人口、交通各要素之间形成良性的空间互动关系，是调节医疗卫生设施区域协同水平的重要途径。其中，良性的空间互动关系是在顺应医疗卫生服务领域各关联主体形成的静态空间格局、动态流通结构，以及两者空间耦合的基础上，从调适省域、市域、县域同层级医疗卫生设施、人口、交通各要素之间的横向衔接关系，以及不同层级之间同一类要素发展规则的纵向传导机制两个方面实现。

从引导医疗卫生服务全过程关联要素（如医疗卫生设施、人口、交通）发展的政策衔接看，对于医疗卫生设施方面，追求优质医疗卫生设施的扩容和均衡布局是"十四五"时期医疗卫生设施体系主要发展方向，并努力将"协同共建""一体化"等理念融入其中。国家层面主要通过建设国家医学中心和国家级区域医疗中心实现，省市级层面主要通过发展省级区域医疗中心和县医院实现，县乡级层面通过建设医疗卫生服务共同体、专科联盟、远程医疗协作网等促进医疗卫生设施下沉的途径实现[349]。

在人口和交通方面，相关政策多从公共服务、社会保障等更加宏观的维度提及医疗卫生服务的相关内容，各领域彼此之间的互动和衔接关系还有待强化。可利用建设国土空间规划"一张图"信息系统的契机，将医疗卫生设施及其关联领域涉及的空间要素和外部环境，融合到统一数据基础的一张图上。进而通过"多规合一"的方式，更加直观清晰地展示各项空间政策在同一区域内的相互影响和作用，甚至矛盾冲突，以便于及时进行更新和矫正，促进医疗卫生设施治理能力和水平的不断完善。

6.3.3.2　基于供需差异调控医疗卫生设施分布格局

调节医疗卫生设施布局的重要内容和基本要求是，在特定范围内缩小甚至消除医疗卫生服务供给与需求之间的空间差异，以使两者在空间维度达到最大程度的适配状态，进而实现医疗卫生服务供给与需求的同频共振和良性互动。通常情况下，本地布局的医疗卫生设施在解决好当地医疗卫生服务需求的前提下，才能够为周边区域提供医疗卫生服务。因此，医疗卫生设施的需求与供给处于动态平衡，是医疗卫生设施区域协同的前提条件。在此背景下，要实现医疗卫生设施区域协同，需要在明确区域内医疗卫生设施供给与需求的空间异质性特征，以及两者的空间匹配关系基础上，基于相关医疗卫生设施的空间配给制定调节医疗卫生服务供需关系的相关政策。

进一步以提升这些政策的精确性和有效性为出发点，可按照医疗卫生服务需求多供给少、需求少供给多、需求供给均衡的类型，将各类型对应的区域分别划分为医疗卫生设施薄弱区、医疗卫生设施充沛区、医疗卫生设施供需同质区等不同等级区域，并针对各等级区域开展有针对性的医疗卫生设施布局调节与优化，具体遵循的原则和调节策略如表6.12所示。

表6.12　医疗卫生设施布局薄弱区、充沛区、同质区分类调节策略

区域类型	主要依据	遵循的原则	具体措施
医疗卫生设施薄弱区	所在城市的发展阶段和各类型医疗卫生设施的欠缺程度	适当增补区域内缺失相对严重的医疗卫生设施，同时加大区域内发展水平相对滞后的医疗卫生设施建设力度	改扩建区域内具有比较优势的医疗卫生设施；医疗卫生用地指标的供给重点向这些区域倾斜
医疗卫生设施充沛区	区域的交通区位条件和城市功能定位	将超出本土医疗卫生服务实际需求部分的服务能力盘活，并用于弥补本土以外有医疗卫生服务供给缺口的邻近区域	基于区域内优质医疗卫生设施建设分院区；促进冗余资源战略转型或转移
医疗卫生设施同质区	供需平衡状态的稳健性水平及其形成机理	划分供需平衡状态为瞬时的偶然平衡和长时序的持续平衡两类，分门别类地调控各类型的关键影响因素	回溯各类平衡状态下医疗卫生服务、人口、城市建设等指标的空间关系，确定最佳的医疗卫生服务供需空间互动模式

6.3.3.3　基于交通组织协调医疗卫生设施网络结构

由于优质医疗卫生设施在空间上非均衡的配置，医疗卫生服务需求与医疗资源配给在

空间上产生了错位现象，伴随着交通体系的不断完善，跨区域就医的现象越来越普遍，加剧了医疗领域的"马太效应"，优质的高等级医疗机构综合实力越来越强，而基层医疗机构医生、患者严重流失。为破解区域内医疗卫生服务发展不平衡不充分的问题，推动优质医疗卫生设施下沉到基层，是当前中国深化医药卫生体制改革中的重要工作任务。

该工作任务中，主要涉及的空间策略是通过构建医疗联合体、紧密型县域医共体等方式，促进在区域内形成"小病不出县大病不出省"的分级诊疗和就医秩序。这其中的本质是，加强区域内医疗卫生设施的空间联系，以形成医疗卫生服务共建共享的发展局面，并促进医疗卫生设施网络结构向更加合理的空间格局演进。

交通组织结构是医疗卫生设施配给过程中需要考虑一项空间因素，也是人们在就医过程中经常涉及的一类物质空间，对医疗功能的充分发挥，医疗卫生服务的便捷性和可及性，以及医疗卫生设施网络的组织架构有着非常重要的影响。为充分发挥交通组织网络在协调医疗卫生设施空间联系的积极作用，辅助医疗卫生设施网络结构的调整和优化，可在湖南省、湖北省、河南省现有交通网络格局的基础上，依托区域内有比较优势的医疗卫生设施布局、城镇体系发展格局、医疗卫生设施布局韧性水平分布等要素，建构出湘鄂豫医疗卫生设施网络的发展战略框架。国家级医疗中心之间形成省际联系网，并构建60分钟医疗圈；区域医疗中心与国家级医疗中心衔接，形成区域联系网，构成30分钟医疗圈；市域医疗中心与区域医疗中心衔接，形成市际联系网。

6.4　本章小结

结合前期研究中发现的规律和特征，围绕新时代医疗卫生设施体系区域协同的发展的规划建设与运营管理需要，首先从"区域—省级—城市"三级空间尺度分析得到了各层级医疗卫生设施区域协同网络的侧重点和核心内容，以及各层级规划之间传导过程中主要遵循的原则和发挥的具体作用；然后，基于轨道交通站点开展了不同强度医疗卫生设施布局调控措施的情景模拟，揭示了湖南省、湖北省、河南省医疗卫生设施布局在不同调节强度下，医疗卫生设施服务状态和水平相关表征指标（如服务覆盖范围、服务能力、就医交通时间成本、韧性水平等）的变化规律，明确了调控措施的地域适应性；最后，为使医疗卫生设施体系区域协同的总体实现策略更加清晰且更具有可操作性，系统凝练出顺应空间差异的医疗卫生设施区域协同治理对策、适配"平急需求"的多尺度医疗卫生设施布局调节对策、激活资源禀赋有侧重的医疗卫生设施布局调节对策。主要研究结果如下：

（1）调控医疗卫生设施空间分布格局的措施存在地域适应性。以铁路站点为基准开展不同强度调节医院空间布局的方案中，医疗卫生设施的服务覆盖范围随着医院向铁路站点聚集而在逐渐减少，但存在能够对医院医疗卫生设施的服务范围扩大发挥积极作用的医院布局调节强度。随着医院与铁路站点间距离缩减强度的增加，研究区内医疗卫生服务的服务能力和便捷性均存在上升和下降的地区。由此可见，在缩短医院与铁路站点间距的医疗卫生设施布局调节方式中，不同的间距调节强度对不同发展程度的市（区、州）提升医疗卫生设施服务能力和降低就医交通时间成本而言，所发挥的作用具有一定的适应性。部分地区间距调节强度加大会增强调控的效果，而部分区域则会抑制调控的效果甚至发挥负向作用，存在可调控的适宜阈值范围。通过对比传统的现状布局方式和缩短医院与铁路站点间距的布局方式发现，10批次按不同比例缩短间距的方案中，湖南省、湖北省、河南省境内均存在能够同时对提升医疗卫生设施服务能力和降低就医交通时间成本发挥正向作用的措施，即间距缩减比例控制在10%以内，对应的区域是湖南省的长沙市、株洲市，湖北省的黄石市。基于此可提出依托快速交通将优质医疗卫生设施布局到交通节点区域的改进策略。上述规律为更加精细、科学地调节医院这类医疗卫生设施的空间布局，提供了定量化的决策依据。

（2）省际和市际医疗卫生设施区域协同网络可发挥不同作用。对医疗卫生设施体系韧性贡献度较高的医疗机构多分布于研究区的西部，东部的医疗机构对医疗卫生设施体系韧性的贡献率相对较小。在此基础上，共获得对医疗卫生设施体系韧性贡献程度大的关键医疗卫生设施为452个。这些关键医疗卫生设施可在研究区内架构出省际、市际两大类型且分别包含较重要联系、重要联系、极重要联系的医疗卫生设施区域协同网络格局。各等级不同类型的医疗卫生设施区域协同网络需要肩负不同的功能和定位，并形成职责清晰和分工明确的核心引领区、中继协同区、补充辅助区，从而在空间上构建出医疗卫生设施分级分区分类组织模式，发挥医疗卫生设施区域协同网络在促进医疗卫生设施体系形成结构化和系统化的空间格局，以及更韧性地发展方面的积极作用。

（3）制定医疗卫生设施分布格局的优化策略需要兼顾多重目标。为同步解决研究区内面临的医疗卫生设施配给不平衡不充分、就医便捷性不高、平疫适应性不足等现实紧迫问题，充分利用前期研究中发现的医疗卫生设施分布格局均等性、韧性、服务能力、就医便捷性、应急水平的空间分布规律和相互影响规律，兼顾顺应空间差异、适配平疫需求、激活资源禀赋三个目标，分别提出了医疗卫生设施分布格局治理、调节、优化对策，以及各个策略在当前新的国土空间规划体系中对应的任务和目标。具体而言，①在顺应空间差异方面，面向医疗卫生设施运行时各环节空间衔接模式以及关联要素空间互动规律的差异性、复杂性特征，将医疗卫生设施核心要素空间关系、网络组织关键联系、关联主体互动过程、多维信息交叉融合作为突破口，为分别发挥好各自在促进跨区域协同、分层级治理、多领域调节、全过程衔接中的作用，围绕协调相关调控措施的正负效应、优化医疗卫生设施的组织联系、分类型调节关联主体互动关系、建设医疗卫生领域的国土空间规划"一张图"信息系统子模块等内容，论证并提出了医疗卫生设施分布格局的区域协同治理对策。②在适配"平急需求"方面，从区域、省域、市域、跨区域四个尺度梳理出医疗卫生设施布局调节对策，其中区域尺度注重分类型、有侧重、多目标的区域医疗卫生设施布局改进措施和调节策略，省域尺度注重医疗资源配给密度和医疗机构平均距离等宏观指标的调控；市域尺度注重高、中、低不同城镇化水平地区分别应对服务能力与水平不协调、过渡地带服务覆盖薄弱、建设水平较低的问题并制定差异化的调节目标和策略；跨区域尺度注重医疗卫生设施布局中各空间层级的传导内容，区域层面发挥国土空间规划的战略引领作用，省级层面发挥承上启下、内部整合的协调作用，城市层面发挥具体设施的建设实施和局部优化作用。③在激活资源禀赋方面，为达到医疗卫生设施布局相关领域积极作用能够横向衔接和纵向传导，以及薄弱环节能够分级分类治理的目标，提出了医疗卫生设施规划布局中关联要素互动关系、供需关系空间差异、交通组织网络的具体利用方式和策略。

第7章 结 论

本章主要结合之前的研究内容，对研究成果进行系统整合和归纳凝练，指出区域协同理念下医疗卫生设施分布格局特征、影响、优化研究后的主要结论和创新点。同时，总结研究中的不足之处，并展望后续需要深入开展的研究工作，为进一步延伸和拓展相关研究指明方向。

医疗卫生设施是保障人民群众生命安全和身体健康的重要物质基础，改善医疗卫生设施分布格局的科学性和合理性，促进形成区域协同发展态势，是满足人民新时代美好健康生活需要的必然要求，也是新时代医疗卫生设施体系高质量建设和发展的重要目标。其中所涉及的调整优化医疗卫生设施布局、改善平疫适应水平、增强服务供给能力等内容，成为当前新国土空间规划体系在医疗卫生领域解决人民就医难题、提升人民健康福祉、增强人民群众获得感的重要任务，而完成这些任务的基础工作在于认识和理解区域协同理念下医疗卫生设施分布格局特征、影响并制定有针对性的优化策略。经过长时期积淀形成不平衡不充分发展的医疗卫生设施分布格局，在新时代发展需求下的特征、影响和优化有待被重新认识和理解。已有研究多从某一阶段现实需求、单一空间尺度、孤立的利益主体等特定维度出发，探讨医疗卫生设施分布格局的空间特征、影响规律、优化策略，但结合新时代医疗卫生设施区域协同需求和要求从较长时间序列、多级空间尺度、多个发展目标等综合维度出发，开展的相关研究工作稍显不足。因此，本文针对传统医疗卫生设施分布格局研究中的局限性，在综述和借鉴已有研究成果经验的基础上，针对具有典型性的华中地区湖南省、湖北省、河南省为研究区，开展了区域协同理念下医疗卫生设施体系分布格局相互关联的空间特征、错综复杂的影响规律、因地制宜的优化策略三方面的综合研究，为提升医疗卫生设施分布格局的科学性和合理性提供了更加全面系统的数据支撑和决策依据。

本研究的主要研究结论如下：

（1）定量识别出区域协同理念下医疗卫生设施分布格局均等性等级、韧性水平的空间异质性特征。①医疗卫生设施分布格局均等性方面。医疗卫生设施布局的均等性程度总体在中等水平（0.7～0.8）左右波动，呈现出先上升后下降的趋势，湘鄂豫三省医疗卫生设施均等性程度的平均增速分别为 −7.68%、−0.96%、−2.11%；各区域的布局均等性等级随着城市的扩张在空间上交替转化，新增建设用地内的均等性略优于原有区域的；湘鄂豫医疗卫生设施布局均等性的空间异质性突出且极化效应明显，空间上存在显著的聚集特征，以及高高集聚和低低集聚的典型冷热点分布规律，跨行政区的8个方位内医疗卫生资源均等性程度差异明显，差异由大到小依次为湖南省、湖北省、河南省，说明研究区内医疗卫生设施布局发展不平衡不充分问题突出。②医疗卫生设施分布格局韧性方面。研究区内医疗卫生设施布局韧性水平在省域、市域范围内均具有明显的空间异质性特征，且与关键医疗卫生服务的布局形态、层级结构、要素间距之间具有紧密的空间关联关系。空间分布呈现出省会城市及其附近韧性水平高，而边远地区韧性水平低的规律。依据各医院对医疗卫生设施布局韧性的贡献率大小，筛选出452个关键医疗卫生设施，主要呈现出显著的随机分布特征。对医疗卫生设施布局韧性贡献率大的医疗机构，在空间上分布相对均匀，但对医疗卫生设施布局韧性的贡献率却存在较大的空间异质性，在空间上呈现明显的二元结构关系。上述452个关键医疗卫生设施，为满足平时的医疗卫生服务需求和急时响应应急需求提供了重要的物质空间保障，可将其作为区域内医疗卫生服务的关键支撑点，并对其进行重点建设。

（2）融合多元时空数据，揭示了区域协同理念下医疗卫生设施分布格局的主要影响，主要体现在服务能力、韧性水平、表征指标的相互关联关系方面。①医疗卫生设施服务能力方面。各类型医疗卫生设施所提供服务的发展水平存在圈层式空间梯度格局，服务能力高的区域主要集中于湖南省、湖北省、河南省的省会城市周围和铁路交通沿线区域，分别呈现环状和带状分布特征，充沛的医疗卫生服务供给多集中于相对发达的区域，而周围区域医疗卫生设施服务能力发展受限。医疗卫生服务外溢量（即本辖区以外医疗卫生服务的潜能）高值区域多为省会城市和省际交界处的城市，而医疗卫生服务外溢量占医疗卫生服务总潜能比例的高值区多分布于远离省会城市且发展相对滞后的区域。医疗卫生设施就医便捷性的发展与城市的空间组织结构联系紧密，通过将医疗卫生设施服务潜能、发展成熟水平、类型混合程度、服务外溢量的空间分布特征进行对比，发现医疗卫生服务交通时间成本越低的区域（即就医便捷性水平较高的区域）周围，医疗卫生设施服务能力的发展受限，而医疗卫生设施就医便捷性较低的地区，多为城市经济社会发展水平相对滞后的地区。综上可知，省会城市及交通枢纽城市对优质医疗卫生设施产生了集聚效应，且医疗卫生设施的服务外溢作用明显，周围区域医疗卫生设施服务能力发展相对滞后。②医疗卫生设施布局韧性水平的主要影响因素方面。从空间层面看，主要是医疗卫生设施的布局形态特征，相对聚集的医疗设施资源布局，能够对提升区域内医疗卫生设施体系韧性水平产生积极影响。从规模层面看，主要是医疗卫生设施的结构比例，省域层面较重要等级的关键医疗卫生设施比重越大，则区域内医疗卫生设施体系韧性水平越高；市域层面各等级的关键医疗卫生设施比重相对均衡，则区域内医疗卫生设施体系韧性水平越高。从关系层面看，主要是医疗卫生设施彼此的间距，湖南省、湖北省、河南省最佳的关键医疗卫生设施平均间距分别为29.50 km、19.71 km、9.44 km。各个影响因素的作用维度和作用规律不尽相同，为系统提升医疗卫生设施布局韧性水平提供了多种路径。③医疗卫生设施布局表征指标的相互关联关系方面。医疗卫生设施布局均等性—建设用地—人口分布之间已经形成了较为稳定的相互作用机制，具有明显的方向性特征；医疗卫生服务与区域建设用地、人口分布之间的相互作用程度和同步发展程度逐渐增强，三者之间的协调发展程度处于失调向协调的转型期。医疗卫生设施级配水平与城市行政等级、人口规模等关联性较强，存在复杂的空间互动关系，其中所涉及的要素在空间上均体现出层次性、关联性、动态性、整体性等特征。这些特征主要蕴藏于潜在服务人口分布与医疗卫生设施配给、医疗卫生服务便捷程度与道路交通系统组织、医疗供需差异格局与城市建成区布局等关联主体的相互影响和衔接中。同时这些特征也影响着医疗卫生服务全过程中关联要素互助、基准网络互联、供需主体互动、动态信息互通等关键环节的运作模式，进而使得医疗卫生设施体系在满足平时提供基本服务和急时应对突发事件的多重需求时，面临的空间不确定因素更加复杂。另外，医疗卫生设施布局均等性、服务能力、就医便捷性之间相互牵制，相互联系的高等级区域多分布于省会城市、各市州中心城市等经济社会发展水平较好的地区，而周边区域内三者联系等级呈圈层式递减。

（3）分层级有侧重地提出了区域协同理念下医疗卫生设施分布格局的优化策略。省域、市域、县域各空间尺度下，医疗卫生设施分布格局的空间异质性特征，可分别为制定国家级、省级、市级的医疗卫生设施布局调节策略提供精细化的空间参考。便捷高效的医疗卫生服务，是医疗卫生设施、交通系统、城市建设等多类要素在空间上密切协同的结果，为提升区域之间医疗卫生设施协同质量，以及改善区域内医疗卫生设施服务能力和治理水平，总体上遵循促进医疗卫生设施配给水平相对滞后区与其周边优质区协同的原则，在顺应空间差异、适配"平急需求"、激活资源禀赋的新时代医疗卫生设施分布格局发展目标的指引下，提出了医疗卫生设施分布格局的优化策略。①明确了各层级医疗卫生设施规划的侧重点。利用各类型医疗卫生设施提供服务的能力，在综合考虑医疗卫生服务外界环境影响因素如城镇化率、人口布局、交通格局的基础上，针对区域、省域、市域不同层级，制定出国土空间规划体系中总体规划、专项规划、详细规划目标明确、各有侧重的医疗卫生设施布局改进措施和调节策略。其中，区域层面主要目标是借助交通组织网络延展医疗卫生设施的服务覆盖范围、依托城镇发展格局架构多中心医疗卫生设施网络、针对医疗卫生服务类型组建完备的医疗卫生设施体系；省域层面主要目标是基于医疗卫生设施供给规模优化医疗卫生设施配给密度、围绕医疗卫生服务的便捷性降低整体就医交通时间成本、适应医疗卫生服务的外部环境提升医疗卫生设施综合能力；市域层面主要目标是针对高中低不同城镇化率的城市，分别解决市域内医疗卫生设施服务能力与水平不协调的问题、过渡地带医疗卫生服务覆盖相对薄弱的问题、医疗卫生服务建设水平相对落后的问题。同时，在区域内依据医疗卫生服务供需关系类型划分医疗卫生设施薄弱区、充沛区、同质区，分别依据医疗卫生设施欠缺程度、交通区位条件和城市功能定位、供需平衡状态及形成机理，对各类型区域提出了各自有针对性的设施布局调节与优化原则和具体措施，以优化各层级区域内医疗卫生服务供给与需求的匹配程度。②架构出医疗卫生设施区域协同的多中心网络。依托区域、省域、市域各层级具有相对优势的医疗卫生设施，将其确定为相应层级医疗卫生服务的空间支撑节点（如医学中心、区域医疗中心、应急救援中心等），注重医疗卫生服务供给与需求的匹配程度，明确不同层级医疗卫生服务支撑节点的功能定位和具体用途，进而形成具有多中心且稳健性较强的医疗卫生设施区域协同网络，促进医疗卫生设施布局中相关要素的空间互动关系更加合理。利用关键医疗卫生设施架构出由省际、市际极重要联系、较重要联系、重要联系组成的医疗卫生设施跨区域协同网络格局，并基于此确定了医疗卫生设施区域协同网络在"平时""急时"不同状态下的功能定位。同时，将各类型联系所在区域划分为核心引领区、中继协同区、补充辅助区，结合各类型区域的特点和布局形态，明确了不同类型区域需要发挥的作用。③提出快速交通导向的医疗卫生设施区域协同圈。强化医疗卫生设施布局与快速交通网络的衔接，将交通领域促成的城市空间联系结构作为参照，以区域内医疗卫生设施的空间组织格局更好地顺应城镇体系和交通组织网络的空间发展格局为目标，在放射状高铁网络中的节点城市增设区域级医疗卫生设施，促使医疗卫生服务在历史发展中因资源不断积聚而形成的单一中心格局向多中心格局转变。同时，在医疗卫生服务薄弱地区周围补充建设省级或区域级医疗卫生中心，布局原则应以其服务能力可以辐射更大区域为标准，可将新建优质医疗卫生设施选址于跨区域交界处或对外交通枢纽附近而非城市中心区。在区域内依托快速交通网络构建60 min、30 min、15 min等不同层级的医疗卫生设施协同圈和应急防疫圈，促使远离省级行政中心且医疗卫生设施服务水平滞后的区域与周边区域形成医疗卫生设施形成协同发展网络创造条件。上述措施有利于相应区域承接医疗卫生资源优势区的服务外溢功能，进而达到提升医疗卫生设施服务覆盖范围及改善就医便捷性的目的。④建立医疗卫生设施布局优化的层级传导机制。为促进医疗卫生设施体系的关联部门之间、上下层级之间形成分工明确、平疫结合、传导精准的区域协同发展状态，各层级医疗卫生设施布局调控需要遵循健康利益共享、公共责任共担的原则开展。其中，区域层面，发挥战略引领作用，建立以共享利益和公共责任为主要内容的空间合作秩序；省级层面，发挥承上启下、内部整合的协调作用，从空间协调性方面精准提升医疗卫生设施服务能力和水平；城市层面，发挥具体空间的建设实施和局部调优作用，从地方实践出发补充完善各类型医疗卫生设施所提供服务的功能。

本研究的主要创新点如下：

（1）基于长时序多源时空数据，揭示医疗卫生设施布局演变规律。医疗卫生设施分布格局的演变特征是医疗卫生设施布局规划工作的重要基础数据，传统的医疗卫生设施分布格局演变特征研究中，关注的主要设施、评估的尺度单元、测度的空间层级相对单一，难以满足新时代医疗卫生设施规划布局在系统性、动态性、层级性方面的需求。为更加精细地获取医疗卫生设施分布格局的发展脉络，以华中地区湖南省（湘）、湖北省（鄂）、河南省（豫）为例，开展长时序医疗卫生设施分布格局特征研究，运用地理空间建模分析方法融合长时序多源时空数据，定量揭示了各地区不同时期内医疗卫生设施分布格局的时空演变特征。

（2）依托大范围医疗布局规律，架构医疗卫生设施区域协同网络。传统的大范围医疗卫生设施布局规划中往往重视全局的规模总量和人均指标，而对医疗卫生服务需求的空间异质性规律考虑不充分，各地区医疗卫生设施配给不均衡、供需不平衡的问题依然严峻。为促进湘鄂豫医疗卫生设施在各地区之间均衡发展，结合被广泛应用到国土空间治理架构中且多学科均有关注的区域协同理念，基于区域内医疗卫生设施布局状态演变特征，分析大范围医疗卫生设施空间异质性发展规律，挖掘出其中的主要影响因素和关键医疗卫生设施布局，并架构出医疗卫生设施的区域协同网络。

（3）统筹多维度发展目标要求，提出医疗卫生设施布局优化策略。医疗卫生设施是应对平时和疫时疾病预防控制和诊疗救治需求，以及保障公众健康安全的重要物质空间载体。传染病事件的发生和发展具有明显的不确定性和动态性特征，在现实中实行同质化且平疫对等的医疗设施布局策略并不可行。为顺应日常诊疗服务和疫时风险精细化防控任务中多类型医疗卫生设施配置要求，结合湘鄂豫医疗卫生设施分布格局的空间差异，统筹布局均衡、平疫适应、能力提升等多重新时代发展目标要求，提出医疗卫生设施布局的分级分区优化策略，明确了区域、省域、市域、县域多空间层级医疗卫生设施的区域功能定位和分布格局调节对策。

本研究还存在以下不足有待进一步研究：

（1）由于相关资料的限制，运用模型估测的各类医疗机构诊疗量，表征医疗卫生设施的服务水平，较为客观地反映了医疗卫生设施静态的潜在服务能力。这相比于现实情况中各类医疗卫生设施的真实利用程度和服务量还存在一定的差距，进而可能影响医疗卫生设施布局均等性程度的测度结果。另外，由于受到区域疾病谱、饮食习俗、地域气候等诸多不确定性因素的影响，各地区医疗卫生设施的服务供给类型存在区域差异，难以运用统一的可累加的指标，精确表征散布在各个空间位置上不同类型医疗卫生设施的真实服务量。随着研究的持续深入和技术的不断进步，运用更加精确且可累加的指标表征各个医疗卫生设施的实际服务量是今后研究的重点。

（2）医疗卫生设施布局调节的规划模拟与现实应用场景的联系和衔接中，考虑铁路站点作为参照系调节医院布局，提供了一种医疗卫生设施布局的空间调节范式。以一定时期内相对固定且对医疗卫生服务有影响的参照物调节医疗卫生设施布局，使调节的手段更加定量化，便于模拟和监测调节策略的优劣，具有一定的实践参考意义。但是，所考虑的参照系相对单一，对于现实中复杂的空间系统还需要考虑或增加其他维度的参照系，以使调节手段的制定更加科学合理。

（3）"平时"的正常状态和"疫时"的应急状态下，医疗卫生设施体系的功能和作用可能发生变化。另外，由于公共卫生安全风险具有复杂的空间不确定性，并在空间上不断演变，这对设定医疗卫生设施遭受的随机扰动情景带来了一定的难度。情景模拟中设置的相关情景若能够更加接近真实情况，则模拟出来的结果对实践应用的指导价值将更大。因此后续的研究中，需要对随机扰动的情景进行更加精细的研究，包括疫情随机扰动情景的精细化设置与验证、空间尺度大小对情景模拟结果的影响、丰富不同空间要素（如道路系统、建成区内各功能区）组合扰动对医疗卫生设施布局均等性和便捷性的影响。进而，更系统地开展医疗卫生设施体系分布格局研究，为新时代国土空间规划体系中医疗卫生设施布局相关规划提供理论支撑和决策参考。

参考文献

[1] 谢莉琴，胡红濮. 我国基本医疗保险异地就医结算政策的演变及趋势：基于政策文件的分析 [J]. 中国卫生政策研究，2021，14（06）：45-50.

[2] HAN J, MENG Y. Institutional differences and geographical disparity：the impact of medical insurance on the equity of health services utilization by the floating elderly population-evidence from China [J]. International Journal for Equity in Health，2019，18（1）：91.

[3] 雷光勇，邵悦，章红霞. 高管异地工作与企业创新 [J]. 外国经济与管理，2020，42（12）：44-55.

[4] SHAO S, TIAN Z, YANG L. High speed rail and urban service industry agglomeration：evidence from China's Yangtze River Delta region [J]. Journal of Transport Geography，2017，64：174-183.

[5] 宋铁波，吴小节，汪秀琼. 制度差异、企业跨区域经营经验与市场进入模式 [J]. 管理评论，2016，28（04）：166-177.

[6] 国务院第七次全国人口普查领导小组办公室. 2020 年第七次全国人口普查主要数据 [M]. 北京：中国统计出版社，2021.

[7] 国家卫生健康委员会. 国家医疗服务于质量安全报告 [M]. 北京：科学技术文献出版社，2021：35-41.

[8] 蒋若静，解丽. 如何解决外地患者来京就诊问题？北京市卫健委权威回应来了 [EB/OL]. [2021-12-01]. https://baijiahao. baidu. com/s？id＝16670175508 32863094&wfr＝spider&for＝pc.

[9] 王恺凝，刘晨玮，黎清，等. 越来越多外地患者来汉就诊 门诊量基本恢复疫前水平 [EB/OL]. [2020-12-20]. https://m. gmw. cn/baijia/2020-06/28/1301320140. html.

[10] 国家医疗保障局. 2020 年全国医疗保障事业发展统计公报 [EB/OL]. [2021-12-26]. http://www. nhsa. gov. cn/art/2021/6/8/art_7_5232. html.

[11] 国务院新闻办公室. 跨省异地就医费用直接结算工作国务院政策例行吹风会 [EB/OL]. [2021-12-20]. http://www. nhsa. gov. cn/art/2021/12/10/art_98_7460. html.

[12] 赵红，王小合，应心，等. Lorenz 曲线和 Gini 系数在卫生资源配置公平性评价应用中的几个问题与思考 [J]. 中国卫生经济，2012，31（04）：25-27.

[13] FENNER R, CERNEV T. The implications of the Covid-19 pandemic for delivering the sustainable development goals [J]. Futures, 2021, 128: 102726.

[14] 龚胜生, 谢海超, 陈发虎. 2200 年来我国瘟疫灾害的时空变化及其与生存环境的关系 [J]. 中国科学: 地球科学, 2020, 50 (05): 719-722.

[15] 百度. 百度新型冠状病毒肺炎疫情实时大数据报告 [EB/OL]. [2022-05-17]. https://voice. baidu. com/act/newpneumonia/newpneumonia/? from=osari_aladin_banner#tab4.

[16] 孟兆敏. 社区常态化疫情防控机制研究 [J]. 西北人口, 2021, 42 (02): 62-70.

[17] 张丹丹, 黄金迪, 罗楚亮. 从"医疗挤兑"到"普惠医疗": 武汉疫情防控策略转变的效应分析 [J]. 经济学报, 2021, 8 (02): 182-206.

[18] 华亚溪, 郑先武. 安全化理论视角下的新冠肺炎疫情演进及其多层次治理 [J]. 太平洋学报, 2020, 28 (11): 88-102.

[19] 吴莹, 葛道顺. 特大城市公共卫生安全风险与基层治理应对: 基于新冠肺炎疫情下北京、上海、武汉的社区防疫经验 [J]. 学习与实践, 2020 (09): 75-84.

[20] PEERI N C, SHRESTHA N, RAHMAN M S, et al. The SARS, MERS and novel coronavirus (COVID-19) epidemics, the newest and biggest global health threats: what lessons have we learned? [J]. International Journal of Epidemiology, 2020, 49 (3): 717-726.

[21] 龙灏, 张程远. 区域联动 战略储备 平战双轨: 基于历史和现实超大规模疫情的当代传染病医院设计 [J]. 建筑学报, 2020 (Z1): 41-48.

[22] 甄峰, 翟青, 陈刚, 等. 信息时代移动社会理论构建与城市地理研究 [J]. 地理研究, 2012, 31 (02): 197-206.

[23] 罗桑扎西, 甄峰, 张姗琪. 复杂网络视角下的城市人流空间概念模型与研究框架 [J]. 地理研究, 2021, 40 (4): 1195-1208.

[24] 薛芮, 余吉安. 疫情类公共卫生事件扩散与防控的空间重构作用: 以流空间为视角 [J]. 地域研究与开发, 2021, 40 (06): 1-5+37.

[25] 张涛, 冉利梅, 李昆, 等. 贵州医疗队赴鄂州抗击 COVID-19 疫情的实践与体会 [J]. 南方医科大学学报, 2020, 40 (03): 358-360.

[26] 王栋, 田勇泉, 钱招昕, 等. 新冠肺炎疫情下跨区域医疗人力资源的应急调度研究 [J]. 中国感染控制杂志, 2021, 20 (08): 742-747.

[27] 冷红. 促进健康安全 规划学科大有可为: 应对 2020 新型冠状病毒肺炎突发事件笔谈会 [J]. 城市规划, 2020: 1.

[28] RENSCHLER C, FRAZIER A, ARENDT L, et al. Framework for defining and measuring resilience at the community scale: the PEOPLES resilience framework [R]. Earthquake Engineering Research Institute, 2010.

[29] 索继江, 闫中强, 刘运喜, 等. 新型冠状病毒肺炎医院感染现状及预防控制策略与措施探讨 [J]. 中华医院感染学杂志, 2020, 30 (06): 811-816.

［30］ WANG D, HU B, HU C, et al. Clinical characteristics of 138 hospitalized patients with 2019 novel coronavirus-infected pneumonia in Wuhan, China ［J］. JAMA, 2020, 323 (11)：1061－1069.

［31］ 梦瑶. 36 期官方统计数据，反应了我国异地就医直接结算哪些情况？［EB/OL］. ［2021－10－15］. https://mp.weixin.qq.com/s/F4yY1wxgIf60MZxhxa6O4g.

［32］ 周亚杰，张娟，郭枫. 疫情下医疗卫生设施规划标准研究探索与反思［J］. 城市规划，2020, 44 (09)：55－60+84.

［33］ 熊跃根，黄静. 我国城乡医疗服务利用的不平等研究：一项于 CHARLS 数据的实证分析［J］. 人口学刊，2016, 38 (06)：62－76.

［34］ 叶江峰，姜雪，井淇，等. 整合型医疗服务模式的国际比较及其启示［J］. 管理评论，2019, 31 (06)：199－212.

［35］ 王俊豪，贾婉文. 中国医疗卫生资源配置与利用效率分析［J］. 财贸经济，2021, 42 (02)：20－35.

［36］ 国务院联防联控机制. 最新版《发热门诊设置管理规范》《新冠肺炎定点救治医院设置管理规范》［EB/OL］. ［2022－05－23］. https://new. qq. com/omn/20211016/20211016A09IUF00.html.

［37］ 习近平. 构建起强大的公共卫生体系 为维护人民健康提供有力保障［J］. 求是，2020 (18)：4－9.

［38］ 习近平. 把人民健康放在优先发展战略地位 努力全方位全周期保障人民健康［EB/OL］. ［2021－12－22］. http://health.people.com.cn/n1/2016/0821/c398004－28652254. html.

［39］ 国家卫生健康委. 国家卫生健康委关于印发《医疗机构设置规划指导原则（2021—2025 年）》的通知. ［EB/OL］. ［2022－01－12］. nhc.gov.cn/yzygj/s3594q/202201/215667ofb665406ea98f9c1a6329954d.shtml.

［40］ 中国共产党中央委员会政治局. 中国共产党第十九届中央委员会第五次全体会议公报［EB/OL］. ［2020－10－29］. http://www. xinhuanet. com/politics/2020－10/29/c_1126674147.htm.

［41］ 孙喆. 基于交通可达性的基本公共服务设施均等化策略：以北京急救设施为例［J］. 现代城市研究，2018 (05)：2－7.

［42］ 杨晓征，丛亚丽. 新冠疫情中卫生资源分配的伦理原则概述［J］. 医学与哲学，2021, 42 (09)：16－21.

［43］ WU Z, MCGOOGAN J M. Characteristics of and important lessons from the coronavirus disease 2019 (COVID－19) outbreak in China：summary of a report of 72314 cases from the Chinese center for disease control and prevention ［J］. JAMA, 2020, 323 (13)：1239－1242.

［44］WALKER P G T, WHITTAKER C, WATSON O J, et al. The impact of COVID-19 and strategies for mitigation and suppression in low-and middle-income countries ［J］. Science, 2020, 369 (6502)：413-422.

［45］向云波, 王圣云. 新冠肺炎疫情扩散与人口流动的空间关系及对中国城市公共卫生分类治理启示 ［J］. 热带地理, 2020, 40 (03)：408-421.

［46］姚强, 张柏杨, 李满娣, 等. 非湖北省地区 COVID-19 发病宏观影响因素及各省发病趋势差异初探 ［J］. 现代预防医学, 2020, 47 (24)：4427-4430+4464.

［47］ZHU D, YE X, MANSON S. Revealing the spatial shifting pattern of COVID-19 pandemic in the United States ［J］. Scientific Reports, 2021, 11 (1)：8396.

［48］习近平. 国家中长期经济社会发展战略若干重大问题 ［J］. 求是, 2020 (21)：4-10.

［49］习近平. 全面提高依法防控依法治理能力健全国家公共卫生应急管理体系 ［J］. 求是, 2020 (5)：4-8.

［50］周子航, 张京祥, 邱瑞祥. 新区域主义与"缺陷重构"：兼论防疫常态化的城市规划治理范式 ［J］. 城市规划, 2021：1-8.

［51］于宜民. 构建人类健康共同体视域下社会资本对公众健康的影响机制 ［J］. 社会科学辑刊, 2020 (05)：143-153.

［52］周建平, 刘程军, 徐维祥, 等. 中国新型城镇化与城市医疗资源空间适配性研究 ［J］. 地理科学, 2021, 41 (07)：1168-1177.

［53］熊雪晨, 周奕男, 白鸽, 等. 区域卫生规划中病人跨区域流动分析方法及实证研究：以上海市为例 ［J］. 中国卫生政策研究, 2016, 9 (03)：64-68.

［54］XU Z, CHAU S, CHEN X, et al. Assessing progress towards sustainable development over space and time ［J］. Nature, 2020, 577：74-78.

［55］BUSE K, HAWKES S. Health in the sustainable development goals：ready for a paradigm shift? ［J］. Globalization and Health, 2015, 11 (1)：13.

［56］赵辰. 城市关联基础设施系统网络建模及韧性优化 ［D］. 北京：清华大学, 2018.

［57］中华人民共和国国家发展和改革委员会. 关于印发《"十四五"优质高效医疗卫生服务体系建设实施方案》的通知 ［EB/OL］. ［2021-01-23］. https：//www.ndrc.gov.cn/xwdt/tzgg/202107/t20210701_1285213.html.

［58］国家发展改革委, 国家卫生健康委, 国家中医药管理局, 国家疾病预防控制局. 关于印发《"十四五"优质高效医疗卫生服务体系建设实施方案》的通知 (发改社会 ［2021］ 893 号). ［EB/OL］. ［2021-06-27］. https：//www.ndrc.gov.cn/xxgk/zcfb/tz/202107/t20210701_1285212.html.

［59］韩宗伟, 焦胜, 莫明宇. 城市公共卫生安全空间体系构建及其规划应用：基于"流空间"视角 ［J］. 城市发展研究, 2022, 29 (05)：44-51.

［60］熊晨皓, 赵国平, 兰晓霞, 等. 1958—2013 年我国自然疫源性疾病的流行分析 ［J］. 中

国人兽共患病学报，2015，31（02）：169-173.

[61] 戴慎志，王江波，刘婷婷. 平灾兼顾的城市医疗卫生防疫设施体系构建策略 [J]. 城市规划学刊，2020，（03）：103-108.

[62] 国家发展改革委，部交通运输，中国铁路总公司. 发展改革委印发《中长期铁路网规划》[EB/OL]. [2022-05-27]. http://www.gov.cn/xinwen/2016-07/20/content_5093165.htm.

[63] 国家统计局. 第七次全国人口普查公报（第三号）[EB/OL]. [2021-08-23]. http://www.stats.gov.cn/tjsj/tjgb/rkpcgb/qgrkpcgb/202106/t20210628_1818822.html.

[64] 国家统计局. 国家数据 [EB/OL]. [2021-08-22]. https://data.stats.gov.cn/easyquery.htm? cn=E0103.

[65] 吴良镛. 人居环境科学导论 [M]. 北京：中国建筑工业出版社，2001.

[66] 方志祥. 公共卫生与安全应急视角下人群动态的观测思考与挑战 [J]. 武汉大学学报（信息科学版），2020，45（12）：1847-1856.

[67] CRESSWELL T. Towards a politics of mobility [J]. Environment and Planning D：Society and Space，2010，28（1）：17-31.

[68] LI J，REN L，HU T，et al. A city's "urban crack" at 4 a. m.：a case study of morning market vendors in Beijing's Longfu Temple area [J]. Habitat International，2018，71：14-21.

[69] 王垚，钮心毅，宋小冬. "流空间"视角下区域空间结构研究进展 [J]. 国际城市规划，2017，32（06）：27-33.

[70] 李婷，裴韬，袁烨城，等. 人类活动轨迹的分类、模式和应用研究综述 [J]. 地理科学进展，2014，33（7）：938-948.

[71] 赵鹏军，吕迪，胡昊宇，等. 适应人口发展的现代化综合交通运输体系研究 [J]. 地理学报，2020，75（12）：2699-2715.

[72] 岑迪，周剑云，赵渺希. "流空间"视角下的新型城镇化研究 [J]. 规划师，2013，29（04）：15-20.

[73] 张逸群，黄春晓，张京祥. 基于多源数据的城市空间流动特征识别及规划思考：以南京都市区为例 [J]. 现代城市研究，2018（10）：11-20.

[74] 戴铜，朱美霖，吕飞. 突发公共卫生事件下的城市开放社区规划反思与应对策略 [J]. 规划师，2020，36（06）：98-101.

[75] 马静，柴彦威，符婷婷. 居民时空行为与环境污染暴露对健康影响的研究进展 [J]. 地理科学进展，2017，36（10）：1260-1269.

[76] 骆保林，夏巍，韦琼椿，等. 新冠肺炎疫情背景下城市医疗卫生设施专项规划的反思：以武汉为例的实证分析 [J]. 现代城市研究，2020（10）：2-11.

[77] 綦勇，王冬彧，侯泽敏. 医疗体系、公共卫生安全与经济景气程度的空间联动机制 [J]. 财经研究，2021，47（05）：124-138.

[78] 王丹, 林姚宇, 金美含, 等. 空间交互理论与城市规划应用研究 [J]. 现代城市研究, 2020 (09): 47-54.

[79] HGERSTRAAND T. What about people in regional science? [J]. Papers in Regional Science, 1970, 24 (1): 7-24.

[80] 柴彦威, 申悦, 肖作鹏, 等. 时空间行为研究动态及其实践应用前景 [J]. 地理科学进展, 2012, 31 (06): 667-675.

[81] 邹思聪, 张姗琪, 甄峰. 基于居民时空行为的社区日常活动空间测度及活力影响因素研究: 以南京市沙洲、南苑街道为例 [J]. 地理科学进展, 2021, 40 (04): 580-596.

[82] 常飞, 王录仓, 马玥, 等. 城市公共服务设施与人口是否匹配: 基于社区生活圈的评估 [J]. 地理科学进展, 2021, 40 (04): 607-619.

[83] 赵民, 张栩晨. 城市体检评估的发展历程与高效运作的若干探讨: 基于公共政策过程视角 [J]. 城市规划, 2022: 1-10.

[84] 尚嫣然, 赵霖, 冯雨, 等. 国土空间开发保护现状评估的方法和实践探索: 以江西省景德镇市为例 [J]. 城市规划学刊, 2020 (06): 35-42.

[85] 刘子言, 肖月, 赵琨, 等. 国家基本公共卫生服务项目实施进展与成效 [J]. 中国公共卫生, 2019, 35 (06): 657-664.

[86] 赵永平, 王可苗. 公共服务供给、空间溢出与新型城镇化发展质量 [J]. 经济体制改革, 2020 (02): 53-59.

[87] 龚胜生, 陈云. 中国南方地区卫生资源与居民健康的时空关系 [J]. 地理研究, 2020, 39 (01): 115-128.

[88] EDITORIAL. The black report [J]. The Journal of the Royal College of General Practitioners, 1981, 31 (224): 131-132.

[89] DOORSLAER E V, KOOLMAN X. Explaining the differences in income-related health inequalities across European countries [J]. Health Economics, 2004, 13 (7): 609-628.

[90] KONG M-K, LEE H-K. Income-related inequalities in health: some evidence from Korean panel data [J]. Applied Economics Letters, 2001, 8 (4): 239-242.

[91] 李亦兵, 孙晓晴. 我国基本医疗卫生服务均等化与经济增长的实证研究: 基于向量自回归模型 [J]. 价格理论与实践, 2016 (11): 146-149.

[92] 管仲军, 黄恒学. 公共卫生服务均等化: 问题与原因分析 [J]. 中国行政管理, 2010 (06): 56-60.

[93] 韩增林, 李彬, 张坤领. 中国城乡基本公共服务均等化及其空间格局分析 [J]. 地理研究, 2015, 34 (11): 2035-2048.

[94] 邹文杰, 蔡鹏鸿. 公共卫生支出、人口聚集与医疗卫生服务均等化 [J]. 上海财经大学学报, 2015, 17 (03): 59-67.

[95] 朱琳, 王筱婧. 城市流动人口基本公共卫生服务均等化与精准脱贫研究 [J]. 北方民

族大学学报（哲学社会科学版），2019（05）：54-59.

[96] 颜建军，徐雷，谭伊舒. 我国公共卫生支出水平的空间格局及动态演变 [J]. 经济地理，2017，37（10）：82-91.

[97] 马志飞，尹上岗，乔文怡，等. 中国医疗卫生资源供给水平的空间均衡状态及其时间演变 [J]. 地理科学，2018，38（06）：869-876.

[98] 钟少颖，杨鑫，陈锐. 层级性公共服务设施空间可达性研究：以北京市综合性医疗设施为例 [J]. 地理研究，2016，35（04）：731-744.

[99] 辛冲冲，李健，杨春飞. 中国医疗卫生服务供给水平的地区差异及空间收敛性研究 [J]. 中国人口科学，2020（01）：65-77+127.

[100] 祝仲坤，郑裕璇，冷晨昕，等. 城市公共卫生服务与农民工的可行能力：来自中国流动人口动态监测调查的经验证据 [J]. 经济评论，2020，（03）：54-68.

[101] 刘桂奇. 近代城市医院的空间布局及演化：以广州市为例 [J]. 热带地理，2010，30（03）：327-332.

[102] DONG T, JIAO L, XU G, et al. Towards sustainability？ Analyzing changing urban form patterns in the United States, Europe, and China [J]. Science of the Total Environment, 2019, 671：632-643.

[103] 李发志，朱高立，姬超，等. 基于不透水表面指数的城市扩张趋势及驱动机制分析：以南京市为例 [J]. 长江流域资源与环境，2021，30（03）：575-590.

[104] 朱政，朱翔，李霜霜. 长江中游城市群空间结构演变历程与特征 [J]. 地理学报，2021，76（04）：799-817.

[105] 焦敬娟，王姣娥，金凤君，等. 高速铁路对城市网络结构的影响研究：基于铁路客运班列分析 [J]. 地理学报，2016，71（02）：265-280.

[106] 翟国方，黄弘，冷红，等. 科学规划 增强韧性 [J]. 城市规划，2022，46（03）：29-36.

[107] 范维澄. 健全公共安全体系 构建安全保障型社会 [N]. 人民日报，2016-04-18（09）.

[108] 张屹立，林金雄，李隆威. 农村乡镇卫生院突发公共卫生事件危机管理脆弱性评价指标体系的构建 [J]. 现代预防医学，2018，45（13）：2361-2363.

[109] BLUMENSTOCK J, BAKKER G, JARRIS P E. Measuring preparedness：the national health security preparedness index [J]. Journal of Public Health Management & Practice JPHMP, 2014, 20（3）：361-363.

[110] BAYNTUN C, ROCKENSCHAUB G, MURRAY V. Developing a health system approach to disaster management：a qualitative analysis of the core literature to complement the WHO toolkit for assessing health-system capacity for crisis management [J]. PLOS Currents, 2012（04）.

［111］孙辉，廖凯举，李群，等.中国与美国及欧盟卫生应急能力评估工作比较分析［J］.中国预防医学杂志，2014，15（03）：288-291.

［112］LUMPKIN J R, MILLER Y K, INGLESBY T, et al. The importance of establishing a national health security preparedness index［J］. Biosecurity & Bioterrorism Biodefense Strategy Practice & Science, 2013, 11（1）：81-87.

［113］HOSSEINI S, BARKER K, RAMIREZ-MARQUEZ J E. A review of definitions and measures of system resilience［J］. Reliability Engineering & System Safety, 2016, 145：47-61.

［114］杨燕绥.国家公共安全和公民知情权："非典"事件引起的法律思考［J］.清华大学学报（哲学社会科学版），2003（04）：19-24.

［115］DE LIMA F S, MARINHO E. Public security in Brazil：Efficiency and technological gaps［J］. Economia, 2017, 18（1）：129-145.

［116］FOX-LENT C, LINKOV I. Resilience matrix for comprehensive urban resilience planning［M］. 2018：29-47.

［117］史培军.环境风险管理及其应用［J］.管理世界，1993（04）：18-21.

［118］史培军，吕丽莉，汪明，等.灾害系统：灾害群、灾害链、灾害遭遇［J］.自然灾害学报，2014，23（06）：1-12.

［119］史培军.三论灾害研究的理论与实践［J］.自然灾害学报，2002，（03）：1-9.

［120］李亚，翟国方，顾福妹.城市基础设施韧性的定量评估方法研究综述［J］.城市发展研究，2016，23（06）：113-122.

［121］TURNQUIST M, VUGRIN E. Design for resilience in infrastructure distribution networks［J］. Environment Systems & Decisions, 2013, 33（1）：104-120.

［122］BRUNEAU M, REINHORN A. Exploring the concept of seismic resilience for acute care facilities［J］. Earthquake Spectra-EARTHQ SPECTRA, 2007, 23（1）：41-62.

［123］CIMELLARO G P, REINHORN A M, BRUNEAU M. Framework for analytical quantification of disaster resilience［J］. Engineering Structures, 2010, 32（11）：3639-3649.

［124］ARGYROUDIS S A, MITOULIS S A, HOFER L, et al. Resilience assessment framework for critical infrastructure in a multi-hazard environment：case study on transport assets［J］. Science of The Total Environment, 2020, 714：136854.

［125］FRANCIS R, BEKERA B. A metric and frameworks for resilience analysis of engineered and infrastructure systems［J］. Reliability Engineering & System Safety, 2014, 121（jan.）：90-103.

［126］OUYANG M, DUEÑAS-OSORIO L, MIN X. A three-stage resilience analysis framework for urban infrastructure systems［J］. Structural Safety, 2012, 36-37：23-31.

［127］CUTTER S L, AHEARN J A, AMADEI B, et al. Disaster resilience：a national imperative

［J］. Environment：Science and Policy for Sustainable Development，2013，55（2）：25-29.

［128］ HENRY D, EMMANUEL RAMIREZ-MARQUEZ J. Generic metrics and quantitative approaches for system resilience as a function of time［J］. Reliability Engineering & System Safety，2012，99：114-122.

［129］ VALE L J. The politics of resilient cities：whose resilience and whose city?［J］. Building Research & Information，2014，42（2）：191-201.

［130］ CUTTER S, BARNES L, BERRY M, et al. A place-based model for understanding community resilience to natural disasters［J］. Global Environmental Change，2008，18：598-606.

［131］ BRUNEAU M, CHANG S, EGUCHI R, et al. A Framework to quantitatively assess and enhance the seismic resilience of communities［J］. Earthquake Spectra-EARTHQ SPECTRA，2003，19.

［132］ RENSCHLER C, FRAZIER A, ARENDT L, et al. Developing the "PEOPLES" resilience framework for defining and measuring disaster resilience at the community scale［M］. 2010.

［133］ 武宁，党媛，张光鹏. 从最佳管理效能角度测算全国医疗机构管理人员配置［J］. 中国卫生经济，2019，38（06）：41-44.

［134］ 冷瑶，邵丰，吴立红，等. 广西传染病防控领域资源配置适宜程度及影响［J］. 中国卫生资源，2019，22（05）：373-377+385.

［135］ 王玉霞，高树芬，张海燕，等. 绩效考核在社区卫生服务精细化管理中的效能探讨［J］. 中国全科医学，2011，14（13）：1408-1410.

［136］ 赵嘉莹，高鹏，朱勇俊，等. 人工智能的应用将改进中国基层医疗卫生服务效能［J］. 中国全科医学，2017，20（34）：4219-4223.

［137］ 段进. 建立空间规划体系中的"防御单元"［J］. 江苏城市规划：2020（02）.

［138］ 黄晓燕，陈颖，何智纯. 城市突发公共卫生事件应急处置核心能力快速评估方法的研究和应用［J］. 中国卫生资源，2019，22（03）：236-241.

［139］ 周萍. 范维澄：公共安全科技 发展前景广阔［J］. 中国减灾，2012，194（23）：4-7.

［140］ 张江洋，袁晓玲，王军. 高质量发展下城市投入产出指标体系重构研究［J］. 北京工业大学学报（社会科学版），2020（05）：65-73.

［141］ 陈晓红. 利用大数据等信息技术完善公共安全应急体系［J］. 科技导报，2020，38（04）：1.

［142］ DONGQI S, LIANG Z, YU L, et al. New-type urbanization in China：predicted trends and investment demand for 2015—2030［J］. Journal of Geographical Sciences，2017，27（08）：943-966.

[143] 杨俊宴，史北祥，史宜，等. 高密度城市的多尺度空间防疫体系建构思考 [J]. 城市规划，2020.

[144] 赵序茅，李欣海，聂常虹. 基于大数据回溯新冠肺炎的扩散趋势及中国对疫情的控制研究 [J]. 中国科学院院刊，2020：248-255.

[145] SPIEGELMAN D, KHUDYAKOV P, WANG M, et al. Evaluating Public Health Interventions: 7. Let the Subject Matter Choose the Effect Measure: Ratio, Difference, or Something Else Entirely [J]. American Journal of Public Health, 2018, 108 (1): 73-76.

[146] 祝建华，风笑天. 积极型社会公共安全体系的构建：经验借鉴与治理创新 [J]. 中国青年社会科学，2019, 38 (01): 24-30.

[147] 容志. 风险防控视阈下的城市公共安全管理体系构建：基于上海世博会的实证分析 [J]. 理论月刊，2012, 364 (04): 147-151.

[148] 王松华，赵玲. 城市公众安全评价体系建设的路径选择 [J]. 复旦学报（社会科学版），2015, 57 (05): 163-168.

[149] 朱正威，吴佳. 新时代中国应急管理：变革、挑战与研究议程 [J]. 公共管理与政策评论，2019, 8 (04): 47-53.

[150] 胡楚丽，陈能成，关庆锋，等. 面向智慧城市应急响应的异构传感器集成共享方法 [J]. 计算机研究与发展，2014, 51 (02): 260-277.

[151] DI L, MOE K L, YU G. Metadata requirements analysis for the emerging sensor web [J]. International Journal of Digital Earth, 2009, 2 (sup1): 3-17.

[152] 唐明伟，苏新宁，王昊. 突发事件应急响应情报体系案例解析：以公共安全事件为例 [J]. 情报科学，2019, 37 (01): 105-111.

[153] 陈志宗，尤建新. 重大突发事件应急救援设施选址的多目标决策模型 [J]. 管理科学，2006, (04): 10-14.

[154] 李保华，曹坤梓，姜毅. 系统理论指导下的城市公共安全体系优化策略 [J]. 现代城市研究，2012, 27 (02): 88-95.

[155] 张翰卿. "安全城市"规划理论和方法研究 [D]. 同济大学，2008.

[156] 顾海，吴迪. "十四五"时期基本医疗保障制度高质量发展的基本内涵与战略构想 [J]. 管理世界，2021, 37 (09): 158-167.

[157] 丁蕾，蔡伟，丁健青，等. 新型冠状病毒感染疫情下的思考 [J]. 中国科学：生命科学，2020, 50 (3): 247-257.

[158] 白雪，姜博文，方鹏骞. 基于"十四五"规划的我国公立医院平战结合实现路径探讨 [J]. 中国医院管理，2021, 41 (03): 11-14.

[159] 王书平，黄二丹，甘戈. "十四五"医疗卫生服务体系规划思路与发展定位思考及讨论 [J]. 中国卫生经济，2021, 40 (05): 8-11.

[160] 黄蛟灵，黄豪，梁鸿，等. 完善公共卫生防疫体系建设：基于基层卫生"平战"防疫

视角［J］. 中国全科医学, 2021, 24（25）: 3184-3189.

［161］彭雅睿, 岳靖凯, 李浩, 等. 突发公共卫生事件应急医疗物资平战结合管理探讨［J］. 中华医院管理杂志, 2020, 36（09）: 705-710.

［162］PIMENTA M L, CEZARINO L O, PIATO E L, et al. Supply chain resilience in a COVID-19 scenario: Mapping capabilities in a systemic framework［J］. Sustainable Production and Consumption, 2022, 29: 649-656.

［163］STULZ N, PICHLER E M, KAWOHL W, et al. The gravitational force of mental health services: distance decay effects in a rural Swiss service area［J］. BMC Health Services Research, 2018, 18（1）: 81.

［164］SATTY T, RAMGOPAL S, ELMER J, et al. EMS responses and non-transports during the COVID-19 pandemic［J］. The American Journal of Emergency Medicine, 2021, 42: 1-8.

［165］KIM K, GHORBANZADEH M, HORNER M W, et al. Identifying areas of potential critical healthcare shortages: A case study of spatial accessibility to ICU beds during the COVID-19 pandemic in Florida［J］. Transport Policy, 2021, 110: 478-486.

［166］陈晓红, 徐雪松, 邵红燕, 等. 我国公共卫生安全应急情报区块链共享体系研究［J］. 中国工程科学, 2021, 23（05）: 41-50.

［167］冯川. 论城乡基层应急防疫中"平战转换"的区域差异［J］. 社会发展研究, 2020, 7（03）: 135-154+244.

［168］张业亮. 美国应对突发公共卫生事件的机制及其启示［J］. 美国研究, 2020, 34（02）: 9-43+5.

［169］周素红, 廖伊彤, 郑重. "时—空—人"交互视角下的国土空间公共安全规划体系构建［J］. 自然资源学报, 2021, 36（09）: 2248-2263.

［170］薛冰, 肖骁, 苏芳, 等. 地理学在新冠肺炎疫情早期防控中的学术响应及展望［J］. 地理科学, 2020, 40（10）: 1593-1600.

［171］TRIVEDI A. A multi-criteria decision approach based on DEMATEL to assess determinants of shelter site selection in disaster response［J］. International Journal of Disaster Risk Reduction, 2018, 31: 722-728.

［172］王欣宜, 汤宇卿. 面对突发公共卫生事件的平疫空间转换适宜性评价指标体系研究［J］. 城乡规划, 2020,（04）: 21-27+36.

［173］吴林芳, 许建伟, 厉华笑. 街区"大开放"＋住区"中防控"＋组团"小隔离": "平疫"结合模式下的城市住区三级空间防控体系构建与转换［J］. 规划师, 2020, 36（05）: 82-84+93.

［174］国务院新闻办公室. 国新办举行坚持"动态清零"做好疫情防控工作新闻发布会图文实录［EB/OL］.［2022-05-21］. http://www.scio.gov.cn/xwfbh/xwbfbh/wqfbh/

47673/48244/wz48246/Document/1723888/1723888.htm.

[175] 阎志，张亮，杜书伟，等. 新冠应急医院建设运营手册 [EB/OL]. [2022-05-14]. https://gmcc.alibabadoctor.com/prevention-manual.

[176] CHEN S, ZHANG Z, YANG J, et al. Fangcang shelter hospitals: a novel concept for responding to public health emergencies [J]. The Lancet, 2020, 395 (10232): 1305-1314.

[177] 孙树学，蒋晓庆，李维昊，等. 松散型医联体赋能基层医疗服务体系：组织竞合、政策激励与动态能力提升 [J]. 公共管理学报，2021，18 (03)：139-151+175.

[178] 王丽，王志中，杜婷. 医联体背景下健康社会工作服务模式构建研究 [J]. 中国卫生事业管理，2020，37 (09)：718-720.

[179] 杨国霞，尤海梅，胡纯广. 疫情防控背景下社区医养结合养老服务规划再思考 [J]. 城市问题，2020 (07)：21-27.

[180] 王彦钧，朱文健，江镇伟，等. 基于智慧城市思想的社区健康服务均衡性研究：以深圳市为例 [J]. 城市规划，2020，44 (02)：95-102.

[181] 赵雪雁，王伟军，万文玉. 中国居民健康水平的区域差异：2003-2013 [J]. 地理学报，2017，72 (04)：685-698.

[182] 廖福崇. 公共服务质量与公民获得感：基于 CFPS 面板数据的统计分析 [J]. 重庆社会科学，2020，(02)：115-128.

[183] 程迪尔，刘国恩. 公共卫生服务均等化对民生获得感的影响研究 [J]. 统计与决策，2019，35 (05)：117-120.

[184] 徐国平，郑家麟，韩建军. 纪念《阿拉木图宣言》发表40周年：全球基本医疗卫生服务发展经验及中国医疗卫生人才队伍建设 [J]. 中国全科医学，2019，22 (04)：375-382.

[185] WHO, UNICEF. Declaration of Alma-Ata [EB/OL], 1978-09-12. https://www.who.int/publications/almaata_declaration_en.pdf. [2020-11-03].

[186] 陈晓英，吴照帆，窦冠珅，等. 中国在实现卫生领域千年发展目标中的经验与借鉴 [J]. 中国卫生政策研究，2016，9 (05)：72-77.

[187] LU Y, ZHANG Y, CAO X, et al. Forty years of reform and opening up: China's progress toward a sustainable path [J]. Science Advances, 2019, 5 (8): eaau9413.

[188] SUNDEWALL J, FORSBERG B C. Understanding health spending for SDG 3 [J]. The Lancet, 2020, 396 (10252): 650-651.

[189] MICAH A E, SU Y, BACHMEIER S D, et al. Health sector spending and spending on HIV/AIDS, tuberculosis, and malaria, and development assistance for health: progress towards Sustainable Development Goal 3 [J]. The Lancet, 2020, 396 (10252): 693-724.

[190] 陈明艳，徐伟. 爱尔兰跨境就医保障政策对我国异地就医的启示 [J]. 医学与社会，

2021, 34 (04): 114-117.

[191] 樊荣. 基于成本-效益原则的医院间医疗设备共享模式探讨 [J]. 中国卫生经济, 2018, 37 (09): 79-80.

[192] JIANG Y, YUAN Y. Emergency Logistics in a Large-Scale Disaster Context: Achievements and Challenges [J]. International Journal of Environmental Research and Public Health, 2019, 16 (5): 779.

[193] 宋之杰, 张丽平, 郭燕平, 等. 医疗资源地理配置视角下的京津冀区域分级诊疗协同发展研究 [J]. 中国卫生经济, 2018, 37 (03): 50-53.

[194] 嵺怡, 刘克. "嵌入式协同": 一个跨域卫生资源合作治理的解释性框架: 基于成渝地区双城经济圈的案例研究 [J]. 中国卫生政策研究, 2021, 14 (10): 8-16.

[195] 邓琳爽, 王兰. 突发公共卫生事件中的替代性护理场所规划及改造策略 [J]. 时代建筑, 2020 (04): 94-98.

[196] 高其法, 吴成, 袁国方. 患者集中大医院就医的行为经济学分析 [J]. 医学与哲学 (人文社会医学版), 2007 (07): 46-48.

[197] 赵璐, 王晓雯, 孔祥金, 等. 基于计划行为理论的三甲医院患者基层首诊意愿影响因素研究 [J]. 中国医院管理, 2021, 41 (04): 30-34.

[198] 宋霖婧, 董佩, 邱五七, 等. 北京市 6 种癌症跨区域患者特征与就医行为研究 [J]. 中国循证医学杂志, 2019, 19 (09): 1007-1011.

[199] 蒋翠珍, 罗传勇, 曾国华. 最佳就医距离与医疗公平及非理性医疗行为 [J]. 江西社会科学, 2019, 39 (05): 73-84.

[200] RAINISCH G, UNDURRAGA E A, CHOWELL G. A dynamic modeling tool for estimating healthcare demand from the COVID19 epidemic and evaluating population-wide interventions [J]. International Journal of Infectious Diseases, 2020, 96: 376-383.

[201] FULLMAN N, YEARWOOD J, ABAY S M, et al. Measuring performance on the Healthcare Access and Quality Index for 195 countries and territories and selected subnational locations: a systematic analysis from the Global Burden of Disease Study 2016 [J]. The Lancet, 2018, 391 (10136): 2236-2271.

[202] 邓凌云. 城市医疗卫生用地专项规划编制改革研究: 由 "新冠肺炎" 引发的反思与启示 [C]. 2020/2021 中国城市规划年会暨 2021 中国城市规划学术季, 2021: 651-658.

[203] 陈艳宁, 农圣, 陆增辉, 等. 需方视角下整合型医疗服务体系的服务环节和愿景 [J]. 卫生经济研究, 2020, 37 (11): 3-7.

[204] SHEN C, ZHOU Z L, LAI S, et al. Measuring spatial accessibility and within-province disparities in accessibility to county hospitals in Shaanxi Province of Western China based on web mapping navigation data [J]. International Journal for Equity in Health, 2020, 19

（1）：13.

[205] 傅俐, 王勇, 曾彪, 等. 基于改进两步移动搜索法的北碚区医疗设施空间可达性分析 [J]. 地球信息科学学报, 2019, 21（10）: 1565-1575.

[206] BUCETA B B, LORENZO R B, RAMOS A C, et al. Equity policies in health plans: accessibility and something more? [J]. Revista De Saude Publica, 2021, 55: 11.

[207] 程兰花, 杨德刚. 乌昌地区医疗卫生资源失配度时空演化特征 [J]. 中国科学院大学学报, 2018, 35（03）: 382-390.

[208] ONWUJEKWE O, MBACHU C O, AJAERO C, et al. Analysis of equity and social inclusiveness of national urban development policies and strategies through the lenses of health and nutrition [J]. International Journal for Equity in Health, 2021, 20（1）: 101.

[209] 丁威, 邬群勇. 基于轨迹偏移算法的居民就医时空特征与空间格局分析 [J]. 地球信息科学学报, 2021, 23（06）: 979-991.

[210] NEUTENS T. Accessibility, equity and health care: review and research directions for transport geographers [J]. Journal of Transport Geography, 2015, 43: 14-27.

[211] 田玲玲, 张晋, 王法辉, 等. 公平与效率导向下农村公共医疗资源的空间优化研究: 以湖北省仙桃市为例 [J]. 地理科学, 2019, 39（09）: 1455-1463.

[212] 陶印华, 申悦. 医疗设施可达性空间差异及其影响因素: 基于上海市户籍与流动人口的对比 [J]. 地理科学进展, 2018, 37（08）: 1075-1085.

[213] GUAGLIARDO M F. Spatial accessibility of primary care: concepts, methods and challenges [J]. International Journal of Health Geographics, 2004, 3（1）: 3.

[214] 王兰, 贾颖慧, 李潇天, 等. 针对传染性疾病防控的城市空间干预策略 [J]. 城市规划, 2020, 44（08）: 13-20+32.

[215] 林樱子, 彭翀, 王宝强. 基于传播模拟的国土开发空间网络结构韧性优化 [J]. 自然资源学报, 2021, 36（09）: 2193-2204.

[216] 栾峰, 张引, 秦楷洲, 等. 重大疫情的区域传播特征及其规划策略: 2019 新型冠状病毒肺炎疫情反思 [J]. 城市规划, 2021, 45（03）: 57-70+80.

[217] ZHANG T, WANG Q, LENG Z W, et al. A Scenario-Based Evaluation of COVID-19-Related Essential Clinical Resource Demands in China [J]. Engineering, 2021, 7（7）: 948-957.

[218] HEIDARI A, JAFARI NAVIMIPOUR N, UNAL M, et al. The COVID-19 epidemic analysis and diagnosis using deep learning: A systematic literature review and future directions [J]. Computers in Biology and Medicine, 2022, 141: 105141.

[219] ZHANG W, SHI X, HUANG A, et al. Optimal stock and capital reserve policies for emergency medical supplies against epidemic outbreaks [J]. European Journal of Operational Research, 2021.

[220] 韦余东，刘晓婷，李娜，等. 重大突发公共卫生事件中的公共服务体系建设研究进展 [J]. 中国科学基金，2021，35（05）：801-807.

[221] 秦雨辰，蔡仲. "同一健康"失序与全球疫情问题 [J]. 科学学研究，2021：1-15.

[222] 秦红岭. 激活城市规划与公共卫生的联系构建以公共健康安全为导向的城市规划 [J]. 城市发展研究，2020，27（03）：3-4.

[223] LAYNE S P, HYMAN J M, MORENS D M, et al. New coronavirus outbreak：Framing questions for pandemic prevention [J]. SCIENCE TRANSLATIONAL MEDICINE, 2020, 12（534）：eabb1469.

[224] 徐彤武. 新冠肺炎疫情：重塑全球公共卫生安全 [J]. 国际政治研究，2020，41 （03）：230-256+260.

[225] BAKER S, BLOOM N, DAVIS S, et al. COVID-Induced Economic Uncertainty [R]. National Bureau of Economic Research, Inc, 2020.

[226] 重庆市规划设计研究院. 我院主编的《城乡公共卫生应急空间规划规范》正在征求意见 [EB/OL].［2022 - 04 - 29］. https://www.cqghy.com.cn/index.php? s =/articles/732. html#:~:text =% E5% 9C% A8% E5% 85% A8% E5% 9B% BD% E6% 8A% 97% E5% 87% BB% E6% 96% B0% E5% 86% A0% E8% 82% BA,% EF% BC% 88% E5% BE% 81% E6% B1% 82% E6% 84% 8F% E8% A7% 81% E7% A8% BF% EF% BC% 89% E3% 80% 82.

[227] 郭爱妹，顾大男. 健康不平等视角下医疗服务可及性对老年健康的影响：基于 CLHLS 数据的实证分析 [J]. 人口与发展，2020，26（02）：60-69.

[228] 欧阳鹏，刘希宇，钟奕纯. 应对重大疫情事件的跨区域联防联控机制探讨 [J]. 规划师，2020，36（05）：61-66.

[229] 尹敏，吴超，李孜军. 突发事件下城市群应急医疗床位共享建模 [J]. 中国安全生产科学技术，2017，13（07）：74-81.

[230] 杨茜茜，张翔. 我国医疗服务设施供需耦合协调度研究 [J]. 中国卫生经济，2020，39（12）：39-43.

[231] 郭亮，彭雨晴，贺慧，等. 分级诊疗背景下的武汉市医疗设施供需特征与优化策略 [J]. 经济地理，2021，41（07）：73-81.

[232] 朱莉. 考虑效率和公平的跨区域协同应急救援路径选择 [J]. 控制与决策，2021，36 （02）：483-490.

[233] 孙雪娇. 独家解析！医联体和医共体的前世今生 [EB/OL].［2021-09-16］. 2019. https://www.cn-healthcare.com/articlewm/20190415/content-1049697.html.

[234] 付蔓如，昌敬惠，蔡秋茂，等. 广州市花都区整合型医疗卫生服务体系构建 [J]. 中国卫生资源，2021：1-7.

[235] 纪科宇，程偲雨，王鸿妮，等. 我国整合型医疗卫生服务体系研究的知识图谱分析

[J]. 中国农村卫生事业管理, 2022, 42 (04): 250-256.

[236] 宋雪茜, 邓伟, 周鹏, 等. 两层级公共医疗资源空间均衡性及其影响机制: 以分级诊疗改革为背景 [J]. 地理学报, 2019, 74 (06): 1178-1189.

[237] TONNE C, ADAIR L, ADLAKHA D, et al. Defining pathways to healthy sustainable urban development [J]. Environment International, 2021, 146: 106236.

[238] 郭建科, 邱煜焜, 王方雄, 等. 基于城市公共交通可达性的医疗服务空间分异及均等化: 以大连市为例 [J]. 公路交通科技, 2019, 36 (04): 135-143.

[239] 梁鹤年. "以人为本" 国土空间规划的思维范式与价值取向 [J]. 中国土地, 2019, (05): 4-7.

[240] 赖静敏, 程锦, 王仕文, 等. 湖南省脑卒中 30d 再入院的空间分布及其影响因素 [J]. 中南大学学报 (医学版), 2021: 1-9.

[241] 武田艳, 唐春雷, 张若晨, 等. 居民选择行为视角下医疗设施服务承载力 GDCL 评价方法: 以基本公共卫生服务为例 [J]. 地理与地理信息科学, 2020, 36 (04): 64-69.

[242] 高晶磊, 刘春平, 孙海燕, 等. 基于协同治理理论的城市医联体网格化管理模式研究 [J]. 中国卫生经济, 2021, 40 (11): 18-22.

[243] 王安琪, 唐昌海, 王婉晨, 等. 协同优势视角下突发公共卫生事件社区网格化治理研究 [J]. 中国卫生政策研究, 2021, 14 (07): 26-31.

[244] 曹清峰. 中国城市公共卫生应急管理体系建设研究 [J]. 现代经济探讨, 2020, (06): 86-91.

[245] 孙中伟, 路紫. 流空间基本性质的地理学透视 [J]. 地理与地理信息科学, 2005, 21 (01): 109-112.

[246] 韩宗伟, 焦胜, 胡亮, 等. 廊道与源地协调的国土空间生态安全格局构建 [J]. 自然资源学报, 2019, 34 (10): 2244-2256.

[247] 李静, 常媛媛. 中国省域医疗服务分布失衡性及治理效率研究 [J]. 安徽大学学报 (哲学社会科学版), 2021, 45 (02): 145-156.

[248] 申悦, 李亮. 医疗资源可达性与居民就医行为研究进展 [J]. 科技导报, 2020, 38 (07): 85-92.

[249] 马红. 公共安全应急管理谨防 "碎片化" [J]. 人民论坛, 2017, 577 (33): 84-85.

[250] HARVEY D. The condition of postmodernity [M]. London: Blackwell Publishers, 1990.

[251] 黎晓玲, 谢霏雯, 李志刚. 基于常住人口的城乡基本公共服务均等化研究: 以江西赣州医疗服务设施为例 [J]. 规划师, 2015, 31 (S1): 123-131.

[252] 罗震东, 韦江绿, 张京祥. 城乡基本公共服务设施均等化发展的界定、特征与途径 [J]. 现代城市研究, 2011, 26 (07): 7-13.

[253] 王兰, 刘璐. 新冠肺炎疫情下中国医疗卫生设施现状与国际比较 [J]. 科技导报,

2020, 38（04）：29-38.

［254］FEKETE A, HUFSCHMIDT G, KRUSE S. Benefits and Challenges of Resilience and Vulnerability for Disaster Risk Management［J］. International Journal of Disaster Risk Science, 2014, 5（1）：3-20.

［255］邵亦文，徐江. 城市韧性：基于国际文献综述的概念解析［J］. 国际城市规划, 2015,（02）.

［256］BERKES F, FOLKE C. Linking Social and Ecological Systems for Resilience and Sustainability［M］. 1. Cambridge University Press, 1994：13-20.

［257］FOLKE C, CARPENTER S R, WALKER B, et al. Resilience Thinking：Integrating Resilience, Adaptability and Transformability［J］. Ecology & Society, 2010, 15（4）：299-305.

［258］HOLLING C. Resilience and Stability of Ecological Systems［J］. Annual Review of Ecology and Systematics, 1973, 4：1-23.

［259］BHAMRA R, DANI S, BURNARD K. Resilience The concept, a literature review and future direction［J］. International Journal of Production Research, 2011, 49（18）：5375-5393.

［260］陈涛，王玉井. 安全韧性雄安新区中的卫生应急风险与对策研究［J］. 中国安全生产科学技术, 2018, 14（08）：18-22.

［261］肖婧，李松平，梁姗. 健康的韧性城市规划模型构建与策略［J］. 规划师, 2020, 36（06）：61-64.

［262］傅华. 新公共卫生与21世纪人群健康策略［J］. 上海预防医学杂志, 2001：6-8.

［263］WINSLOW C. The Evolution and Significance of the Modern Public Health Campaign［J］. American Journal of Publie Health, 1924, 14（4）：343.

［264］谭晓东，彭塱. 预防医学、公共卫生学科概念探讨［J］. 中国公共卫生, 2005, 21（01）：121.

［265］THORPE A, GRIFFITHS S, JEWELL T, et al. The three domains of public health：An internationally relevant basis for public health education？［J］. Public Health, 2008, 122（2）：201-210.

［266］马进. 公共卫生概念与研究领域评述［J］. 上海交通大学学报（医学版）, 2010, 30（08）：877-878.

［267］GRIFFITHS S, JEWELL T, DONNELLY P. Public health in practice：the three domains of public health［J］. Public Health, 2005, 119（10）：907-913.

［268］许从宝，仲德，李娜. 当代国际健康城市运动基本理论研究纲要［J］. 城市规划, 2005（10）：52-59.

［269］WHO. Regional guidelines for developing a Healthy Cities project［M］. Manila：WHO/

WPRO, 2000.

[270] 武占云, 单菁菁, 马樱娉. 健康城市的理论内涵、评价体系与促进策略研究 [J]. 江淮论坛, 2020, (06): 47-57+197.

[271] 王兰, 廖舒文, 赵晓菁. 健康城市规划路径与要素辨析 [J]. 国际城市规划, 2016, 31 (04): 4-9.

[272] SPAANS M, WATERHOUT B. Building up resilience in cities worldwide-Rotterdam as participant in the 100 Resilient Cities Programme [J]. Cities, 2017, 61: 109-116.

[273] 赵瑞东, 方创琳, 刘海猛. 城市韧性研究进展与展望 [J]. 地理科学进展, 2020, 39 (10): 1717-1731.

[274] 沈清基. 健康韧性城市研究与实践的若干优先前沿领域 [J]. 建设科技, 2020, (17): 8-11+17.

[275] 深圳特区报. 福田区打造 "韧性健康城区" [EB/OL]. [2021-11-04]. 2021. http://sztqb.sznews.com/PC/content/202104/09/content_1014759.html.

[276] 王虎峰. 全球健康促进 30 年的共识与经验: 基于全球健康促进大会宣言的文本分析 [J]. 中国行政管理, 2019, (12): 133-139.

[277] 傅华, 郑频频, 史慧静. 健康促进理论与实践 (第二版) [M]. 复旦大学出版社, 2011.

[278] MCGINNIS J M, RUSSO P W, KNICKMAN J R. The Case For More Active Policy Attention To Health Promotion [J]. Health Affairs, 2002, 21 (2): 78-93.

[279] 黄凯, 卢永, 聂雪琼. 我国医养结合工作模式及健康促进理论的应用 [J]. 中国健康教育, 2022, 38 (08): 763-767.

[280] CASTELLS M. The informational city : information technology, economic restructuring, and the urban-regional process [M]. Oxford, UK ; Cambridge, Mass. : Basil Blackwell, 1989.

[281] 林承园. 信息流空间、流动空间与网络社会: 卡斯特对新马克思主义空间理论的研究与发展 [J]. 理论月刊, 2019, (07): 20-26.

[282] 方创琳. 中国城市发展格局优化的科学基础与框架体系 [J]. 经济地理, 2013, 33 (12): 1-9.

[283] 樊杰, 蒋子龙, 陈东. 空间布局协同规划的科学基础与实践策略 [J]. 城市规划, 2014, 38 (01): 16-25+40.

[284] 高鑫, 修春亮, 魏冶. 城市地理学的 "流空间" 视角及其中国化研究 [J]. 人文地理, 2012, 27 (04): 32-36+160.

[285] 钮心毅, 岳雨峰, 刘思涵. 大规模城际人员流动的负向效应与城市群的安全 [J]. 自然资源学报, 2021, 36 (09): 2181-2192.

[286] 柴彦威. 时间地理学的起源、主要概念及其应用 [J]. 地理科学, 1998, (01):

70-77.

［287］何保红，梁丽婷，何明卫，等．基于时间地理学的居民活动空间测度方法研究［J］.交通运输系统工程与信息，2020，20（04）：113-118.

［288］车莲鸿．基于两步移动搜索法空间可达性模型评价医院布局［J］.中华医院管理杂志，2013，29（10）：791-794.

［289］张纯，李晓宁，满燕云．北京城市保障性住房居民的就医可达性研究：基于GIS网络分析方法［J］.人文地理，2017，32（02）：59-64.

［290］TANIMURA S，SHIMA M. Quantitative measurements of inequality in geographic accessibility to pediatric care in Oita Prefecture，Japan：Standardization with complete spatial randomness［J］. BMC Health Services Research，2011，11（1）：163.

［291］CHEN W，CHENG L，CHEN X，et al. Measuring accessibility to health care services for older bus passengers：A finer spatial resolution［J］. Journal of Transport Geography，2021，93：103068.

［292］程敏，连月娇．基于改进潜能模型的城市医疗设施空间可达性：以上海市杨浦区为例［J］.地理科学进展，2018，37（02）：266-275.

［293］孟田田，张晶．北京城区就医可达性评价及空间特征分析［J］.地理空间信息，2017，15（03）：62-65+11.

［294］胡瑞山，董锁成，胡浩．就医空间可达性分析的两步移动搜索法：以江苏省东海县为例［J］.地理科学进展，2012，31（12）：1600-1607.

［295］黄俊生，周琪，肖中圣，等．运输速度技术对未来客运业发展的影响研究［J］.交通运输系统工程与信息，2020，20（06）：37-46.

［296］Gong P，Li X，Zhang W. 40-Year（1978—2017）human settlement changes in China reflected by impervious surfaces from satellite remote sensing［J］. Science Bulletin，2019，64（11）：756-763.

［297］ZHU H，LI Y，LIU Z，et al. Estimating The Population Distribution in a County Area in China Based on Impervious Surfaces［J］. Photogrammetric Engineering & Remote Sensing，2015，81（2）：155-163.

［298］林晖，张鸿生，林殷怡，等．基于城市不透水面：人口关联的粤港澳大湾区人口密度时空分异规律与特征［J］.地理科学进展，2018，37（12）：1644-1652.

［299］SLEETER R. A New Method for Mapping Population Distribution［R］. Fact Sheet，2008.

［300］钮心毅，陈晨．郊区城镇基本公共服务空间均等和公正的测度［J］.城市规划，2018，42（10）：42-50.

［301］王浣尘．采用可能度和满意度的多目标决策方法［J］.系统工程理论与实践，1982，（01）：14-22.

［302］王勇，解延京，刘荣，等．北上广深城市人口预测及其资源配置［J］.地理学报，

2020, 76 (2): 352-366.

[303] ZHOU W, FENG N, MI H. Optimum Population and Urbanization in Zhejiang Province under the Restriction of Energy [J]. Advanced Materials Research, 2012, 524-527: 2819-2826.

[304] 国家发展改革委, 交通运输部, 中国铁路总公司. 关于印发《中长期铁路网规划》的通知 [EB/OL]. [2021-08-01]. https://www.ndrc.gov.cn/xxgk/zcfb/ghwb/201607/t20160720_962188.html? code=&state=123.

[305] 胡瀚文, 魏本胜, 沈兴华, 等. 上海市中心城区城市用地扩展的时空特征 [J]. 应用生态学报, 2013, 24 (12): 3439-3445.

[306] 欧阳晓, 朱翔. 中国城市群城市用地扩张时空动态特征 [J]. 地理学报, 2020, 75 (03): 571-588.

[307] SHARIFI A. Resilient urban forms: A macro-scale analysis [J]. Cities, 2019, 85: 1-14.

[308] 韩宗伟, 焦胜. 1980—2019 年湘鄂豫公共卫生服务均等性及其人地关系的时空差异 [J]. 地理学报, 2022, 77 (08): 2019-2033.

[309] 周紫燕, 黄魏, 许伟, 等. 基于随机森林算法的原始土壤图更新研究 [J]. 华中农业大学学报, 2019, 38 (03): 53-59.

[310] 史静静, 杨琳, 曾灿英, 等. 土壤制图中多目标属性的环境因子及其尺度选择: 以黑龙江鹤山农场为例 [J]. 地理研究, 2018, (03): 635-646.

[311] YANG N, CHEN S, HU W, et al. Spatial Distribution Balance Analysis of Hospitals in Wuhan [J]. International Journal of Environmental Research and Public Health, 2016, 13 (10): 971.

[312] WEIBULL J W. An axiomatic approach to the measurement of accessibility [J]. Regional Science and Urban Economics, 1976, 6 (4): 357-379.

[313] 马宇, 李德平, 周亮, 等. 长沙市基础教育资源空间可达性和供需匹配度评价 [J]. 热带地理, 2021: 1-13.

[314] MANAUGH K, KREIDER T. What is mixed use? Presenting an interaction method for measuring land use mix [J]. The Journal of Transport and Land Use, 2013, 6 (1): 63-72.

[315] 贾斐雪, 闫金凤, 王甜. 大数据构建的赋分评价模型与功能区识别研究 [J]. 测绘科学, 2021, 46 (08): 172-178.

[316] FRANK L D, ANDRESEN M A, SCHMID T L. Obesity relationships with community design, physical activity, and time spent in cars [J]. American Journal of Preventive Medicine, 2004, 27 (2): 87-96.

[317] 王波, 雷雅钦, 汪成刚, 等. 建成环境对城市活力影响的时空异质性研究: 基于大数据的分析 [J]. 地理科学, 2022: 1-10.

[318] JOSEPH A E, BANTOCK P R. Measuring potential physical accessibility to general practitioners in rural areas: A method and case study [J]. Social Science & Medicine, 1982, 16 (1): 85-90.

[319] PAOLO MASUCCI A, MOLINERO C. Robustness and closeness centrality for self-organized and planned cities [J]. The European Physical Journal B, 2016, 89 (2): 53.

[320] 颜文涛, 卢江林, 李子豪, 等. 城市街道网络的韧性测度与空间解析: 五大全球城市比较研究 [J]. 国际城市规划, 2021: 1-19.

[321] 徐越倩, 彭艳. 户籍人口城镇化与基本公共服务耦合协调度研究: 以浙江省 11 个地市为例 [J]. 浙江社会科学, 2017 (07): 74-83+157-158.

[322] 杨忍, 刘彦随, 龙花楼. 中国环渤海地区人口—土地—产业非农化转型协同演化特征 [J]. 地理研究, 2015, 34 (03): 475-486.

[323] 王淑佳, 孔伟, 任亮, 等. 国内耦合协调度模型的误区及修正 [J]. 自然资源学报, 2021, 36 (03): 793-810.

[324] 程明洋, 刘彦随, 蒋宁. 黄淮海地区乡村人—地—业协调发展格局与机制 [J]. 地理学报, 2019, 74 (08): 1576-1589.

[325] 廖重斌. 环境与经济协调发展的定量评判及其分类体系: 以珠江三角洲城市群为例 [J]. 热带地理, 1999, (02): 76-82.

[326] 张京祥, 葛志兵, 罗震东, 等. 城乡基本公共服务设施布局均等化研究: 以常州市教育设施为例 [J]. 城市规划, 2012, 36 (02): 9-15.

[327] 黄经南, 朱恺易. 基于 POI 数据的武汉市公共服务设施布局社会公平绩效评价 [J]. 现代城市研究, 2021, (06): 24-30.

[328] 邬建国. 景观生态学: 格局、过程、尺度与等级 [M]. 北京: 高等教育出版社, 2007.

[329] 中华人民共和国中央人民政府. 直通地方 [EB/OL]. [2021-03-18]. http://www.gov.cn/guoqing/gq_ztdf.htm.

[330] 徐勇, 赵燊, 樊杰. 中国城市规划建设用地标准及气候和地形地貌修订 [J]. 地理学报, 2020, 75 (01): 194-208.

[331] 王成, 唐宁. 重庆市乡村三生空间功能耦合协调的时空特征与格局演化 [J]. 地理研究, 2018, 37 (06): 1100-1114.

[332] 周寿祺. 医院名称的由来 [J]. 医院管理, 1984, (05): 50-51.

[333] 曾凡银. 深入推进区域协调高质量发展 [J]. 红旗文稿, 2021, (12): 29-31.

[334] 王俊, 王雪瑶. 中国整合型医疗卫生服务体系研究: 政策演变与理论机制 [J]. 公共管理学报, 2021, 18 (03): 152-167+176.

[335] 上海市卫生局. 公立医院改革简报第 321 期: 以建立家庭医生制度为契机 上海市探索社区首诊、分级诊疗服务模式 [EB/OL]. [2022-03-10]. http://www.nhc.gov.

cn/tigs/s10006/201305/49c8368c2ec14014a8db464dceb4172e.shtml.

[336] 国务院办公厅. 国务院办公厅关于印发深化医药卫生体制改革 2021 年重点工作任务的通知（国办发〔2021〕20 号）［EB/OL］.［2022-2-26］. http://www.gov.cn/zhengce/content/2021-06/17/content_5618799.htm.

[337] 张帆, 胡亮. 构建更为韧性的医疗卫生防疫体系策略研究：以北京医疗卫生服务设施为例［J］. 城市规划, 2020, 44（11）：9-14.

[338] 高传胜, 雷针. 高质量发展阶段分级诊疗政策的效果与走向［J］. 中州学刊, 2019,（11）：65-72.

[339] LONG Y, HUANG C C. Does block size matter? The impact of urban design on economic vitality for Chinese cities［J］. Environment and Planning B：Urban Analytics and City Science, 2017, 46（3）：406-422.

[340] 刘琳琳, 郑伯红, 骆晨. 基于交通大数据的南昌市中心城区等时圈划分及特征分析［J］. 地球信息科学学报, 2022, 24（02）：220-234.

[341] 赵凯旭, 张帅兵, 黄晓军, 等. 新冠疫情管控期间西安市人口分布演变及影响因素探测：基于多源时空大数据视角［J］. 人口与发展, 2022, 28（01）：140-150.

[342] 严俊, 兰雅心. 不完全信息与无序自选择：对"就医分流"困境的理论解释［J］. 浙江学刊, 2019,（02）：185-194+2.

[343] 陈志霞, 任兵. 城市社区疫情防控信息治理体系研究：基于 PSR-CATR 模型的分析［J］. 城市问题, 2021,（04）：52-61.

[344] 周忠良."互联网+医疗"的现状、问题与发展路径［J］. 人民论坛, 2021,（22）：88-91.

[345] LYSAGHT T, BALLANTYNE A, XAFIS V, et al. "Who is watching the watchdog?"：ethical perspectives of sharing health-related data for precision medicine in Singapore［J］. BMC Medical Ethics, 2020, 21（1）：118.

[346] 李嘉兴, 王雷, 宋士杰, 等. 重大突发公共卫生事件驱动的医疗数据开放治理模式研究［J］. 图书情报工作, 2022, 66（4）：23-32.

[347] 焦胜, 韩宗伟, 金瑞, 等. 信息化背景下国土空间规划刚性与弹性协同路径研究［J］. 中国土地科学, 2021, 35（11）：19-26.

[348] 丁瑶. 经济一体化背景下国土空间规划区域协同实现路径［J］. 学术交流, 2021,（06）：34-44.

[349] 国家卫生健康委员会. 国家卫生健康委员会 2021 年 7 月 23 日新闻发布会文字实录［EB/OL］.［2021-12-25］. http://www.nhc.gov.cn/xcs/s3574/202107/ea10acafc7d1493d820f6789c51cf571.shtml.

附　录

附录 A　医疗卫生服务领域可参考的政策工具清单

工具类型	主题内容
宏观政策	《"十四五"国民经济社会发展规划和 2035 远景目标纲要》《"健康中国 2030"规划纲要》《健康中国行动（2019—2030 年）》《关于推动公立医院高质量发展的意见》《"十四五"优质高效医疗卫生服务体系建设实施方案》《关于深化医药卫生体制改革的意见》《关于促进健康服务业发展的若干意见》《关于推进分级诊疗制度建设的指导意见》《关于推进医疗联合体建设和发展的指导意见》《关于印发医疗联合体综合绩效考核工作方案（试行）的通知》《关于促进"互联网"+医疗健康发展的意见》《关于推进紧密型县域医疗共同体建设的通知》《"千县工程"县医院综合能力提升工作方案（2021—2025 年）》《关于推进以县城为重要载体的城镇化建设的意见》等
发展规划	《全国医疗卫生服务体系规划纲要》《全国护理事业发展规划》《中医药健康服务发展规划》《"十四五"卫生健康事业发展规划》《大健康产业发展"十四五"规划》《"十四五"医疗卫生服务体系规划》《"十四五"国民健康规划》《"十四五"公共卫生体系和全民健康规划》等
专业规划	《国土空间总体规划》《区域医疗卫生规划》《医疗卫生资源配置标准》《医疗机构设置规划》《医疗卫生专项规划》《医疗卫生设施布局规划》《医疗卫生设施用地专项规划》《城市防疫专项规划》等
规范标准	《中华人民共和国城乡规划法》《中华人民共和国基本医疗卫生与健康促进法》《国家传染病医学中心及国家传染病区域医疗中心设置标准》《医疗机构设置规划指导原则（2021—2025 年）》《城乡公共卫生应急空间规划规范》《城市防疫专项规划编制导则》《城市公共服务设施规划标准》《城市综合防灾规划标准》《综合医院"平疫结合"可转换病区建筑技术导则（试行）》《医疗机构废弃物综合治理工作方案》《公共卫生防控救治能力建设方案》等

附录B "十四五"时期医疗卫生服务体系资源要素配置主要指标

主要指标	全国			湖南省		湖北省		河南省	
	2020年现状	2025年目标	指标性质	2020年现状	2025年目标	2020年现状	2025年目标	2020年现状	2025年目标
每千人口医疗卫生设施床位数/张	6.46	7.40-7.50	指导性	7.82	8.00	7.12	7.50	6.71	7.7
市办及以上公立医院床位数/张	1.78	1.90-2.00	指导性	—	—	1.73	1.8	—	—
县办公立医院及基层医疗卫生设施床位数/张	2.96	3.50	指导性	—	—	4.30	4.60	—	—
每千人口公立中医类医院床位/张	0.65	0.85	指导性	—	—	0.68	0.85	—	—
每千人口执业(助理)医师数/人	2.90	3.20	预期性	2.87	3.20	2.77	3.20	2.78	3.60
每千人口中医类别执业(助理)医师数/人	0.48	0.62	预期性	0.45	0.62	—	—	—	0.62
每千人口注册护士数/人	3.34	3.80	预期性	3.57	4.00	3.46	4.20	3.06	>4.30
每千人口药师数/士	0.35	0.54	预期性	0.32	0.54	0.32	0.54	0.31	0.54
医护比	1:1.15	1:1.20	预期性	1:1.24	1:1.25	1:1.26	1:1.31	1:1.10	1:1.19
床人(卫生人员)比	1:1.48	1:1.62	预期性	1:1.34	1:1.58	1:1.03	1:1.30	1:1.39	1:1.73
二级及以上综合医院设置老年医学科的比例/%	—	≥60.00	预期性	50.80	≥60.00	—	70.00	49.50	≥60.00

续表

主要指标	全国			湖南省		湖北省		河南省	
	2020年现状	2025年目标	指标性质	2020年现状	2025年目标	2020年现状	2025年目标	2020年现状	2025年目标
县办综合医院适宜床位规模/张	—	600~1000	指导性	—	—	—	—	—	—
市办综合医院适宜床位规模/张	—	1000~1500	指导性	—	—	—	—	—	—
省办及以上综合医院适宜床位规模/张	—	1500~3000	指导性	—	—	123~4383	300~3800	—	—

注：1. 医院床位含同级妇幼保健院和专科疾病防治院（所）床位。

2. "省办"包括省、自治区、直辖市举办；"市办及以上"包括省办及以上和市办，其中"市办"包括地级市、地区、州、盟举办；"县办"包括县、县级市、市辖区、旗举办。

3. 适宜床位规模指综合医院单个执业点的床位规模。

4. "—"表示无数据。

资料来源：《医疗机构设置规划指导原则（2021—2025）》[39]《健康湖南"十四五"建设规划》《湖北省"十四五"医疗卫生服务体系规划》《河南省"十四五"公共卫生体系和全民健康规划》。

附录 C 1980—2019 年湘鄂豫各等级区域内医疗卫生设施布局均等性值统计特征

年代	均等性等级	省份	最小值	最大值	值域范围	平均值	标准方差
1980年代	较差	河南	0.002	0.600	0.597	0.415	0.138
1980年代	较差	湖北	0.002	0.600	0.597	0.352	0.171
1980年代	较差	湖南	0.002	0.598	0.596	0.372	0.170
1980年代	一般	河南	0.601	0.700	0.099	0.663	0.027
1980年代	一般	湖北	0.601	0.699	0.099	0.659	0.033
1980年代	一般	湖南	0.601	0.700	0.099	0.658	0.027
1980年代	中等	河南	0.700	0.800	0.100	0.759	0.028
1980年代	中等	湖北	0.701	0.800	0.099	0.764	0.027

续表

年代	均等性等级	省份	最小值	最大值	值域范围	平均值	标准方差
1980 年代	中等	湖南	0.700	0.800	0.100	0.762	0.028
1980 年代	较好	河南	0.800	0.881	0.081	0.853	0.015
1980 年代	较好	湖北	0.800	0.881	0.081	0.855	0.020
1980 年代	较好	湖南	0.800	0.881	0.081	0.827	0.017
1980 年代	优质	河南	0.000	0.000	0.000	0.000	0.000
1980 年代	优质	湖北	0.000	0.000	0.000	0.000	0.000
1980 年代	优质	湖南	0.000	0.000	0.000	0.000	0.000
1990 年代	较差	河南	0.002	0.600	0.597	0.374	0.161
1990 年代	较差	湖北	0.002	0.596	0.594	0.322	0.179
1990 年代	较差	湖南	0.002	0.600	0.597	0.356	0.175
1990 年代	一般	河南	0.600	0.700	0.100	0.658	0.030
1990 年代	一般	湖北	0.604	0.700	0.095	0.650	0.027
1990 年代	一般	湖南	0.600	0.700	0.100	0.660	0.028
1990 年代	中等	河南	0.700	0.800	0.100	0.766	0.026
1990 年代	中等	湖北	0.700	0.800	0.100	0.770	0.026
1990 年代	中等	湖南	0.700	0.800	0.100	0.756	0.029
1990 年代	较好	河南	0.800	0.881	0.081	0.837	0.016
1990 年代	较好	湖北	0.800	0.881	0.081	0.849	0.023
1990 年代	较好	湖南	0.800	0.881	0.081	0.826	0.017
1990 年代	优质	河南	0.000	0.000	0.000	0.000	0.000
1990 年代	优质	湖北	0.000	0.000	0.000	0.000	0.000
1990 年代	优质	湖南	0.000	0.000	0.000	0.000	0.000
2000 年代	较差	河南	0.002	0.600	0.597	0.392	0.164
2000 年代	较差	湖北	0.002	0.596	0.593	0.337	0.181
2000 年代	较差	湖南	0.002	0.600	0.597	0.363	0.171
2000 年代	一般	河南	0.600	0.700	0.100	0.653	0.027

续表

年代	均等性等级	省份	最小值	最大值	值域范围	平均值	标准方差
2000 年代	一般	湖北	0.601	0.700	0.099	0.656	0.027
2000 年代	一般	湖南	0.600	0.700	0.100	0.663	0.028
2000 年代	中等	河南	0.700	0.800	0.100	0.767	0.027
2000 年代	中等	湖北	0.700	0.800	0.100	0.769	0.026
2000 年代	中等	湖南	0.700	0.800	0.100	0.760	0.030
2000 年代	较好	河南	0.800	0.881	0.081	0.834	0.016
2000 年代	较好	湖北	0.800	0.881	0.081	0.849	0.022
2000 年代	较好	湖南	0.800	0.881	0.081	0.826	0.017
2000 年代	优质	河南	0.000	0.000	0.000	0.000	0.000
2000 年代	优质	湖北	0.000	0.000	0.000	0.000	0.000
2000 年代	优质	湖南	0.000	0.000	0.000	0.000	0.000
2010 年代	较差	河南	0.002	0.600	0.597	0.410	0.157
2010 年代	较差	湖北	0.002	0.599	0.597	0.418	0.175
2010 年代	较差	湖南	0.002	0.600	0.597	0.333	0.172
2010 年代	一般	河南	0.600	0.700	0.100	0.650	0.029
2010 年代	一般	湖北	0.600	0.700	0.100	0.650	0.030
2010 年代	一般	湖南	0.600	0.700	0.100	0.653	0.031
2010 年代	中等	河南	0.700	0.800	0.100	0.766	0.027
2010 年代	中等	湖北	0.700	0.800	0.100	0.765	0.027
2010 年代	中等	湖南	0.700	0.800	0.100	0.751	0.027
2010 年代	较好	河南	0.800	0.881	0.081	0.834	0.017
2010 年代	较好	湖北	0.800	0.881	0.081	0.849	0.021
2010 年代	较好	湖南	0.800	0.881	0.081	0.815	0.014
2010 年代	优质	河南	0.000	0.000	0.000	0.000	0.000
2010 年代	优质	湖北	0.000	0.000	0.000	0.000	0.000
2010 年代	优质	湖南	0.000	0.000	0.000	0.000	0.000

附录 D 1980—2019 年湘鄂豫医疗卫生设施布局均等性各等级区域面积转移情况

单位：km²

时间段	初期等级	期末等级	河南	湖北	湖南	湘鄂豫
1980 年代至 1990 年代	较差	较差	50	7	99	156
1980 年代至 1990 年代	较差	一般	16	3	71	90
1980 年代至 1990 年代	较差	中等	8	7	44	59
1980 年代至 1990 年代	较差	较好	39	15	6	60
1980 年代至 1990 年代	一般	较差	22	12	22	56
1980 年代至 1990 年代	一般	一般	8	3	20	31
1980 年代至 1990 年代	一般	中等	2	2	60	64
1980 年代至 1990 年代	一般	较好	32	7	5	44
1980 年代至 1990 年代	中等	较差	59	18	14	91
1980 年代至 1990 年代	中等	一般	27	4	29	60
1980 年代至 1990 年代	中等	中等	60	26	52	138
1980 年代至 1990 年代	中等	较好	81	29	17	127
1980 年代至 1990 年代	较好	较差	129	21	3	153
1980 年代至 1990 年代	较好	一般	111	18	12	141
1980 年代至 1990 年代	较好	中等	385	102	14	501
1980 年代至 1990 年代	较好	较好	1989	558	25	2572
1990 年代至 2000 年代	较差	较差	693	195	487	1375
1990 年代至 2000 年代	较差	一般	94	12	38	144
1990 年代至 2000 年代	较差	中等	51	4	35	90
1990 年代至 2000 年代	较差	较好	38	11	0	49
1990 年代至 2000 年代	一般	较差	179	17	153	349
1990 年代至 2000 年代	一般	一般	262	42	206	510
1990 年代至 2000 年代	一般	中等	163	31	106	300

续表

时间段	初期等级	期末等级	河南	湖北	湖南	湘鄂豫
1990 年代至 2000 年代	一般	较好	46	16	0	62
1990 年代至 2000 年代	中等	较差	85	28	73	186
1990 年代至 2000 年代	中等	一般	179	16	177	372
1990 年代至 2000 年代	中等	中等	1682	519	632	2833
1990 年代至 2000 年代	中等	较好	280	158	14	452
1990 年代至 2000 年代	较好	较差	43	17	7	67
1990 年代至 2000 年代	较好	一般	63	7	1	71
1990 年代至 2000 年代	较好	中等	1027	168	270	1465
1990 年代至 2000 年代	较好	较好	11556	3683	660	15899
2000 年代至 2010 年代	较差	较差	326	71	339	736
2000 年代至 2010 年代	较差	一般	82	19	30	131
2000 年代至 2010 年代	较差	中等	90	23	19	132
2000 年代至 2010 年代	较差	较好	97	26	0	123
2000 年代至 2010 年代	一般	较差	68	15	153	236
2000 年代至 2010 年代	一般	一般	36	5	32	73
2000 年代至 2010 年代	一般	中等	80	22	24	126
2000 年代至 2010 年代	一般	较好	100	5	0	105
2000 年代至 2010 年代	中等	较差	109	29	218	356
2000 年代至 2010 年代	中等	一般	73	44	82	199
2000 年代至 2010 年代	中等	中等	226	95	78	399
2000 年代至 2010 年代	中等	较好	502	98	4	604
2000 年代至 2010 年代	较好	较差	129	27	20	176
2000 年代至 2010 年代	较好	一般	117	34	8	159
2000 年代至 2010 年代	较好	中等	493	136	33	662
2000 年代至 2010 年代	较好	较好	2445	882	11	3338

注：未将末期新增建设用地的纳入统计范畴。

附录 E 2019 年湘鄂豫区县医疗卫生设施服务量估测值

省	市	县（区）	医疗卫生设施服务量估测值/万人次
河南省	安阳市	内黄县	2242.78
河南省	新乡市	延津县	1721.25
河南省	郑州市	金水区	1490.90
河南省	驻马店市	确山县	1400.08
河南省	濮阳市	华龙区	1318.93
河南省	驻马店市	正阳县	1255.37
河南省	新乡市	原阳县	1246.04
河南省	驻马店市	泌阳县	1184.44
河南省	焦作市	修武县	1028.66
河南省	郑州市	管城区	1017.30
河南省	开封市	龙亭区	922.54
河南省	南阳市	方城县	909.32
河南省	郑州市	二七区	885.07
河南省	郑州市	中牟县	868.33
河南省	周口市	扶沟县	862.54
河南省	郑州市	巩义市	861.51
河南省	郑州市	中原区	840.70
河南省	南阳市	内乡县	830.72
河南省	濮阳市	濮阳县	829.48
河南省	商丘市	夏邑县	817.91
河南省	信阳市	平桥区	797.86
河南省	郑州市	新郑市	780.54

省	市	县（区）	医疗卫生设施服务量估测值/万人次
河南省	商丘市	永城市	739.30
河南省	南阳市	邓州市	723.21
河南省	省直辖县	济源市	700.39
河南省	商丘市	睢阳区	678.99
河南省	安阳市	滑县	621.64
河南省	焦作市	解放区	595.04
河南省	平顶山市	宝丰县	592.97
河南省	驻马店市	遂平县	592.10
河南省	南阳市	卧龙区	585.88
河南省	南阳市	桐柏县	538.16
河南省	周口市	郸城县	526.87
河南省	洛阳市	洛龙区	516.62
河南省	驻马店市	驿城区	515.46
河南省	许昌市	魏都区	499.49
河南省	许昌市	长葛市	498.72
河南省	濮阳市	南乐县	481.29
河南省	驻马店市	平舆县	471.27
河南省	焦作市	武陟县	450.17
河南省	郑州市	荥阳市	448.30
河南省	南阳市	宛城区	447.58
河南省	商丘市	民权县	446.02
河南省	郑州市	惠济区	431.56

省	市	县（区）	医疗卫生设施服务量估测值/万人次
河南省	鹤壁市	浚县	429.30
河南省	许昌市	禹州市	410.69
河南省	新乡市	卫辉市	403.10
河南省	新乡市	辉县市	400.51
河南省	驻马店市	新蔡县	398.17
河南省	南阳市	淅川县	394.65
河南省	驻马店市	上蔡县	384.92
河南省	焦作市	山阳区	384.49
河南省	信阳市	固始县	375.05
河南省	商丘市	柘城县	371.95
河南省	郑州市	新密市	369.63
河南省	洛阳市	宜阳县	368.35
河南省	驻马店市	汝南县	368.34
河南省	安阳市	安阳县	364.54
河南省	南阳市	唐河县	364.26
河南省	开封市	兰考县	363.72
河南省	洛阳市	涧西区	361.09
河南省	新乡市	封丘县	358.34
河南省	安阳市	汤阴县	343.19
河南省	许昌市	建安区	333.50
河南省	新乡市	红旗区	332.93
河南省	周口市	鹿邑县	326.38
河南省	漯河市	临颍县	322.83
河南省	洛阳市	西工区	319.16
河南省	信阳市	息县	318.14
河南省	焦作市	马村区	317.78
河南省	漯河市	舞阳县	316.64

省	市	县（区）	医疗卫生设施服务量估测值/万人次
河南省	周口市	太康县	313.70
河南省	新乡市	牧野区	310.34
河南省	新乡市	长垣市	309.61
河南省	新乡市	卫滨区	303.66
河南省	平顶山市	舞钢市	301.12
河南省	商丘市	梁园区	297.78
河南省	驻马店市	西平县	296.44
河南省	南阳市	镇平县	293.11
河南省	开封市	尉氏县	292.83
河南省	洛阳市	老城区	288.30
河南省	南阳市	社旗县	283.87
河南省	焦作市	中站区	277.67
河南省	新乡市	新乡县	266.06
河南省	濮阳市	台前县	264.05
河南省	濮阳市	清丰县	263.84
河南省	新乡市	凤泉区	262.53
河南省	郑州市	登封市	258.90
河南省	平顶山市	汝州市	250.87
河南省	信阳市	光山县	250.42
河南省	三门峡市	灵宝市	248.49
河南省	商丘市	宁陵县	237.24
河南省	安阳市	林州市	232.04
河南省	新乡市	获嘉县	231.45
河南省	周口市	西华县	231.26
河南省	安阳市	文峰区	223.87
河南省	洛阳市	孟津县	222.03
河南省	漯河市	郾城区	215.35

省	市	县（区）	医疗卫生设施服务量估测值/万人次	省	市	县（区）	医疗卫生设施服务量估测值/万人次
河南省	许昌市	襄城县	212.37	河南省	信阳市	淮滨县	150.54
河南省	开封市	杞县	210.35	河南省	周口市	沈丘县	143.48
河南省	平顶山市	卫东区	209.01	河南省	漯河市	召陵区	140.77
河南省	平顶山市	新华区	208.29	河南省	平顶山市	郏县	139.82
河南省	平顶山市	湛河区	206.12	河南省	周口市	项城市	132.59
河南省	鹤壁市	淇滨区	203.88	河南省	许昌市	鄢陵县	130.89
河南省	洛阳市	伊川县	200.17	河南省	焦作市	博爱县	125.81
河南省	濮阳市	范县	197.07	河南省	信阳市	商城县	120.47
河南省	焦作市	沁阳市	196.58	河南省	安阳市	北关区	111.06
河南省	三门峡市	湖滨区	193.96	河南省	洛阳市	瀍河区	107.11
河南省	洛阳市	偃师市	193.66	河南省	安阳市	殷都区	105.94
河南省	商丘市	虞城县	191.97	河南省	三门峡市	渑池县	101.32
河南省	信阳市	潢川县	191.06	河南省	焦作市	孟州市	100.49
河南省	信阳市	罗山县	188.83	河南省	信阳市	浉河区	99.14
河南省	商丘市	睢县	187.88	河南省	安阳市	龙安区	98.74
河南省	南阳市	南召县	183.37	河南省	洛阳市	栾川县	96.26
河南省	周口市	商水县	180.39	河南省	三门峡市	义马市	91.85
河南省	周口市	淮阳区	180.26	河南省	洛阳市	汝阳县	91.73
河南省	郑州市	上街区	179.51	河南省	洛阳市	新安县	90.26
河南省	平顶山市	鲁山县	169.91	河南省	开封市	禹王台区	84.27
河南省	开封市	祥符区	168.88	河南省	三门峡市	陕州区	79.61
河南省	焦作市	温县	161.26	河南省	开封市	通许县	66.32
河南省	漯河市	源汇区	155.51	河南省	鹤壁市	山城区	62.96
河南省	鹤壁市	淇县	154.57	河南省	开封市	顺河区	49.67
河南省	南阳市	新野县	151.86	河南省	周口市	川汇区	48.98
河南省	开封市	鼓楼区	150.83	河南省	洛阳市	吉利区	47.74
河南省	平顶山市	叶县	150.63	河南省	洛阳市	洛宁县	47.00

省	市	县（区）	医疗卫生设施服务量估测值/万人次
河南省	洛阳市	嵩县	38.68
河南省	鹤壁市	鹤山区	29.13
河南省	南阳市	西峡县	25.09
河南省	三门峡市	卢氏县	14.77
河南省	信阳市	新县	14.24
河南省	平顶山市	石龙区	13.53
湖北省	襄樊市	老河口市	1558.74
湖北省	武汉市	江夏区	1295.79
湖北省	武汉市	蔡甸区	1293.16
湖北省	武汉市	黄陂区	1216.02
湖北省	武汉市	洪山区	1199.38
湖北省	襄樊市	襄州区	1091.77
湖北省	孝感市	孝南区	1025.09
湖北省	武汉市	东西湖区	1014.17
湖北省	黄冈市	黄州区	938.47
湖北省	武汉市	新洲区	922.11
湖北省	鄂州市	麻城市	883.44
湖北省	孝感市	汉川市	866.93
湖北省	省直辖县	仙桃市	856.35
湖北省	省直辖县	天门市	798.03
湖北省	十堰市	茅箭区	781.34
湖北省	省直辖县	潜江市	736.84
湖北省	随州市	随县	719.81
湖北省	荆州市	沙市区	708.37
湖北省	襄樊市	樊城区	665.57
湖北省	鄂州市	鄂城区	650.32
湖北省	武汉市	汉阳区	631.88

省	市	县（区）	医疗卫生设施服务量估测值/万人次
湖北省	黄冈市	浠水县	573.96
湖北省	黄石市	大冶市	513.71
湖北省	武汉市	武昌区	464.03
湖北省	荆门市	京山市	463.64
湖北省	荆州市	荆州区	461.34
湖北省	荆门市	掇刀区	450.85
湖北省	荆州市	公安县	440.82
湖北省	武汉市	江岸区	424.38
湖北省	随州市	广水市	422.13
湖北省	孝感市	孝昌县	398.82
湖北省	孝感市	应城市	394.31
湖北省	宜昌市	伍家岗区	392.38
湖北省	宜昌市	枝江市	364.14
湖北省	襄樊市	枣阳市	364.00
湖北省	咸宁市	咸安区	355.51
湖北省	襄樊市	襄城区	353.91
湖北省	荆门市	东宝区	320.91
湖北省	黄石市	下陆区	309.80
湖北省	黄冈市	红安县	302.09
湖北省	武汉市	硚口区	301.64
湖北省	武汉市	江汉区	298.08
湖北省	宜昌市	西陵区	295.13
湖北省	荆州市	江陵县	290.40
湖北省	荆门市	钟祥市	286.59
湖北省	孝感市	安陆市	285.26
湖北省	荆州市	松滋市	284.39
湖北省	荆州市	洪湖市	266.98

省	市	县（区）	医疗卫生设施服务量估测值/万人次
湖北省	十堰市	张湾区	262.20
湖北省	荆州市	监利县	258.42
湖北省	黄石市	黄石港区	246.36
湖北省	宜昌市	宜都市	225.61
湖北省	鄂州市	武穴市	223.71
湖北省	鄂州市	蕲春县	222.41
湖北省	鄂州市	黄梅县	212.75
湖北省	宜昌市	夷陵区	212.12
湖北省	荆州市	石首市	200.86
湖北省	黄石市	阳新县	193.25
湖北省	宜昌市	当阳市	182.17
湖北省	恩施州	恩施市	181.13
湖北省	鄂州市	华容区	178.59
湖北省	随州市	曾都区	161.91
湖北省	襄樊市	谷城县	161.11
湖北省	十堰市	丹江口市	137.84
湖北省	武汉市	汉南区	135.59
湖北省	襄樊市	宜城市	130.59
湖北省	黄冈市	团风县	128.05
湖北省	孝感市	大悟县	123.25
湖北省	黄石市	西塞山区	122.79
湖北省	武汉市	青山区	120.58
湖北省	恩施州	利川市	108.89
湖北省	襄樊市	南漳县	100.19
湖北省	宜昌市	猇亭区	96.18
湖北省	黄冈市	罗田县	92.41
湖北省	咸宁市	赤壁市	91.11

省	市	县（区）	医疗卫生设施服务量估测值/万人次
湖北省	孝感市	云梦县	87.02
湖北省	黄石市	铁山区	67.89
湖北省	咸宁市	崇阳县	66.91
湖北省	咸宁市	嘉鱼县	65.12
湖北省	宜昌市	远安县	62.65
湖北省	宜昌市	点军区	62.59
湖北省	恩施州	来凤县	59.01
湖北省	荆门市	沙洋县	59.00
湖北省	恩施州	咸丰县	49.28
湖北省	宜昌市	长阳县	48.01
湖北省	咸宁市	通城县	44.72
湖北省	恩施州	巴东县	44.67
湖北省	宜昌市	秭归县	32.34
湖北省	襄樊市	保康县	23.79
湖北省	十堰市	竹溪县	19.74
湖北省	恩施州	建始县	16.87
湖北省	十堰市	郧阳区	14.85
湖北省	十堰市	郧西县	14.06
湖北省	宜昌市	兴山县	13.87
湖北省	十堰市	房县	13.46
湖北省	恩施州	宣恩县	13.25
湖北省	咸宁市	通山县	11.71
湖北省	十堰市	竹山县	10.45
湖北省	黄冈市	英山县	10.36
湖北省	宜昌市	五峰县	9.50
湖北省	恩施州	鹤峰县	7.84
湖北省	鄂州市	梁子湖区	7.43

省	市	县（区）	医疗卫生设施服务量估测值/万人次
湖北省	省直辖县	神农架区	3.32
湖南省	长沙市	雨花区	1363.34
湖南省	长沙市	望城区	1298.84
湖南省	常德市	武陵区	1283.07
湖南省	娄底市	娄星区	1193.72
湖南省	长沙市	长沙县	1147.93
湖南省	长沙市	开福区	994.29
湖南省	怀化市	鹤城区	931.51
湖南省	湘潭市	岳塘区	918.36
湖南省	长沙市	岳麓区	918.06
湖南省	郴州市	苏仙区	885.15
湖南省	郴州市	北湖区	822.25
湖南省	常德市	汉寿县	780.37
湖南省	常德市	鼎城区	747.38
湖南省	岳阳市	岳阳楼区	717.64
湖南省	长沙市	芙蓉区	706.79
湖南省	长沙市	天心区	661.39
湖南省	益阳市	赫山区	624.38
湖南省	衡阳市	蒸湘区	582.94
湖南省	永州市	冷水滩区	565.18
湖南省	岳阳市	湘阴县	561.71
湖南省	株洲市	天元区	527.28
湖南省	常德市	澧县	518.49
湖南省	湘潭市	雨湖区	412.75
湖南省	衡阳市	珠晖区	333.53
湖南省	湘西州	吉首市	309.31
湖南省	岳阳市	汨罗市	303.91

省	市	县（区）	医疗卫生设施服务量估测值/万人次
湖南省	常德市	桃源县	298.43
湖南省	衡阳市	石鼓区	296.80
湖南省	湘潭市	湘潭县	293.82
湖南省	长沙市	宁乡市	293.33
湖南省	衡阳市	雁峰区	290.47
湖南省	长沙市	浏阳市	280.59
湖南省	张家界市	永定区	279.59
湖南省	株洲市	荷塘区	279.18
湖南省	株洲市	石峰区	264.43
湖南省	邵阳市	双清区	243.81
湖南省	益阳市	资阳区	225.26
湖南省	株洲市	芦淞区	218.78
湖南省	益阳市	南县	215.29
湖南省	岳阳市	云溪区	202.97
湖南省	邵阳市	大祥区	183.86
湖南省	岳阳市	临湘市	178.79
湖南省	娄底市	冷水江市	149.63
湖南省	常德市	临澧县	140.57
湖南省	常德市	津市市	139.72
湖南省	常德市	安乡县	134.82
湖南省	株洲市	醴陵市	129.92
湖南省	益阳市	沅江市	129.67
湖南省	永州市	零陵区	125.88
湖南省	岳阳市	平江县	125.29
湖南省	邵阳市	邵东市	121.58
湖南省	怀化市	靖州县	101.80
湖南省	岳阳市	岳阳县	98.24

省	市	县（区）	医疗卫生设施服务量估测值/万人次
湖南省	郴州市	桂阳县	98.08
湖南省	怀化市	中方县	97.80
湖南省	湘潭市	湘乡市	93.72
湖南省	永州市	江华县	83.54
湖南省	岳阳市	华容县	77.59
湖南省	郴州市	嘉禾县	76.85
湖南省	怀化市	洪江市	74.46
湖南省	湘西州	龙山县	73.16
湖南省	永州市	道县	71.02
湖南省	常德市	石门县	63.97
湖南省	湘西州	凤凰县	61.57
湖南省	怀化市	溆浦县	60.02
湖南省	衡阳市	耒阳市	59.45
湖南省	郴州市	资兴市	57.99
湖南省	娄底市	双峰县	53.48
湖南省	株洲市	攸县	53.47
湖南省	岳阳市	君山区	53.35
湖南省	郴州市	永兴县	50.89
湖南省	怀化市	辰溪县	50.81
湖南省	郴州市	宜章县	47.52
湖南省	湘西州	花垣县	47.51
湖南省	永州市	宁远县	46.54
湖南省	衡阳市	南岳区	44.79
湖南省	永州市	祁阳县	44.00
湖南省	湘潭市	韶山市	43.60
湖南省	娄底市	新化县	42.83
湖南省	邵阳市	北塔区	42.24

省	市	县（区）	医疗卫生设施服务量估测值/万人次
湖南省	郴州市	安仁县	39.65
湖南省	邵阳市	武冈市	37.88
湖南省	怀化市	芷江县	36.28
湖南省	娄底市	涟源市	34.51
湖南省	永州市	东安县	34.14
湖南省	郴州市	临武县	33.92
湖南省	邵阳市	洞口县	33.69
湖南省	株洲市	茶陵县	33.60
湖南省	衡阳市	常宁市	32.82
湖南省	怀化市	会同县	32.15
湖南省	永州市	新田县	30.57
湖南省	衡阳市	衡东县	29.26
湖南省	怀化市	沅陵县	27.41
湖南省	株洲市	渌口区	27.25
湖南省	邵阳市	隆回县	26.38
湖南省	邵阳市	城步县	21.94
湖南省	衡阳市	祁东县	20.81
湖南省	益阳市	桃江县	20.39
湖南省	张家界市	桑植县	20.32
湖南省	衡阳市	衡南县	19.89
湖南省	郴州市	汝城县	19.34
湖南省	怀化市	麻阳县	19.29
湖南省	株洲市	炎陵县	19.25
湖南省	怀化市	新晃县	18.88
湖南省	衡阳市	衡山县	18.26
湖南省	永州市	蓝山县	17.59
湖南省	张家界市	慈利县	17.25

省	市	县（区）	医疗卫生设施服务量估测值/万人次
湖南省	湘西州	保靖县	16.05
湖南省	衡阳市	衡阳县	15.65
湖南省	益阳市	安化县	15.61
湖南省	湘西州	永顺县	15.17
湖南省	张家界市	武陵源区	13.86
湖南省	邵阳市	新宁县	13.19
湖南省	邵阳市	新邵县	12.78
湖南省	永州市	双牌县	8.80

省	市	县（区）	医疗卫生设施服务量估测值（万人次）
湖南省	邵阳市	邵阳县	7.93
湖南省	邵阳市	绥宁县	7.57
湖南省	怀化市	通道县	6.74
湖南省	郴州市	桂东县	6.27
湖南省	永州市	江永县	6.13
湖南省	湘西州	泸溪县	5.69
湖南省	湘西州	古丈县	1.59

附录 F　2019 年湘鄂豫各空间尺度下各类型医疗卫生设施的服务优势度首位区域及其首位度

空间尺度	区域名称	基层医疗卫生服务		医院医疗卫生服务		其他医疗卫生服务		专业医疗卫生服务	
		首位区域	首位度	首位区域	首位度	首位区域	首位度	首位区域	首位度
省域	研究区	河南省	1.04	湖南省	1.12	河南省	2.44	河南省	3.3
市域	湖南省	湘潭市	1.06	湘西州	1.02	湘西州	1.05	怀化市	1.29
市域	湖北省	襄阳市	1.04	咸宁市	1.01	黄冈市	1.26	黄冈市	1.10
市域	河南省	郑州市	1.01	商丘市	1.49	鹤壁市	1.03	漯河市	1.07
县域	常德市	临澧县	1.01	汉寿县	1.46	桃源县	1.10	临澧县	1.15
县域	郴州市	永兴县	1.02	苏仙区	1.09	桂东县	1.45	资兴市	1.34
县域	衡阳市	南岳区	1.04	衡东县	1.06	衡山县	1.40	常宁市	1.46
县域	怀化市	通道县	1.01	溆浦县	1.28	麻阳县	1.54	麻阳县	1.43
县域	娄底市	娄星区	1.01	涟源市	1.27	娄星区	1.83	涟源市	1.17

续表

空间尺度	区域名称	基层医疗卫生服务		医院医疗卫生服务		其他医疗卫生服务		专业医疗卫生服务	
		首位区域	首位度	首位区域	首位度	首位区域	首位度	首位区域	首位度
县域	邵阳市	邵东县	1.02	新宁县	1.16	绥宁县	1.05	城步县	1.77
县域	湘潭市	岳塘区	1.01	湘乡市	1.18	岳塘区	2.15	岳塘区	1.30
县域	湘西州	凤凰县	1.02	古丈县	1.07	泸溪县	12.43	泸溪县	2.05
县域	益阳市	资阳区	1.08	桃江县	1.54	桃江县	7.80	桃江县	1.63
县域	永州市	零陵区	1.05	双牌县	1.07	江永县	1.19	江永县	1.23
县域	岳阳市	湘阴县	1.03	岳阳县	1.83	云溪区	2.10	汨罗市	1.24
县域	张家界市	永定区	1.02	慈利县	1.01	桑植县	1.17	桑植县	1.19
县域	长沙市	望城区	1.05	天心区	1.01	浏阳市	2.47	开福区	1.11
县域	株洲市	株洲县	1.05	茶陵县	1.49	炎陵县	3.73	炎陵县	5.22
县域	鄂州市	梁子湖区	1.09	鄂城区	1.50	鄂城区	——	鄂城区	8.51
县域	恩施州	巴东县	1.02	恩施市	1.14	建始县	1.73	鹤峰县	2.80
县域	黄冈市	罗田县	1.03	红安县	1.04	麻城市	1.75	团风县	1.17
县域	黄石市	下陆区	1.01	铁山区	1.03	西塞山区	2.03	铁山区	3.70
县域	荆门市	京山县	1.04	沙洋县	1.09	沙洋县	1.22	沙洋县	1.24
县域	荆州市	沙市区	1.04	监利县	1.86	洪湖市	1.00	江陵县	1.54
县域	十堰市	竹溪县	1.04	房县	1.48	房县	1.22	郧阳区	1.36
县域	随州市	随县	1.05	广水市	2.08	广水市	2.02	曾都区	1.16
县域	武汉市	新洲区	1.00	青山区	1.06	东西湖区	1.14	汉南区	2.67
县域	咸宁市	崇阳县	1.22	通山县	1.21	通城县	1.40	嘉鱼县	1.22
县域	襄阳市	老河口市	1.04	宜城市	1.10	宜城市	2.30	谷城县	1.25
县域	孝感市	汉川市	1.01	云梦县	1.15	孝昌县	1.05	大悟县	1.61
县域	宜昌市	秭归县	1.01	伍家岗区	1.04	五峰县	1.01	五峰县	1.72

续表

空间尺度	区域名称	基层医疗卫生服务		医院医疗卫生服务		其他医疗卫生服务		专业医疗卫生服务	
		首位区域	首位度	首位区域	首位度	首位区域	首位度	首位区域	首位度
县域	鄂直辖县	潜江市	1.04	神农架	1.35	神农架	2.65	神农架	3.91
县域	安阳市	安阳县	1.01	龙安区	1.32	北关区	1.41	北关区	2.17
县域	鹤壁市	浚县	1.03	山城区	1.42	鹤山区	1.63	鹤山区	1.68
县域	焦作市	解放区	1.00	博爱县	1.86	温县	1.12	修武县	1.22
县域	开封市	通许县	1.04	禹王台区	1.02	顺河区	1.70	杞县	1.04
县域	洛阳市	偃师市	1.01	嵩县	1.00	吉利区	1.98	洛宁县	1.07
县域	漯河市	临颍县	1.03	源汇区	1.00	源汇区	1.19	郾城区	2.21
县域	南阳市	唐河县	1.00	西峡县	1.97	卧龙区	1.10	方城县	1.12
县域	平顶山市	湛河区	1.00	石龙区	3.30	石龙区	6.66	石龙区	1.97
县域	濮阳市	华龙区	1.03	台前县	2.16	清丰县	1.71	范县	1.37
县域	三门峡市	灵宝市	1.10	卢氏县	2.49	陕州区	1.69	卢氏县	1.28
县域	商丘市	虞城县	1.04	永城市	1.61	睢县	1.02	柘城县	1.15
县域	新乡市	延津县	1.02	获嘉县	1.55	新乡县	2.95	长垣县	1.61
县域	信阳市	商城县	1.02	新县	1.63	新县	1.97	平桥区	1.63
县域	许昌市	襄城县	1.09	许昌县	1.18	魏都区	1.91	许昌县	1.05
县域	郑州市	管城区	1.00	荥阳市	1.25	登封市	1.02	新密市	1.05
县域	周口市	扶沟县	1.02	川汇区	3.47	川汇区	1.50	淮阳县	1.13
县域	驻马店市	驿城区	1.03	驿城区	1.92	西平县	1.87	平舆县	1.37
县域	豫直辖县	济源市	——	济源市	——	济源市	——	济源市	——

附录G 1980—2019年湘鄂豫八方位区域"医疗卫生设施布局均等性—建设用地—人口分布"耦合度及其等级分布

省份	方位区域	耦合度指数值					耦合度等级					演变模式
		1980年代	1990年代	2000年代	2010年代	均值	1980年代	1990年代	2000年代	2010年代	均值	
河南	北部	0.957	0.253	0.485	0.453	0.537	高水平	低水平	拮抗	拮抗	磨合	降升循环
河南	东北部	0.987	0.816	0.847	0.779	0.857	高水平	高水平	高水平	磨合	高水平	一直下降
河南	东部	0.913	0.872	0.864	0.769	0.854	高水平	高水平	高水平	磨合	高水平	一直下降
河南	东南部	0.789	0.772	0.770	0.672	0.751	磨合	磨合	磨合	磨合	磨合	一直下降
河南	南部	0.150	0.120	0.121	0.119	0.127	低水平	低水平	低水平	低水平	低水平	降升循环
河南	西南部	0.030	0.155	0.155	0.166	0.126	低水平	低水平	低水平	低水平	低水平	一直上升
河南	西部	0.901	0.180	0.176	0.186	0.361	高水平	低水平	低水平	低水平	拮抗	先降后升
河南	西北部	0.439	0.441	0.467	0.357	0.426	拮抗	拮抗	拮抗	拮抗	拮抗	先升后降
湖北	北部	0.959	0.964	0.993	0.900	0.954	高水平	高水平	高水平	高水平	高水平	先升后降
湖北	东北部	0.969	0.971	0.954	0.877	0.943	高水平	高水平	高水平	高水平	高水平	先升后降
湖北	东部	0.469	0.775	0.812	0.834	0.723	拮抗	磨合	高水平	高水平	磨合	一直上升
湖北	东南部	0.039	0.177	0.179	0.185	0.145	低水平	低水平	低水平	低水平	低水平	一直上升
湖北	南部	0.370	0.108	0.100	0.068	0.162	拮抗	低水平	低水平	低水平	低水平	一直下降
湖北	西南部	0.573	0.707	0.761	0.872	0.728	磨合	磨合	磨合	高水平	磨合	一直上升
湖北	西部	0.150	0.119	0.108	0.268	0.161	低水平	低水平	低水平	低水平	低水平	先降后升
湖北	西北部	0.571	0.543	0.596	0.196	0.476	磨合	磨合	磨合	低水平	拮抗	降升循环
湖南	北部	0.179	0.186	0.198	0.948	0.378	低水平	低水平	低水平	高水平	拮抗	一直上升
湖南	东北部	0.159	0.159	0.206	0.277	0.200	低水平	低水平	低水平	低水平	低水平	一直上升
湖南	东部	0.945	0.990	0.969	0.989	0.973	高水平	高水平	高水平	高水平	高水平	升降循环
湖南	东南部	0.932	0.917	0.968	0.809	0.906	高水平	高水平	高水平	高水平	高水平	降升循环
湖南	南部	0.853	0.860	0.208	0.108	0.507	高水平	高水平	低水平	低水平	磨合	先升后降
湖南	西南部	0.211	0.219	0.931	0.626	0.497	低水平	低水平	高水平	磨合	拮抗	先升后降
湖南	西部	0.552	0.413	0.166	0.154	0.321	磨合	拮抗	低水平	低水平	拮抗	一直下降
湖南	西北部	0.372	0.594	0.425	0.150	0.385	拮抗	磨合	拮抗	低水平	拮抗	先升后降

附录 H　1980—2019 年湘鄂豫八方位区域"医疗卫生设施布局均等性—建设用地—人口分布"协调度及其等级分布

省份	方位区域	协调度指数值					协调度等级					演变模式
		1980年代	1990年代	2000年代	2010年代	均值	1980年代	1990年代	2000年代	2010年代	均值	
河南	北部	0.653	0.322	0.476	0.486	0.484	初级协调	轻度失调	濒临失调	濒临失调	濒临失调	先降后升
河南	东北部	0.579	0.452	0.500	0.501	0.508	勉强协调	濒临失调	濒临失调	勉强协调	勉强协调	先降后升
河南	东部	0.516	0.513	0.535	0.526	0.522	勉强协调	勉强协调	勉强协调	勉强协调	勉强协调	降升循环
河南	东南部	0.552	0.706	0.702	0.643	0.651	勉强协调	中级协调	中级协调	初级协调	初级协调	先升后降
河南	南部	0.316	0.208	0.209	0.207	0.235	轻度失调	中度失调	中度失调	中度失调	中度失调	降升循环
河南	西南部	0.100	0.260	0.261	0.249	0.217	严重失调	中度失调	中度失调	中度失调	中度失调	先升后降
河南	西部	0.682	0.240	0.245	0.248	0.354	初级协调	中度失调	中度失调	中度失调	轻度失调	先降后升
河南	西北部	0.391	0.398	0.425	0.355	0.392	轻度失调	轻度失调	濒临失调	轻度失调	轻度失调	先升后降
湖北	北部	0.346	0.402	0.412	0.409	0.392	轻度失调	濒临失调	濒临失调	濒临失调	轻度失调	先升后降
湖北	东北部	0.368	0.387	0.375	0.351	0.370	轻度失调	轻度失调	轻度失调	轻度失调	轻度失调	先升后降
湖北	东部	0.192	0.342	0.341	0.308	0.296	严重失调	轻度失调	轻度失调	轻度失调	中度失调	先升后降

续表

省份	方位区域	协调度指数值					协调度等级					演变模式
		1980年代	1990年代	2000年代	2010年代	均值	1980年代	1990年代	2000年代	2010年代	均值	
湖北	东南部	0.093	0.266	0.264	0.254	0.220	极度失调	中度失调	中度失调	中度失调	中度失调	一直下降
湖北	南部	0.427	0.163	0.162	0.152	0.226	濒临失调	严重失调	严重失调	严重失调	中度失调	一直上升
湖北	西南部	0.484	0.708	0.742	0.817	0.688	濒临失调	中级协调	中级协调	良好协调	初级协调	一直上升
湖北	西部	0.316	0.207	0.195	0.290	0.252	轻度失调	中度失调	严重失调	中度失调	中度失调	先降后升
湖北	西北部	0.359	0.382	0.384	0.242	0.342	轻度失调	轻度失调	轻度失调	中度失调	轻度失调	先升后降
湖南	北部	0.244	0.234	0.213	0.473	0.291	中度失调	中度失调	中度失调	濒临失调	中度失调	先降后升
湖南	东北部	0.280	0.284	0.303	0.360	0.307	中度失调	中度失调	轻度失调	轻度失调	轻度失调	一直上升
湖南	东部	0.628	0.610	0.545	0.560	0.586	初级协调	初级协调	勉强协调	勉强协调	勉强协调	先降后升
湖南	东南部	0.745	0.754	0.704	0.673	0.719	中级协调	中级协调	中级协调	初级协调	中级协调	先升后降
湖南	南部	0.381	0.442	0.185	0.161	0.292	轻度失调	濒临失调	严重失调	严重失调	中度失调	先升后降
湖南	西南部	0.218	0.206	0.459	0.336	0.305	中度失调	中度失调	濒临失调	轻度失调	轻度失调	降升循环
湖南	西部	0.450	0.413	0.240	0.246	0.337	濒临失调	濒临失调	中度失调	中度失调	轻度失调	先降后升
湖南	西北部	0.500	0.628	0.535	0.316	0.495	濒临失调	初级协调	勉强协调	轻度失调	濒临失调	先升后降